全国中等医药卫生职业教育"十二五"规划教材

药物应用护理

（供护理、助产、康复护理等专业用）

主　编　邹浩军（无锡卫生高等职业技术学校）

　　　　　刘尚智（四川中医药高等专科学校）

副主编　李　伟（哈尔滨市卫生学校）

　　　　　叶宝华（镇江卫生学校）

　　　　　詹沛晶（贵州省人民医院护士学校）

　　　　　王育英（山东省青岛卫生学校）

　　　　　周建辉（南阳医学高等专科学校）

中国中医药出版社

·北　京·

图书在版编目（CIP）数据

药物应用护理/邹浩军，刘尚智主编．—北京：中国中医药出版社，2013.8（2016.2 重印）
全国中等医药卫生职业教育"十二五"规划教材
ISBN 978 - 7 -5132 -1486 -5

Ⅰ.①药… Ⅱ.①邹… ②刘… Ⅲ.①药物 - 应用 - 中等专业学校 - 教材 Ⅳ.①R97

中国版本图书馆 CIP 数据核字（2013）第 129130 号

中国中医药出版社出版
北京市朝阳区北三环东路 28 号易亨大厦 16 层
邮政编码 100013
传真 010 64405750
三河市双峰印刷装订有限公司印刷
各地新华书店经销
*
开本 787×1092 1/16 印张 20.5 字数 451 千字
2013 年 8 月第 1 版 2016 年 2 月第 4 次印刷
书号 ISBN 978 - 7 -5132 -1486 -5
*
定价 49.00 元
网址 www.cptcm.com

社长热线 010 64405720
购书热线 010 64065415 010 64065413
书店网址 csln.net/qksd/
官方微博 http://e.weibo.com/cptcm

全国中等医药卫生职业教育"十二五"规划教材
专家指导委员会

全国中等医药卫生职业教育"十二五"规划教材
《药物应用护理》 编委会

前　言

　　"全国中等医药卫生职业教育'十二五'规划教材"由中国职业技术教育学会教材工作委员会中等医药卫生职业教育教材建设研究会组织，全国120余所高等和中等医药卫生院校及相关医院、医药企业联合编写，中国中医药出版社出版。主要供全国中等医药卫生职业学校护理、助产、药剂、医学检验技术、口腔修复工艺专业使用。

　　《国家中长期教育改革和发展规划纲要（2010－2020年)》中明确提出，要大力发展职业教育，并将职业教育纳入经济社会发展和产业发展规划，使之成为推动经济发展、促进就业、改善民生、解决"三农"问题的重要途径。中等职业教育旨在满足社会对高素质劳动者和技能型人才的需求，其教材是教学的依据，在人才培养上具有举足轻重的作用。为了更好地适应我国医药卫生体制改革，适应中等医药卫生职业教育的教学发展和需求，体现国家对中等职业教育的最新教学要求，突出中等医药卫生职业教育的特色，中国职业技术教育学会教材工作委员会中等医药卫生职业教育教材建设研究会精心组织并完成了系列教材的建设工作。

　　本系列教材采用了"政府指导、学会主办、院校联办、出版社协办"的建设机制。2011年，在教育部宏观指导下，成立了中国职业技术教育学会教材工作委员会中等医药卫生职业教育教材建设研究会，将办公室设在中国中医药出版社，于同年即开展了系列规划教材的规划、组织工作。通过广泛调研、全国范围内主编遴选，历时近2年的时间，经过主编会议、全体编委会议、定稿会议，在700多位编者的共同努力下，完成了5个专业61本规划教材的编写工作。

　　本系列教材具有以下特点：

　　1. 以学生为中心，强调以就业为导向、以能力为本位、以岗位需求为标准的原则，按照技能型、服务型高素质劳动者的培养目标进行编写，体现"工学结合"的人才培养模式。

　　2. 教材内容充分体现中等医药卫生职业教育的特色，以教育部新的教学指导意见为纲领，注重针对性、适用性以及实用性，贴近学生、贴近岗位、贴近社会，符合中职教学实际。

　　3. 强化质量意识、精品意识，从教材内容结构、知识点、规范化、标准化、编写技巧、语言文字等方面加以改革，具备"精品教材"特质。

　　4. 教材内容与教学大纲一致，教材内容涵盖资格考试全部内容及所有考试要求的知识点，注重满足学生获得"双证书"及相关工作岗位需求，以利于学生就业，突出中等医药卫生职业教育的要求。

　　5. 创新教材呈现形式，图文并茂，版式设计新颖、活泼，符合中职学生认知规律及特点，以利于增强学习兴趣。

　　6. 配有相应的教学大纲，指导教与学，相关内容可在中国中医药出版社网站

（www. cptcm. com）上进行下载。本系列教材在编写过程中得到了教育部、中国职业技术教育学会教材工作委员会有关领导以及各院校的大力支持和高度关注，我们衷心希望本系列规划教材能在相关课程的教学中发挥积极的作用，通过教学实践的检验不断改进和完善。敬请各教学单位、教学人员以及广大学生多提宝贵意见，以便再版时予以修正，使教材质量不断提升。

中等医药卫生职业教育教材建设研究会

中国中医药出版社

2013 年 7 月

编写说明

根据"全国中等职业教育教学改革创新工作会议"的精神，为适应我国中等医药卫生职业教育发展的需要，全面推进素质教育，培养21世纪技能型高素质劳动者，2012年10月，在中国职业技术教育学会教材工作委员会中等医药卫生职业教育教材建设研究会规划和组织下，我们编写了全国中等医药卫生职业教育"十二五"规划教材《药物应用护理》。

《药物应用护理》是中等职业教育护理核心课程之一，是一门在药理学基本理论指导下进行用药护理的综合性专业技能课程。本教材适用于初中毕业为起点的3年制中等医药卫生职业学校护理、涉外护理、助产和康复护理专业的学生，也可作为护理工作者的参考用书。其他各专业也可选用，使用时可根据专业目标和课程要求作适当取舍。

本教材编者在编写过程中注意坚持"三基"（基本理论、基本知识、基本技能）、"五性"（思想性、科学性、先进性、启发性、适用性）的原则。本教材具有以下特点。

1. 在内容上，以护理人员在护理工作岗位上所需要的药物学知识和技能为依据，分42章，收录的药物以国家基本药物为主，药物名称以《中华人民共和国药典》（2010年版）和《新编药物学》（第17版）为准，重点阐述药物在应用过程中的作用特点、临床应用、不良反应及用药护理。

2. 在结构上，为方便学生自学、拓展学生知识面、增加教材的可读性，每章伊始设置"知识要点"，文中设"知识链接"介绍药物或疾病的相关知识。为帮助学生达成学习目标，酌情设"执考真题再现"，每章后设"本章小结"。

3. 在教学模式上，以完成护理岗位典型工作任务为教学目标，利用课堂和各类实训场所，借助配套的《药物应用护理实验指导与同步训练》，将理论教学与20个动物实验、病例讨论、参观见习等实践活动有机结合，加深学生对技能性知识的理解、强化专业能力训练和综合职业能力培养。

本书编写分工如下：邹浩军执笔第一、二、十九、三十八～四十一章，林莉莉执笔第三、四、二十一～二十四章，张丽媛执笔第五～七章，周建辉执笔第八、九、十五、十八、二十五、二十六、四十二章，詹沛晶执笔第十、十九章，李伟执笔第十一～十四章，刘尚智执笔第十六章，邹艳萍执笔第十七、二十、二十七章，胡清伟执笔第二十一～二十四章，叶宝华执笔第二十八～三十一章，王育英执笔第三十二～三十四章，段玉军执笔第三十五～三十七章，张淑萱执笔第三十八～四十一章。

感谢各位编者在繁忙的工作之余为本教材付出的辛勤劳动！感谢各参编学校的领导和老师对本教材编者给予的帮助！感谢使用本教材的师生对教材的不足之处提出宝贵意见！

《药物应用护理》编委会

2013年5月

目　录

第一章　绪　论

🔖 知识要点

1. 掌握药物、药理学、药效学、药动学和药物应用护理的概念。
2. 熟悉药物应用护理的基本知识。
3. 了解护士在药物应用护理中的职责。

第一节　药理学和药物应用护理的概念

药物（drug，pharmakon）是指能调节人的生理机能，用于预防、治疗、诊断疾病或计划生育的化学物质。药品是指规定有适应证或者功能主治、用法和用量的药物。

药物制剂简称制剂，是根据国家药典或药政管理部门批准的标准，按照临床医疗或预防的需要，按一定的剂型要求所制成的、可以最终提供给用药对象使用的药品。

古代药物以天然产物为主，多数为植物，也有动物和矿物及其粗加工品（非单纯的化学物质）。现代药物有 3 类：人工合成的化学物质、天然药物中提取的有效成分及生物制品。

药理学（pharmacology）是研究药物与机体（包括病原体）之间相互作用及其规律的一门学科。它以解剖学、生理学、生物化学、病理学、微生物学、免疫学等为基础，为指导临床合理用药提供基本理论，是基础医学与临床医学之间的桥梁。药理学的研究内容包括药物效应动力学（药效学，pharmacodynamics）和药物代谢动力学（药动学，pharmacokinetics）两方面。药效学研究药物对机体的作用及作用机制；药动学研究机体对药物的处置过程，包括机体对药物的吸收、分布、生物转化、排泄的过程及血药浓度随时间变化的规律。

药物应用护理是药理学与护理学的交叉学科，它以药理学理论和技能为基础，结合现代护理理论，阐述临床药物应用护理所必需的基本理论、基本知识、基本技能，指导护士如何正确实施药物治疗及护理工作，如何保障安全有效用药的一门应用学科。

药物应用护理是护理专业的一门重要的综合性专业技能课。本课程是从护理人员实际工作需要出发，主要介绍药物应用护理的基本理论，使学生掌握各类代表药物的药理作用、临床应用、主要不良反应及用药护理要点等。重点阐述在临床用药过程中，护理人员如何正确执行医嘱、合理使用药物、观察药物疗效和不良反应，并对常见病的非处方药进行用药指导。使学生具有药物应用护理的基本技能，更好地对病人用药前后进行监护，以发挥药物的最佳疗效和减少不良反应。

第二节　药物应用中护士的职责

在临床药物治疗过程中，护士既是药物治疗的实施者，也是药物治疗的监护人，因此，护士对药物应用护理的理论和技能的掌握程度至关重要。在用药护理过程中，护士应注意以下几个方面。

一、执行用药医嘱前

1. 对病人进行护理评估，了解病人的病情和医生的诊断、病人辅助检查的有关结果（如营养状况，心、肺、肝、肾功能及血象等），以及心理状态、社会支撑等各方面各层次的相关因素；了解用药史，包括近期使用过的药物和正在使用的药物及对药物的反应等，尤其要注意用药禁忌证及药物过敏史；对可能发生严重过敏反应的药物，通过皮肤过敏试验等方法确定是否可以使用。

2. 复习所用药物的药理知识或仔细阅读药品说明书，熟悉药物的作用、用途、不良反应、用法、药物的相互作用和禁忌等，明确医生用药的目的，如对用药医嘱有疑问，应及时与医生沟通。

■ 执考真题再现

在护理实践中，护士有权拒绝执行医嘱的情形是
A. 护理程序太繁琐　　　　　　　B. 医嘱中需要检测的生理指标太多
C. 需要额外的劳动和付出　　　　D. 医嘱有错误
E. 费用太昂贵

二、执行用药医嘱时

1. **严格执行"三查七对"**　即用药前、用药中、用药后都要核对床号、姓名、药名、药物剂量、药物浓度、用药方法和用药时间。并在用药前注意检查注射剂的外观、有效期等。

2. **注意观察药物的疗效和不良反应**　主动询问和评估病人有无相关反应，特别注意老年人、儿童用药时的不良反应。若药物反应剧烈，如发生过敏性休克等严重不良反应，应及时向病人解释并报告医生，采取临时性的护理措施，同时做好记录。

3. **融合用药宣教**　多与病人沟通，根据用药目的指导病人及其家属配合正确用药。主动向患者讲解药名，解释用药目的、药物作用与用途、药物用法、用药注意事项、可能发生的不良反应及处理措施、食物对药物作用的影响等，使病人在心理上有所准备，从而提高病人用药的依从性，增强其对药物不良反应和药源性疾病的防范意识，成为用药护理的主动合作者。

三、执行用药医嘱后

继续观察用药后病人的病情变化、药物的不良反应，发现异常时应尽快报告医生，以查明原因，调整剂量或更换药物，确保用药的安全性和有效性。

 本章小结

药理学
{
药效学： 研究药物对机体的作用及作用机制，以确定适应证和禁忌证

药动学： 研究机体对药物的处置过程，包括对药物的吸收、分布、生物转化、排泄的过程及血药浓度随时间变化的规律，以制定合理的用药方案
}

药物应用护理： 以药理学理论和技能为基础，临床用药过程中正确执行医嘱，合理使用药物，观察药物的疗效和不良反应，并对常见病的非处方药进行用药指导

思 考 题

1. 护士在药物应用护理中的职责有哪些？
2. 药理学在药物应用护理中的地位是怎样的？

第二章 药物效应动力学

■ 知识要点

1. 掌握药物的基本作用，药物作用的选择性，药物的不良反应和副作用、毒性作用、变态反应、依赖性、极量、治疗指数等概念。
2. 熟悉药物量效关系、受体激动剂、受体阻断剂等概念。
3. 了解药物作用的机制。

药物效应动力学（pharmacodynamics）研究药物对机体的作用规律及其机制。药物作用是指药物与机体组织细胞间的初始反应；药物效应是药物引起机体生理、生化功能或形态的改变，如阿托品使虹膜括约肌松弛、瞳孔扩大。药物作用与药物效应含义接近，常相互通用。

第一节 药物的基本作用

任何药物，无论其具体作用是什么，其药理作用均是通过改变机体原有生理、生化功能而产生的，所以，药物的基本作用是调节机体的功能。

药物的基本作用可归纳为兴奋作用和抑制作用。凡能使机体生理、生化功能增强的作用称为兴奋作用，如腺体分泌增加、脉搏加快、酶活性增强等。咖啡因增强大脑皮层的活动，是中枢兴奋药；疫苗调动机体的免疫功能。凡能使机体生理、生化功能减弱的作用称为抑制作用，如肌肉松弛、腺体分泌减少、酶活性减弱等。地西泮可减弱大脑皮层和边缘系统的活动，是中枢抑制药；红霉素可抑制革兰阳性菌蛋白质合成，是抑菌药。在一定条件下，兴奋和抑制可互相转化，如中枢兴奋药过量时，持续惊厥会转为衰竭性抑制。

很多疾病可能源于某些功能过强（如甲状腺功能亢进、胃肠绞痛）或过弱（消化不良、重症肌无力、缺铁性贫血），故药物通过调节机体（或病原体）的功能可以防病治病。

第二节　药物作用的类型

一、局部作用和吸收作用

根据药物发挥作用是在药物入血前还是入血后，将药物作用分为局部作用（local action）和吸收作用（absorption action）。

在被吸收入血之前，药物在用药部位产生的作用称为局部作用，如用双氧水冲洗破损的皮肤、口服硫酸镁导泻、皮下注射普鲁卡因的局麻作用等。

药物从给药部位进入血液循环后，分布到机体相应的组织器官而产生的作用称为吸收作用（或全身作用），如口服对乙酰氨基酚产生的解热镇痛作用、皮下注射胰岛素产生的降低血糖作用、肌内注射青霉素治疗革兰阳性菌引起的呼吸道感染等。

执考真题再现

患者男，29 岁。因高热、畏寒、咳嗽、流涕而住院治疗。医生开出以下口服药，护士在指导用药时嘱咐患者宜最后服用的是

A. 止咳糖浆　　　B. 利巴韦林　　　C. 维 C 银翘片　　　D. 对乙酰氨基酚

E. 阿莫西林胶囊

二、选择性作用

药物进入机体后分布于各组织器官，但并不是对各组织器官都产生同样的作用。多数药物在一定剂量时对某些组织或器官产生明显作用，而对其他组织或器官的作用不明显甚至不产生作用，这种现象称为药物的选择性作用（selectivity）或药物作用的选择性。

选择性作用是由于药物分布不均匀、组织细胞结构或细胞代谢差异等因素所致。

大多数药物都有各自的选择性作用，如地高辛主要能增强心肌收缩力，可用于治疗慢性充血性心力衰竭；青霉素对革兰阳性菌有较强的抗菌作用，可用于治疗革兰阳性菌引起的各种感染。一般来说，选择性高的药物针对性强、应用范围窄，但不良反应较少；选择性低的药物针对性差、不良反应较多，但作用范围广泛，如阿托品。

药物的选择性作用是相对的，并与给药剂量有关。随给药剂量的增加，药物的选择性下降，作用范围逐渐扩大，如尼可刹米在治疗剂量时可选择性兴奋延髓呼吸中枢，剂量增加，可使中枢神经系统广泛兴奋，甚至引起惊厥。故临床用药时，要兼顾药物的选择性作用、给药剂量等，保证用药既有效又安全。

药物的选择性作用是临床选择用药的基础，也是药物分类的依据和新药研发的方向。

三、防治作用和不良反应

根据药物作用的结果，将药物作用分为防治作用和不良反应（adverse drug reaction)。用药的目的在于防病治病，但药物在产生防治作用的同时，也可能产生对机体不利的不良反应，药物的防治作用和不良反应是药物本身所固有的两重性。临床上须充分考虑用药的有效性和安全性，根据治疗需要权衡利弊，决定取舍。

（一）防治作用

1. 预防作用　是指提前用药，以防止疾病或疾病症状的发生，如小儿接种卡介苗预防结核病，中老年人服用小剂量阿司匹林用于防治血栓性疾病。

2. 治疗作用　是指能达到治疗疾病效果的作用。根据治疗目的的不同，将治疗作用分为对因治疗和对症治疗两类。对因治疗的目的是消除原发致病因子，彻底治愈疾病，如革兰阳性菌感染引起发热时，使用青霉素杀死致病菌。对症治疗的目的是缓解疾病症状，如使用阿司匹林使发热的病人体温降至正常。

一般情况下，对因治疗比对症治疗重要。而对于一些危、急、重症如休克、大出血、惊厥等，对症治疗则比对因治疗更为重要，通过对症治疗可以防止病情恶化，为对因治疗争取时间。

（二）不良反应

不良反应是指由药物导致的、不符合用药目的并给病人带来不利的药物作用。少数较严重且较难恢复的不良反应称为药源性疾病。

根据不良反应产生的具体原因、表现等，可将其分为以下几种。

1. 副作用（side reaction）　指药物在治疗剂量时出现的与治疗目的无关的作用。副作用产生的原因是由于药物的选择性不高，是在发挥治疗作用同时难免的，也是可以预知的。

> ### 知识链接
>
> #### 药品销售中的大忽悠
>
> 药商跟客户推销他代理的某药，说："这药好，没有副作用。"恰逢该客户略懂药理，问："这个药是靶向药吗?"药商顾左右而言他："额……哦，我的意思是说这个药副作用少、副作用轻。"

副作用一般给病人带来的危害不大，多为可自行恢复的功能性变化。具体表现随用药目的的改变而不同，当药物的某一作用作为治疗目的时，其他作用就成了副作用。如阿托品可松弛内脏平滑肌、抑制腺体分泌等，当利用其松弛内脏平滑肌的作用治疗胃肠绞痛时，口干就成了其副作用；而利用其抑制腺体分泌的作用治疗严重盗汗、流涎症时，便秘、尿潴留等又成了副作用。故防治作用与副作用可以互相转变。

在用药护理中，对较明显的药物副作用，应提前向病人解释，以免产生不必要的恐慌，也可以采取相应的预防措施。

2. 毒性反应（toxic reaction）　指药物对机体产生的明显的危害性反应。其原因多为用药剂量过大，或用药时间过长，或机体对药物敏感性过高。

毒性反应通常是药物作用的延伸或加重，多数是可以预知的。常见的毒性反应主要是对消化系统、神经系统、心血管系统、血液及肝、肾、骨髓等造成的功能性或器质性损害，甚至危及生命。

过量用药后立即出现的为急性毒性；长期用药，因药物蓄积而缓慢出现的为慢性毒性。药物损伤 DNA 引起基因突变、导致恶性肿瘤发生、影响胚胎发育导致胎儿畸形，这类致突变、致癌、致畸胎的"三致作用"是药物特殊的慢性毒性。

知识链接

史上著名的药害事件

1. 沙利度胺（又称反应停）事件　20 世纪 50 年代，由前西德研发了沙利度胺，对孕妇早期妊娠呕吐有较好的疗效，曾被广泛用于孕妇早期妊娠反应。后发现，用过此药的孕妇生出的孩子四肢短小，形同海豹，被称为海豹肢畸形，且寿命短。历史上称这一严重的药害事件为反应停事件。

2. 鱼腥草事件　20 世纪 70 年代，我国开发的"中药抗生素"鱼腥草注射剂在抗病毒、退热等方面疗效可靠、起速快、不易耐药、价格低廉，曾在 2003 年抗 SARS 及后来的抗禽流感中起到重要作用。自 2003 年起，发现了鱼腥草注射液的严重不良反应，包括过敏性休克引起死亡的案例。

3. 二甘醇事件　1937 年美国田纳西州的"磺胺酊剂事件"、20 世纪 90 年代初孟加拉国的"退热净酊剂事件"、1995 - 1997 年海地的"退热药事件"等，都与二甘醇有关。2006 年 4 月，广州某医院感染科出现 1 例急性肾衰竭患者，随后其他病区又出现几例相似病例，最终死亡 11 人。后经省药检所明确检出留样产品为某厂生产的亮菌甲素注射液，该注射液中含有处方中没有的二甘醇。

4. 非那西丁事件　1953 年，人们发现上市使用已 66 年的非那西丁（对乙酰氨基酚的前体药物）有肾损害和溶血的不良反应，致死 500 余例。1974 年，该药被强制管理。

随意增加剂量、延长疗程试图获得更好的疗效，其结果是有限的也是危险的。在用药护理中护士要认真观察，及时发现并尽量避免毒性反应的发生。

3. 变态反应（allergic reaction）　又称过敏反应（anaphylaxis），是指少数过敏体质患者重复接触某些药物时产生的病理性免疫反应。

变态反应的临床表现多为皮疹、药热、血管神经性水肿、溶血性贫血、哮喘、剥脱性皮炎等，严重者可发生过敏性休克，如抢救不及时，可致死亡。

变态反应与药物本身的药理作用、给药剂量无关，不易预知。同类药物可能发生交叉过敏。对容易致过敏反应的药物如抗生素、磺胺类、阿司匹林及各种生物制品，或对于过敏体质的患者，用药前要详细询问过敏史，必要时做皮肤过敏试验，对过敏试验阳性者应禁用。

4. 后遗效应（residual effect） 是指停药后，血药浓度已降至最低有效浓度以下时仍残存的药理效应。如服用巴比妥类药物催眠时，次日清晨出现的乏力、头晕、困倦等反应。

5. 继发反应（secondary reaction） 是指由于药物的治疗作用引起的不良后果，也称治疗矛盾。如长期使用广谱抗生素后，因体内的敏感菌被抑制或杀灭，不敏感菌则大量繁殖生长，导致菌群失调引起真菌或一些耐药菌的继发感染。

6. 特异质反应（idiosyncratic reaction） 少数特异体质的患者，由于遗传缺陷，对某些药物的作用反应特别，正常剂量即可产生超常的强烈药理效应，或产生异常的不良反应。例如，先天性血浆胆碱酯酶缺乏的患者在使用琥珀胆碱时，易出现外周性呼吸麻痹；葡萄糖–6–磷酸脱氢酶缺乏（蚕豆病）的患儿在使用伯氨喹时，出现溶血性贫血。

7. 药物依赖性（drug dependence） 是指由药物与机体相互作用造成的一种精神状态，有时也包括身体状态，表现出一种强迫性的或定期用该药的行为和其他反应。根据依赖性和危害程度，分为精神依赖性和生理依赖性两种：①精神依赖性（心理依赖性，习惯性）是指中断用药后表现为主观上的不适和继续用药的欲望，没有客观上的体征表现，对药物的欲望尚可自制。能引起精神依赖性的药物属于精神药品，如镇静催眠药地西泮、中枢兴奋药咖啡因、全身麻醉药氯胺酮及致幻剂麦司卡林等。生活中的烟草、酒精、咖啡及某些挥发性有机溶剂等也可产生精神依赖性。②生理依赖性（躯体依赖性，成瘾性）是指用药时产生欣快感而停药后不仅会出现主观上的不适，还会发生严重生理功能紊乱（戒断症状），并难以自制。能引起生理依赖性的药物属于麻醉药品，如吗啡、哌替啶、可卡因、大麻等。

对于麻醉药品和精神药品的生产、供应、使用等，国家颁布有《麻醉药品管理办法》和《精神药品管理办法》，医、护、药工作者均需严格遵守，严禁滥用。

知识链接

药物滥用和新型毒品

药物滥用是指非医疗目的地使用某种药物。目前，全世界滥用的药物基本分为麻醉药品、精神药品和其他物质3大类，由于它们能严重危害人们的身心健康，诱发刑事犯罪，已经被公认为毒品。

鸦片、大麻、吗啡、海洛因、杜冷丁等传统毒品，容易产生类似人体释放的内啡肽类物质（人体的自然镇痛物质），具有镇痛和使人愉悦的效果。"浴盐"（甲卡西酮）和冰毒（苯丙胺和甲基苯丙胺）、K粉（氯胺酮）等新型毒品，都能通过作用于神经中枢而刺激多巴胺释放，让人产生不同程度的兴奋感。

1893年，苯丙胺面世，当时被称做"觉醒剂"，是一种中枢兴奋药及抗抑郁药。甲基苯丙胺比苯丙胺多了一个甲基。二战时期，日军、纳粹军党卫队及德意志国防军为解除士兵疲劳、提高他们的战斗力而使用这种药物。20世纪50年代，甲卡西酮用于抗抑郁，甲基苯丙胺用于治疗嗜睡、后脑炎、帕金森综合征、酒精中毒以及肥胖症。由于它们的毒性极强，不久便逐步被取代。

1989年，甲卡西酮被滥用于美国密歇根州，之后蔓延，一发不可收拾，以至于出现"啃脸"事件。中国的瘾君子也在吸食甲卡西酮。

第三节 量效关系

在一定范围内，给药剂量越大药物作用越强，这种药物作用的强弱与药物剂量大小之间的密切关系称为"量效关系"（图2-1）。当给药剂量超过一定限度时，血药浓度不断升高，则会产生中毒反应。如苯巴比妥对中枢神经系统的抑制随剂量的增加，依次产生镇静、催眠、抗惊厥等作用，但过量会导致昏睡、昏迷、呼吸抑制甚至死亡。因此，在用药护理中，要严格掌握用药剂量，在发挥药物防治作用的同时注意防止毒性反应的发生。

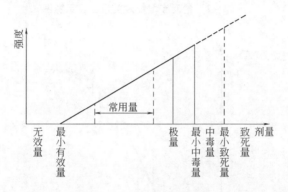

图2-1 量效关系示意图

一、剂量

剂量是指用药的分量，是决定血药浓度和药物效应的主要因素。

用药剂量过小，达不到有效血药浓度，不出现药理效应，此为无效量。

随着给药剂量增加，刚出现药理效应的剂量为最小有效量（阈剂量）。

不断加大给药剂量，药物的作用逐渐明显，出现最大治疗作用但尚未引起中毒的剂量为极量（又称最大治疗量）。超过极量则有可能中毒。对于一些特殊药品，药典上规定了一次用药或一张处方的极量限制。

继续加大给药剂量，血药浓度继续增高，刚引起毒性反应的剂量为最小中毒量。

介于最小有效量和极量之间的剂量范围为治疗量。临床上，为确保药物既有可靠疗效又切实安全，常在治疗量范围内采用比最小有效量大些、比极量小些的剂量作为常用量。

二、量效关系曲线

以药物剂量或浓度为横坐标，以药物效应为纵坐标，可得到量效关系曲线。

若药物的效应用可测量的数据（如心率、血压、脉搏等）表示，为量反应型量效关系（图2-2）；若药物效应只能用全或无、阴性或阳性表示，为质反应型量效关系（图2-3）。

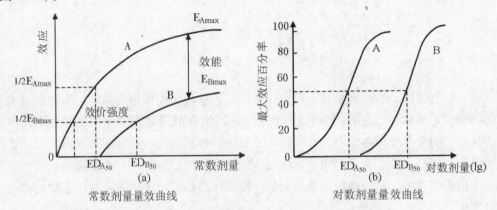

图2-2 量反应型量效关系曲线示意图

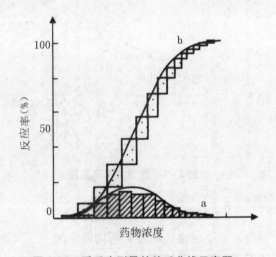

图2-3 质反应型量效关系曲线示意图

通过量效关系曲线，可分析、比较药物的性能，为临床合理用药提供参考。

1. 效能（efficacy）和效价强度（potency） 随着药物剂量或浓度增加，药物效应不断增强，当达到最大效应后，再增加药物剂量或浓度，药物的效应不再增强，药物所能产生的最大效应称为效能。药效性质相同的药物达到相同的效应时所需要的剂量称为效价强度。

效价强度、效能反映药物的不同性质。效能高的药物效应强，效价强度高的药物用药量小。高效能药物所产生的最大效应是低效能药物无论多大剂量也无法产生的。药物达到相同效应时所用剂量越大，效价强度越低；反之，剂量越小，效价强度越高。如吗啡的镇痛等效剂量是哌替啶的1/10，则吗啡的效价强度是哌替啶的10倍。在临床上，药物的效价强度与效能可作为选择药物和确定药物剂量的依据。

2. 半数有效量（ED$_{50}$）和半数致死量（LD$_{50}$）　　ED$_{50}$是指在量反应中能引起50%最大反应强度的药物剂量；在质反应中则指引起50%实验动物出现阳性反应的药物剂量，如在测定药物疗效的动物实验中，使半数实验动物出现疗效指标的剂量。常用半数有效量（ED$_{50}$）计算药物的效价强度。

如果效应指标为死亡，则称为半数致死量（LD$_{50}$）。如在测定药物毒性的动物实验中，使半数实验动物死亡的剂量。

3. 药物的安全性　表达药物安全性的指标通常有以下3种。

（1）安全范围　是指在最小有效量和最小中毒量之间的剂量范围。安全范围越大，用药相对越安全。

（2）治疗指数（therapeutic index，TI）　是半数致死量（LD$_{50}$）与半数有效量（ED$_{50}$）的比值。一般治疗指数越大，药物越安全。但治疗指数是个粗略的相对的理论参数，不能完全反映药物的医疗价值，还需参考药物的安全系数。

（3）安全系数（安全指数）　是指最小中毒量LD$_5$与最大治疗量ED$_{95}$的比值。该比值越大，说明用药越安全。

第四节　药物的作用机制

药物的作用机制主要是阐明药物为什么能起作用和如何起作用的有关理论。对药物作用机制的研究，有助于理解药物的治疗作用和不良反应，更好地指导临床用药护理。药物产生作用的机制有多种，其中，大多数药物通过与受体结合而产生作用。

一、受体机制

1. 受体和配体　受体是存在于细胞膜上（如胆碱受体、肾上腺素受体）、细胞质中（如甾体激素受体）或细胞核中（如甲状腺素受体），能特异性识别、结合配体，通过信息传递，引起特定生物效应的蛋白质分子。配体是指能与受体结合的特异性化学物质，如神经递质、激素、自身活性物质（即内源性配体）和化学结构与内源性配体相似的药物（即外源性配体）。

知识链接

受体的特性

1878年，英国人Langleys首先提出受体假说。1909年，德国人Ehrlich提出受体概念及受体的特异性特点。后人深入研究后补充了受体的如下特性。

1. 特异性　受体能准确识别配体，配体－受体复合物类似锁与钥匙的互补关系。

2. 敏感性　受体能对微量的配体产生明显的效应。

3. 饱和性　受体的数目是相对恒定的，当配体达到一定量后，即使再增加用量，效应也不再增加。

4. 可逆性　配体 – 受体复合物可完全解离，解离后的配体、受体均可恢复原状。

5. 多样性　同一受体有不同亚型，可分布于不同的细胞，兴奋时产生的效应也各不相同。

2. 受体和药物　药物作为外源性配体能否与受体结合、可否发生生物效应，取决于两个条件：一是药物须具有与受体结合的能力，即亲和力；二是药物与受体结合时能激动受体，即内在活性（效应力）。作用性质相同的药物，亲和力大，与受体结合得多，则作用强；内在活性大，激动受体的能力强，则效能（最大效应）高。

根据药物与受体结合后产生的效应不同，将药物分为 3 类。

（1）**受体激动药（受体兴奋药）**　是指与受体既有亲和力又有较强内在活性的药物。如异丙肾上腺素是 β 受体激动药。

（2）**受体阻断药（受体拮抗药）**　是指与受体有较强的亲和力而无内在活性的药物。受体阻断药本身不能引起效应，但其占据受体后可阻碍受体激动药与受体的结合，从而对抗受体激动药的作用。如阿托品是 M 受体阻断药。

（3）**部分激动药**　是指与受体有较强的亲和力但内在活性较弱的药物。部分激动药单独使用时有较弱的激动药效应，但当它与激动药合用时却可对抗激动药的部分效应，表现为部分阻断作用。如喷他佐辛阿片受体部分激动剂。

3. 受体的调节　受体的数量、分布、亲和力和效应力在生理、病理、药物等因素的影响下，可发生变化，此为受体的调节。在长期使用受体激动药时，相应受体的数量减少，亲和力或敏感性降低，此为受体向下调节。这是药效降低的原因之一。长期使用受体阻断药时，相应受体的数量增多，亲和力或敏感性增强，此为受体向上调节。这是造成某些药物停药后出现反跳现象的原因。临床用药护理时应给予病人适当的解释。

二、其他作用机制

1. 改变理化环境　如使用抗酸药中和胃酸治疗消化道溃疡。

2. 影响酶的活性　如奥美拉唑抑制胃黏膜 $H^+ – K^+ – ATP$ 酶，抑制胃酸的分泌，可用于治疗溃疡病。

3. 参与或干扰细胞代谢　如胰岛素参与糖代谢而治疗糖尿病。

4. 影响生理物质的释放　如利血平能耗竭交感神经递质而产生降压作用。

5. 影响细胞膜通透性　如硝苯地平阻滞细胞膜上钙离子通道，松弛小动脉平滑肌，使血压下降。

6. 影响核酸的代谢　氟喹诺酮类抗菌药作用于细菌的核酸代谢过程而产生杀菌效应。

7. 影响免疫功能　糖皮质激素能抑制机体的免疫功能，可用于器官移植时的排斥反应。而丙种球蛋白本身就是免疫系统中的抗体，可增强机体的免疫功能，达到防治疾病的目的。

本章小结

药效学
├─ 药物的基本作用
│　　①药物的基本作用是调节机体功能
│　　②凡能使机体原有的生理、生化功能增强的作用称为兴奋作用；反之，称为抑制作用
│
├─ 药物作用的类型
│　　①局部作用和吸收作用
│　　②选择性作用：多数药物在一定剂量时对某些组织或器官产生明显作用，而对其他组织或器官的作用不明显或不产生作用。选择性作用是相对的，随着给药剂量的增加，药物的选择性下降
│　　③药物的防治作用和不良反应是药物的两重性
│　　④药物的不良反应包括副作用、毒性反应、变态反应、后遗作用、继发反应、特异质反应、依赖性等
│　　⑤副作用是指药物在治疗剂量时出现的与治疗目的无关的作用。其产生的原因是药物的选择性不高。具体表现随用药目的改变而不同。可以采取相应措施预防
│　　⑥毒性反应是指药物对机体产生的明显的危害性反应。其原因多为用药剂量过大，或用药时间过长，或机体对药物敏感性过高。致突变、致癌、致畸胎作用是药物特殊的慢性毒性。毒性反应是可以预知并应尽量避免的
│　　⑦变态反应是指少数过敏体质患者重复接触某些药物时产生的病理性免疫反应。与药物本身的药理作用、给药剂量无关，不易预知
│　　⑧依赖性是指由药物与机体相互作用造成的一种精神状态，有时也包括身体状态，表现出一种强迫性的或定期用该药的行为和其他反应，分为精神依赖性和生理依赖性两种
│
├─ 量效关系
│　　①在一定范围内，给药剂量越大，药物作用越强
│　　②出现最大治疗作用但尚未引起中毒的剂量为极量，又称最大治疗量。超过极量则有可能中毒
│　　③表达药物安全性的指标有安全范围、治疗指数及安全系数
│
└─ 药物的作用机制
　　　①药物作为外源性配体能否与受体结合、可否发生生物效应，取决于两个条件：一是药物须具有与受体结合的能力，即亲和力；二是药物与受体结合时能激动受体，即内在活性（效应力）
　　　②受体激动药（受体兴奋药）是指与受体既有亲和力又有较强内在活性的药物。受体阻断药（受体拮抗药）是指与受体有较强的亲和力而无内在活性的药物

思 考 题

试思考和比较下列几组概念的不同：不良反应与副作用、副作用与毒性作用、麻醉药品与麻醉药、过敏反应与高敏反应、受体激动剂与受体阻断（滞）剂。

第三章 药物代谢动力学

1. 掌握药物体内过程、首过消除、半衰期、生物利用度的概念及意义。
2. 熟悉药物消除与蓄积的概念及意义。
3. 了解影响药物体内过程的因素。

药物代谢动力学（pharmacokinetics）是研究机体对药物的吸收、分布、生物转化和排泄等体内过程及血药浓度随时间而变化的规律的学科。

第一节 药物的跨膜转运

药物要到达它在体内作用的靶点而产生效应，必须在体内经过吸收、分布、排泄等转运过程。这些过程中药物均需通过各种细胞膜，这一过程称为药物的跨膜转运。药物的跨膜转运有被动转运和主动转运两种方式（图 3-1）。

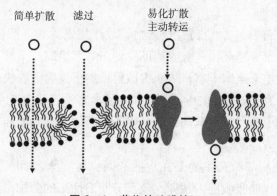

简单扩散　滤过　易化扩散 主动转运

图 3-1　药物的跨膜转运

被动转运是指药物顺浓度梯度通过细胞膜的过程，包括简单扩散、滤过和易化扩散3 种方式。多数药物以简单扩散方式在体内转运。简单扩散速度受到很多因素的影响，分子量小、脂溶性大、解离度小的药物容易通过生物膜。另外，体液 pH 值也影响药物的转运，弱酸性药物在 pH 值低的酸性环境如胃液中解离度小、脂溶性大，故易通过生物膜、易吸收，中毒时可用弱碱性溶液洗胃，可使胃内残留药物不易被继续吸收。弱碱性药物与上述情况相反。

主动转运是指药物逆浓度梯度通过细胞膜的过程，主动转运需要消耗能量，需要载体协助，具有饱和性。当两种药物需用相同载体转运时，药物之间存在竞争性抑制现象。如肾上腺素能神经末梢对去甲肾上腺素的再摄取转运属于主动转运。

第二节 药物的体内过程

一、药物的吸收

药物从给药部位进入血液循环的过程称为吸收（absorption），只有经过吸收药物才能发挥全身作用。除静脉给药外，其他给药途径均存在吸收过程，吸收快而完全的药物起效快、作用强，反之则起效慢、作用弱。

1. 吸收途径及特点

（1）口服给药 是最常用的给药方法。除小部分弱酸性药物如阿司匹林，可在胃内部分吸收外，绝大多数药物主要在肠道吸收，因为小肠吸收面积大、血流丰富、pH 值为 4.8~8.2 等特点，适合药物的溶解和吸收。

经胃肠道吸收入门静脉的药物在到达全身血液循环之前，先进入肝脏，有些药物通过胃肠黏膜和肝脏时即部分被转化灭活，使进入全身血液循环的药量减少，药效降低，这种现象称为首过消除或首过效应。首过消除较多的药物不宜口服给药，如硝酸甘油口服后约 90% 被首过消除，故常采用舌下给药。

（2）舌下给药 舌下黏膜血流丰富，药物吸收后直接进入全身循环，可避免首过消除，且起效迅速、给药方便。但吸收面积较小，适用于脂溶性较高、用量较小的药物。

（3）注射给药 静脉注射给药直接入血，故作用发挥快。肌内或皮下注射后，药物通过毛细血管进入血液循环，其吸收速度主要与局部组织血流量及药物制剂有关。由于肌肉组织血流量较皮下组织丰富，故肌内注射比皮下注射吸收快。

（4）吸入给药 肺泡表面积很大，肺血流量丰富，容易气化的药物均能经过肺迅速吸收而起效，临床上，气体麻醉药都是经吸入给药的。吸入给药也是治疗哮喘等呼吸系统疾病的常用给药方法。

（5）局部用药 局部给药主要是在皮肤和眼、耳、鼻、咽喉、阴道等黏膜部位发挥局部作用。完整的皮肤吸收能力很差，仅部分脂溶性高的药物可以通过，因此，皮肤给药吸收较慢、血药浓度低、全身不良反应少。

2. 影响药物吸收的因素 影响药物吸收的因素较多，除上述给药途径因素外，尚与以下因素有关。

（1）药物的理化性质 药物的分子量、脂溶性、解离度和 pH 值等理化因素都会影响药物的吸收。

（2）药物的剂型 药物剂型不同，吸收速度也不同。如片剂的崩解速度、胶囊剂的溶解度等均可影响口服给药的吸收速度；油剂和混悬剂注射液可在给药局部滞留，使药物吸收缓慢。

（3）机体环境 口服给药时，胃的排空速度、肠蠕动的快慢、pH值、肠内容物的多少和性质均可影响药物的吸收。如胃排空延缓、肠蠕动过快或肠内容物过多等均不利于药物的吸收。

二、药物的分布

药物吸收后从血液循环到达机体各个组织器官的过程称为分布（distribution）。药物在体内的分布是不均匀的，有些组织器官分布浓度较高，有些组织器官分布浓度较低，所以，药物对不同组织器官作用不同。影响药物分布的因素主要有以下几方面。

1. 药物与血浆蛋白结合率 多数药物吸收入血后可与血浆中的蛋白结合，从游离型药物转变为结合型药物。结合后药物分子体积变大，不易透过血管壁，暂时"储存"在血液中，限制了药物的转运，这种结合是可逆的，结合型药物也可转变为游离型药物。药物与血浆蛋白一旦结合，暂时失去药理活性。药物与血浆蛋白结合特异性低，同时应用两个与血浆蛋白同一位点结合的药物，可发生竞争性置换现象，如抗凝血药华法林和解热镇痛药保泰松同时应用时，血浆中游离型华法林将明显增多，导致抗凝血作用增强或自发性出血。新生儿、婴幼儿、老年人体内血浆蛋白含量少，游离型药物多、药物作用强、持续时间短，因此，用量要适当减少。

2. 药物与组织的亲和力 由于药物与某些组织细胞成分具有特殊亲和力，使这些组织中的药物浓度比血浆中的药物浓度高。如碘主要集中在甲状腺，钙在骨骼沉积，氯喹在肝中浓度高等。药物与组织的高亲和力成为药物对组织作用具有选择性的重要原因。

3. 药物的理化性质和体液 pH 值 脂溶性药物或水溶性小分子药物容易通过毛细血管壁从血液分布到组织；水溶性大分子药物或离子型药物难以透出血管壁进入组织。如甘露醇分子较大，不易透出血管壁，静脉滴注后，可提高血浆渗透压，使组织脱水。

生理情况下，细胞外液的 pH 值为 7.4、细胞内液为 7.0，故弱酸性药物在细胞外解离多，不易进入细胞内，故在细胞外液的浓度高于细胞内液。而弱碱性药物则相反。

4. 组织器官血流量 药物分布的快慢与器官血流量相关，药物较易分布到肝、肾、肺、脑等血流量丰富的组织器官，故药量多；而肌肉、皮肤、脂肪等血流量较少的组织器官药物分布速度慢，故药量少。

5. 体内特殊屏障 体内的一些特殊屏障对药物的分布也有一定影响，如血脑屏障能阻碍水溶性、大分子或解离型的药物进入脑组织，而脂溶性高、非解离型、分子量小的药物易透过血脑屏障进入脑组织；脑部急性炎症时，血脑屏障的通透性可增加，药物易进入脑组织。胎盘屏障对药物转运并无屏障作用，几乎所有的药物都能穿透胎盘屏障，因此，妊娠期间用药应谨慎，禁用对胎儿有毒性的药物。全身给药时，药物在房水、晶状体和玻璃体等组织难以达到有效浓度，这是血眼屏障造成的，故眼科药物多以局部用药为好，可提高眼内药物浓度，减少全身不良反应。

三、药物的生物转化

药物的生物转化（biotransformation）又称代谢，是指药物在体内代谢酶的作用下，化学结构发生改变的过程。大多数药物经生物转化后失去药理活性或活性下降，称为灭活；也有的药物需要经过生物转化后才能成为有活性的药物，称为活化；而有的药物经过生物转化后甚至产生有毒的代谢产物。大多数药物经生物转化后，失去活性，并转化为极性较高的水溶性代谢物排出体外。

药物在体内的生物转化主要通过氧化、还原、水解和结合反应生成代谢物。

肝脏是药物生物转化最主要的器官，其他组织如胃肠道、肾、肺等处也能进行转化。药物的生物转化需要酶的参与，体内代谢药物的酶主要有两类：一类是特异性酶，其催化特定底物的代谢，如胆碱酯酶水解乙酰胆碱；另一类是非特异性酶，主要指肝脏微粒体混合功能酶系统，此酶系统可转化数百种化合物，是促进药物转化的主要酶系统，又称为肝药酶。

肝药酶的活性和数量受到年龄、性别、遗传因素、食物、药物等因素的影响，使药物的生物转化速度发生改变，进而改变药物的作用强度和持续时间。能增强药酶活性或促进药酶生成的药物称为药酶诱导剂，如苯妥英钠、利福平等。药酶诱导剂可以加速某些药物和自身的代谢，这是药物产生耐受性的原因之一。反之，能降低药酶活性或减少药酶生成的药物称为药酶抑制剂，如西咪替丁、异烟肼等。药酶抑制剂能抑制某些药物和自身的代谢，使血药浓度增高、药效增强，甚至诱发毒性反应，故联合用药时应予以注意（表3－1）。

表3－1 常见的酶诱导剂和酶抑制剂及其相互作用

药物种类	受影响的药物
酶诱导剂	
苯巴比妥	苯妥英钠、甲苯磺丁脲、香豆素类、氢化可的松、地高辛、口服避孕药、氯丙嗪、氨茶碱、多西环素
卡马西平	苯妥英钠
苯妥英钠	可的松、口服避孕药、甲苯磺丁脲
利福平	华法林、口服避孕药、甲苯磺丁脲
乙醇	苯巴比妥、苯妥英钠、甲苯磺丁脲、氨茶碱、华法林
酶抑制剂	
氯霉素	苯妥英钠、甲苯磺丁脲、香豆素类
泼尼松龙	环磷酰胺
甲硝唑	乙醇、华法林
环丙沙星、依诺沙星	氨茶碱
阿司匹林、保泰松	华法林、甲苯磺丁脲
吩噻嗪类	华法林
异烟肼、对氨水杨酸	华法林

知识链接

果汁与肝药酶

研究发现，葡萄汁、葡萄柚汁、橙汁等果汁饮料中含有丰富的黄酮类、柑橘苷类化合物，这种成分可以抑制肝药酶，从而抑制药物的代谢，使血药浓度升高。如葡萄汁与辛伐他汀同服可使其血药峰浓度增加 3.5 倍，与洛伐他汀同服可使血药峰浓度增加 12 倍，有导致中毒的危险。因此，在使用药物时也要注意食物的影响。

四、药物的排泄

药物以原形或代谢产物的形式自体内排出体外的过程，称为药物的排泄（excretion）。肾脏是主要排泄器官，胆道、肠道、肺、乳腺、汗腺、唾液腺及泪腺等也可排泄某些药物。

1. 肾脏排泄　机体内的绝大多数代谢产物是经过肾脏排出体外的。药物及其代谢产物主要经肾小球滤过和肾小管分泌排泄。当肾功能不全时，药物排泄速度减慢。

有些药物经肾小球滤过在肾小管中有部分被重吸收，重吸收的多少受药物脂溶性、解离度、尿量及尿液 pH 值的影响：脂溶性高、非解离型的药物重吸收多、排泄慢；尿量增多，尿液中药物浓度降低，重吸收减少、排泄多。弱酸性药物在碱性尿液中解离度增加，重吸收减少、排泄增加；在酸性尿液中解离减少，重吸收增多、排泄减少。弱碱性药物与之相反。

利用这些规律可改变药物的排泄速度和量，以达到一定的临床目的。如弱酸性药物巴比妥类中毒时，可静滴碳酸氢钠碱化尿液以促进巴比妥类药物的解离，加快排泄，达到解救中毒的目的。

经肾脏排泄的药物在肾小管内随尿液的浓缩，药物浓度逐渐升高，有利于泌尿道感染的治疗，但也增加了对肾的毒性作用，如氨基苷类抗生素；有的药物在肾小管的浓度超过了其溶解度，可在肾小管内析出结晶，引起肾损害，如磺胺药。故肾功能不全时，应禁用或慎用对肾有损害的药物。

2. 胆道排泄　有些药物及其代谢产物经胆汁排泄到肠道，药物可被肠道重新吸收进入血液循环，这个过程称为肝肠循环（enteral－hepato circulation）。肝肠循环是药物在消化道内的重吸收，使药物作用时间延长。经胆汁排泄的药物胆道内药物浓度较高，如红霉素、四环素等，可用于治疗胆道疾病。

3. 其他排泄途径　药物还可经过乳汁、汗液、唾液、泪液等腺体途径排泄，但量很少，乳汁比血液酸度高，故弱碱性药物易由乳汁排泄，如吗啡、氯霉素等，故哺乳期妇女用药应予以注意；某些药物在唾液内的浓度和血浆药物浓度相似，在采血有困难时可采唾液进行药物浓度测定。有的药物还可经肺、胃肠道、皮肤、头发排泄。

第三节 药动学的基本概念

一、时量关系和时效关系

药物的体内过程是一个连续变化的动态过程，随药物吸收、分布、生物转化和排泄的进行，血药浓度及药物作用强度也会随之变化，这种变化可用时量关系和时效关系来表示。

时量关系是指体内血药浓度随时间变化的动态变化过程；时效关系是指药物的作用强度随时间变化的动态过程。以时间为横坐标，体内血药浓度或药物的作用强度为纵坐标，得到的曲线为时量关系曲线或时效关系曲线（图3-2）。

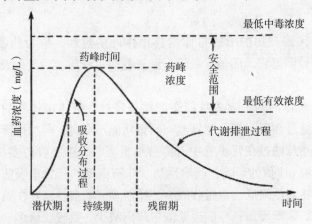

图3-2 非静脉给药的时量（效）关系曲线

给药后，血药浓度逐渐上升形成曲线的上升部分，即药物的吸收分布过程。在达到最低有效浓度、出现疗效前的一段时间称为潜伏期；当药物的吸收速度和药物的消除速度相等时，血药浓度达到峰浓度；随着药物吸收量的减少，血药浓度逐渐下降而形成曲线的下降部分，此为药物的消除过程，即代谢排泄过程。当低于最低有效浓度时，药物作用开始消失。从疗效出现到作用基本消失，是维持有效浓度的时间，称为持续期。体内药物已降至有效浓度以下至完全消除的时间称为残留期。

二、药物的消除与蓄积

进入体内的药物，经过代谢和排泄，血药浓度不断衰减的过程称为药物的消除；连续多次给药后，当药物吸收速度大于消除速度时，血药浓度会逐渐增高，该过程称为药物的蓄积。药物的消除方式如下。

1. 恒比消除 即体内药物在单位时间内以恒定比例消除，又称一级消除动力学。单位时间内消除的药量与血药浓度成正比，即血药浓度高，单位时间内消除的药量多；当血药浓度降低后，单位时间内消除的药量也降低。大多数药物在治疗量时都是恒比消除。

2. 恒量消除 即体内药物在单位时间内以恒定剂量消除，又称零级消除动力学。血中药物消除速率与血药浓度无关，当用药剂量过大，超过机体的最大消除能力时，此时药物按恒量消除。

三、药物代谢动力学重要参数

1. 生物利用度（bioavailability，F） 是指给药后，药物制剂实际吸收进入血液循环的药量占所给总药量的百分率，用 F 表示：

$$F = A/D \times 100\%$$

A 为进入血液循环的药量；D 为实际给药总量。药物静脉注射全部进入血液循环，F 值为100%。生物利用度是评价药物吸收率、药物制剂质量或生物等效性的一个重要指标。

2. 药物半衰期（half life time，$t_{1/2}$） 一般是指药物血浆半衰期，即血浆药物浓度下降一半所需要的时间。半衰期的长短可反映体内药物消除速度，恒比消除的药物，其半衰期是恒定的。但肝、肾功能不全时，药物的半衰期可能延长，易发生蓄积中毒，临床应用护理时应注意剂量和给药间隔时间。

半衰期在临床用药中具有重要意义：①是药物分类的依据。根据药物的半衰期将药物分为长效类、中效类和短效类。如洋地黄类药物中，毒毛花苷 K、地高辛和洋地黄毒苷的半衰期分别为 19 小时、36 小时和 7 天，因此，洋地黄毒苷属于长效类药物。②可确定给药间隔时间。半衰期长，给药间隔时间长；半衰期短，给药间隔时间短。如抗高血压药物卡托普利半衰期短，每天给药 2~3 次，而依那普利半衰期长，每天只需给药 1 次。③可预测药物基本消除的时间。停药 4~5 个半衰期，即可认为药物基本消除（表 3-2）。④可预测药物达到稳态血药浓度的时间。以半衰期为给药间隔时间，分次恒量给药，经 4~5 个半衰期可达稳态血药浓度。

表 3-2 恒比消除药物的消除和蓄积关系表

半衰期数	一次给药		连续恒速恒量给药蓄积药量（%）
	消除药量（%）	蓄积药量（%）	
1	50	50	50
2	75	25	75
3	87.5	12.5	87.5
4	93.8	6.2	93.8
5	96.9	3.1	96.9
6	98.4	1.6	98.4
7	99.2	0.8	99.2

知识链接

昨晚醉酒今早能开车吗？

我国认定酒后驾车标准的起点是驾驶人员血液中的酒精含量大于或者等于 20mg/100ml 的驾驶行为，大于或者等于 80mg/100ml 的驾驶行为则是醉酒驾车。

酒精在体内半衰期大约是 3 小时，所以，如果前一天饮酒过多，第二天检测可能依然是酒后驾车行为。

3. 稳态血药浓度 恒比消除的药物，以半衰期为给药间隔时间恒量给药，经 5 个半衰期，血药浓度达到的稳定而又有效的血药浓度水平，称为稳态血药浓度或坪值。此时药物吸收量和消除量基本相等（图 3–3）。如临床需要血药浓度立即达坪值时，口服给药可采取首次剂量加倍的方法，此种给药方法只需要 1 个半衰期，血药浓度即可达到坪值，首次给药剂量称为负荷剂量。

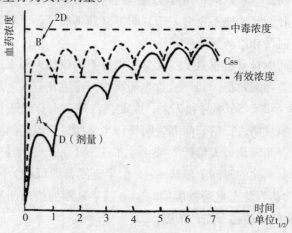

图 3–3　以半衰期为间隔给药的药–时曲线

本章小结

药物的跨膜转运　被动转运
- ①简单扩散是药物在体内的主要转运方式
- ②分子量小、脂溶性大、解离度小的药物，容易通过生物膜
- ③弱酸性药物在酸性环境中，解离度小、脂溶性大，易吸收；反之亦然

药物的体内过程
- 吸收
  - 首过消除：有些药物经胃肠道吸收进入血液循环之前，被胃肠黏膜和肝脏转化灭活，使进入血液循环的药量减少、药效降低
- 分布
  - ①影响因素：药物与血浆蛋白结合率、组织的亲和力、药物的理化性质和体液 pH 值、器官血流量、体内屏障
  - ②血浆蛋白结合率高、游离型药物浓度低，则起效慢，作用维持时间长；反之亦然
- 生物转化
  - ①肝脏是药物在体内主要的生物转化场所
  - ②能增强药酶活性或促进药酶生成的药物称为药酶诱导剂。药酶诱导剂可以加速某些药物和自身的代谢，是药物产生耐受性的原因之一
  - ③能降低药酶活性或减少药酶生成的药物称为药酶抑制剂。药酶抑制剂能抑制某些药物和自身的代谢，使血药浓度增高，甚至诱发毒性反应
- 排泄
  - ①肾脏是药物排泄的主要器官
  - ②弱酸性药物在碱性尿液中解离度增加、重吸收减少、排泄增加；反之亦然
  - ③有些药物及其代谢产物经胆汁排泄到肠道，药物可被肠道重新吸收进入血液循环，这个过程称为肝肠循环

药动学基本概念
- 药物的消除与蓄积
  - ①多数药物在治疗量时都是恒比消除
  - ②体内药物在单位时间内以恒定比例消除称为恒比消除
- 药动学重要参数
  - ①生物利用度常以药物制剂实际吸收进入血液循环的药量占所给总药量的百分率表示
  - ②血浆半衰期是指血浆中药物浓度下降一半所需要的时间。它是药物分类的依据，可确定给药间隔时间。停药后，经 4～5 个半衰期，药物基本消除
  - ③以半衰期为给药间隔时间，分次恒量给药，约经 4～5 个半衰期可达稳态血药浓度。口服给药首次剂量加倍时，只需要 1 个半衰期即可达到稳态血药浓度

思 考 题

1. 影响药物分布的因素有哪些?
2. 药物血浆半衰期在临床应用中有什么意义?

第四章 影响药物作用的因素

📖 **知识要点**

1. 掌握极量、治疗量、常用量、协同作用、拮抗作用的概念及意义。
2. 熟悉影响药物作用的机体方面的因素。
3. 了解药物应用护理的知识。

药物对机体产生的药理作用和效应受到多种因素的影响。为保证达到最大治疗效果和最小不良反应，护理工作者熟悉影响药物作用的各种因素，对指导病人合理用药有很大帮助。

第一节 药物方面的因素

一、药物的化学结构

药物的化学结构决定药物的性状及药理作用。化学结构相似的药物可产生相似的药理作用，如喹诺酮类药物均可抗菌；但化学结构相似的药物也可产生相反的药理作用，如华法林和维生素 K，华法林为抗凝血药，维生素 K 为止血药，两者结构相似，作用却相反。

二、药物的剂型

同种药物可有多种不同的剂型，如片剂、胶囊剂、冲剂、水剂、乳剂、油剂、贴皮剂等，不同药物剂型吸收速度及作用维持时间不同，所产生的疗效也可能不同。比如胶囊剂比片剂吸收快，注射剂中油溶液比水溶性制剂作用持续时间长，缓释制剂和控释制剂等药效维持时间更长。

缓释剂和控释剂

　　缓释剂是指用药后能在较长时间内持续释放药物以达到延长药效目的的制剂。控释剂是指药物能在设定的时间内自动设定速度释放，使血药浓度长时间恒定地维持在有效浓度范围内的制剂。与普通制剂比较，缓、控释剂药物可缓慢地释放进入人体内，血药浓度"峰谷"波动小，作用持久、毒副作用低、用药次数减少。

三、药物的剂量

　　剂量就是药物的用药分量。用药剂量的大小是影响血药浓度高低的重要因素之一，在一定范围内，剂量越大，血药浓度越高，作用越强。但超过一定范围，则可能发生中毒，甚至死亡。故临床用药时应严格掌握用药的剂量，充分发挥药物的疗效，减少不良反应的发生（详见第二章第三节）。

第二节　机体方面的因素

一、年龄

　　《中华人民共和国药典》所规定的药品的常用量是适用于16~60岁的成人用量。儿童及老年人的生理功能与以上年龄段的成年人有差异，故对药物的反应有所不同，故用药量应酌情减少。老年人机体各器官的功能逐渐减退，肝、肾功能减弱，对药物的代谢、排泄能力下降；血浆蛋白量较低，脂肪在机体中含量加大，导致药物分布发生变化；动脉硬化、心血管反射减弱，应用心血管药易导致血压异常、心律失常等。一般老年人用药剂量是成人量的3/4。儿童正处于生长发育阶段，各种生理功能及自身调节功能尚未发育完全，对药物的反应比较敏感。如儿童的血脑屏障发育不完善，肝肾功能发育不充分，对药物的代谢和排泄能力弱，水盐代谢能力较弱，骨骼和牙齿生长迅速，易受到药物的影响等，因此，儿童用药特别需要控制剂量。临床上，儿童用药的剂量常根据体重、体表面积来计算。

儿童体表面积计算公式

体重小于30kg的小儿：体表面积 (m^2) = 体重 $(kg) \times 0.035 + 0.1$

体重大于30kg的小儿：体表面积 (m^2) = (体重 -30) $(kg) \times 0.020 + 1.05$

二、性别

一般情况下，男女性别对药物的反应无明显差别。但是某些药物存在例外情况，如男性对阿司匹林的清除率高于女性60%。女性月经期、妊娠期、哺乳期用药要尤为注意：月经期不宜服用泻药和抗凝血药，以免引起盆腔充血、月经增多；妊娠期慎用各种药物；在哺乳期用药，药物可通过乳汁影响乳儿，必须用药时应酌情停止哺乳。

三、个体差异

多数人对同一种药物的反应是相近的，但也有少数人对药物的反应表现出量和质的差异，如高敏性、耐受性、变态反应和特异质反应等。某些人对药物特别敏感，较少的剂量即可产生明显的作用，称为高敏性；反之，某些人对药物敏感性低或连续多次用药后对药物反应性降低，需增加剂量才能出现原有的药效，称为耐受性。如果病原体与抗菌药物反复接触后，病原体对抗菌药物的敏感性降低甚至消失的现象则称为耐药性。极少数患者还会表现质的差异，如特异性反应和变态反应（详见第二章第二节）。

四、病理因素

疾病本身也能导致药效学和药动学的改变。肝肾功能不全时会影响药物转化与排泄，导致药物在体内蓄积，甚至中毒，此时要减少药物剂量或者延长给药间隔时间。阿司匹林可使高温患者体温降低，而对正常体温无降温作用；胃大部切除术后口服维生素B_{12}无效，必须静脉注射。

五、心理因素

药物的作用和疗效，除了受生物因素影响外，还与人的心理因素密切相关。安慰剂是由不具有药理活性的中性物质制成的制剂形式。安慰剂通过心理暗示作用，增加了患者的信心，对疾病治疗可取得一定的疗效。医护人员的任何医疗活动，包括语言、动作、服务态度等都可能产生心理效应，影响药物治疗效果，故临床用药护理时应注意引导病人的正向心理。

第三节 给药方面的因素

一、给药途径

给药途径不同，会影响药物的吸收速度和程度，从而影响药物的起效时间和疗效强弱。通常，注射剂比口服剂起效快、作用显著。不同给药途径的药物吸收速度快慢一般是：静脉注射 > 吸入给药 > 舌下含服 > 肌内注射 > 皮下注射 > 口服 > 直肠给药 > 皮肤黏膜外用。有的药物不同给药途径可产生不同性质的药理作用，如硫酸镁口服给药时可导泻和利胆，注射则可解痉、降压。

二、给药时间和次数

给药时间不同，也可使药物的作用和不良反应发生变化。饭前空腹服药由于没有胃内容物的干扰，吸收快且充分，起效也快；饭后服药则吸收较差，起效较慢，对于一些刺激性较强的药物如水杨酸类、铁剂则宜采用饭后服药，以减少对胃肠道的刺激；催眠药应睡前服；降糖药胰岛素应餐前给药；胃黏膜保护药宜饭前半小时服用；助消化药需在饭前或饭时服用。

给药次数一般根据病情需要和药物的半衰期而定，半衰期短的药物，给药次数要相应增加，反之亦然。给药次数过多容易导致药物蓄积中毒，次数太少，血药浓度过低，达不到最低有效浓度而无法起效，有条件的情况下应结合血药浓度监测情况给药。

知识链接

治疗药物监测

治疗药物监测是利用现代分析检测技术，测定血液或其他体液中的药物浓度。利用监测得到的数据，结合药动学、药效学等基本理论，研究药物浓度与疗效、毒性的关系，为设计或调整给药方案提供依据，实现个体化给药，以保证药物治疗的有效性和安全性。

三、联合用药

为了达到治疗目的，同时或先后应用两种或两种以上药物的方法，称为联合用药。联合用药的目的是为了提高疗效、减少不良反应或防止耐受性、耐药性的发生。但药物联合应用后在体外和体内都会产生相互影响，可能导致疗效减弱、不良反应加重，甚至产生药源性疾病。

1. 配伍禁忌 是指在配制药物（特别是液体药物）的过程中，药物与药物、药物与辅料、药物和溶媒之间发生的物理或化学反应，并有可能使疗效降低或毒性增强的现象，这是药物在体外的相互影响。如红霉素不能用生理盐水配制，否则容易产生结晶和沉淀。

2. 药物相互作用 是指药物在体内的相互影响。有两种情况：①协同作用，即联合用药后的作用比两药单用的效应强，如甲氧苄啶配伍磺胺类药物，可增强抗菌作用并延缓耐药性。②拮抗作用，即联合用药后的作用比两药单用的效应弱，如将四环素与铁剂合用，会减少铁剂和四环素的吸收。

执考真题再现

1. 指导病人服药，错误的方法是
    A. 服铁剂忌饮茶
    B. 服酸类药物需用吸水管吸入
    C. 服止咳糖浆后不宜饮水
    D. 助消化药饭前服

    E. 对胃有刺激的药物饭后服

  2. 给婴儿口服脊髓灰质炎减病毒活疫苗时，正确的做法是

    A. 用温热水送服   B. 用热开水送服

    C. 冷开水送服   D. 热开水溶解后服用

    E. 服用后半小时可饮用热牛奶

▮ 本章小结

药物方面因素 {
①化学结构相似的药物可产生相似或相反的药理作用
②药物剂型
③药物剂量：在一定范围内，剂量越大，血药浓度越高，作用越强
}

机体方面因素 {
年龄：老年人用药剂量是成人量的 3/4；儿童用药剂量常根据体重、体表面积来计算

性别：女性月经期、妊娠期、哺乳期用药要尤应注意

个体差异 {
①量的差异表现为高敏性、耐受性或耐药性；质的差异表现为特异质反应、过敏反应
②某些人连续多次用药后对药物反应性降低，需增加剂量才能出现原有的药效称为耐受性
③病原体与抗菌药物反复接触后，病原体对抗菌药物的敏感性降低甚至消失的现象则称为耐药性
}

病理状态

心理因素：安慰剂
}

给药方面因素 {
给药途径：静脉注射＞吸入给药＞舌下含服＞肌内注射＞皮下注射＞口服＞直肠给药＞皮肤黏膜外用

给药时间和次数

联合用药 {
体外配伍禁忌：在配制药物（特别是液体药物）的过程中，药物与药物、药物与辅料、药物和溶媒之间发生的物理或化学反应，可能使疗效降低或毒性增强

体内药物相互作用 {
协同作用：联合用药后的作用比两药单用的效应强
拮抗作用：联合用药后的作用比两药单用的效应弱
}
}
}

思 考 题

1. 简述影响药物作用的机体方面因素有哪些？
2. 多种药物联合应用后，对药物的作用可能会产生哪些影响？
3. 一男性患者，28 岁，患过敏性鼻炎 3 年，长期遵医嘱口服特非拉丁。1 周前在单位用葡萄柚汁 500ml 送服特非拉丁片，2 小时后感觉不适，心慌、气急，被同事送医院急救。经检查，血中特非拉丁浓度显著升高，考虑可能为特非拉丁所致心律失常。请结合所学知识，分析原因。

第五章　传出神经系统药物概论

1. 掌握传出神经系统受体的分类、分布及受体激动所产生的 M 样、N 样、α 样、β 样作用。
2. 熟悉传出神经系统主要的神经递质、传出神经按递质的分类。
3. 了解传出神经系统药物的作用方式、传出神经系统药物的分类。

解剖学上，神经系统分为周围神经系统和中枢神经系统两部分。周围神经系统主要由传出神经系统和传入神经系统组成。传出神经能将冲动自中枢传至外周效应器从而产生效应。作用于传出神经系统的药物种类繁多、临床应用广泛，但从作用机制来看，它们主要通过影响神经递质在突触部位的传递过程，产生拟似或拮抗传出神经生理功能的效应。

第一节　传出神经系统的分类和递质

一、传出神经系统按解剖学分类

传出神经系统主要由运动神经系统和自主神经系统两部分组成。运动神经从中枢发出后，中间不更换神经元，直接到达骨骼肌。自主神经分为交感神经和副交感神经，自中枢发出后在神经节更换神经元，然后到达心脏、平滑肌和腺体等效应器，因此，有节前纤维和节后纤维之分（图 5 - 1）。

二、传出神经系统的递质

神经系统的前一级神经元与次一级神经元或神经元与效应器细胞之间的连接处称为突触。突触由突触前膜、突触间隙和突触后膜组成。当神经冲动到达神经末梢，突触前膜释放递质，经过突触间隙，然后与突触后膜上的受体结合产生效应。传出神经的递质主要有乙酰胆碱（ACh）和去甲肾上腺素（NA）。

在递质代谢过程中，水解 ACh 的酶主要是胆碱酯酶，水解 NA 的酶有单胺氧化酶（MAO）和儿茶酚胺氧位甲基转移酶（COMT）。

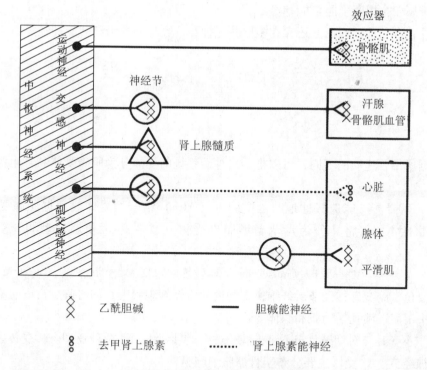

图 5 –1　传出神经系统分类模式图

递质的代谢过程

递质代谢分为合成、贮存、释放、消除 4 个环节。传出神经的递质在神经末梢的细胞质中合成，转运到囊泡中贮存。当神经冲动到达时，递质通过胞裂外排的方式经过突触前膜，排入突触间隙。释放出的递质与效应器细胞上的受体结合，从而产生效应。递质的消除主要是通过被酶分解或摄取机制回到神经末梢并贮存下来。

一些传出神经系统药物就是通过影响递质代谢的 4 个环节产生作用的。

三、传出神经系统按递质分类

根据释放的递质不同，传出神经分为两大类：

1. 胆碱能神经　其神经末梢突触前膜释放的递质为乙酰胆碱（ACh）。包括：①全部交感神经和副交感神经的节前纤维；②全部副交感神经的节后纤维；③极少数交感神经的节后纤维；④运动神经。

2. 去甲肾上腺素能神经　其释放递质为去甲肾上腺素（NA）。大多数交感神经的节后纤维属于去甲肾上腺素能神经。

此外，在某些效应器上还存在多巴胺能神经、嘌呤能神经和肽能神经等。

第二节　传出神经系统受体与效应

一、传出神经系统受体的分类及其分布

根据所结合递质的不同，可以把传出神经系统的受体分为胆碱受体和肾上腺素受体两类。

1. 胆碱受体　能选择性地与乙酰胆碱（ACh）结合的受体。根据胆碱受体对药物的敏感性不同可将其分为毒蕈碱型胆碱受体（M 受体）和烟碱型胆碱受体（N 受体）。

（1）M 受体　对毒蕈碱（muscarine）较敏感，包括 M_1、M_2、M_3、M_4 和 M_5 五种亚型。主要位于副交感神经节后纤维所支配的效应器细胞膜上，如心脏、血管、支气管和胃肠道平滑肌、瞳孔括约肌和腺体等。

（2）N 受体　对烟碱（nicotine）较敏感，包括 N_1、N_2 两种亚型。N_1 受体主要分布于自主神经节，N_2 受体主要分布于骨骼肌细胞膜。

2. 肾上腺素受体　能选择性地与去甲肾上腺素（NA）或肾上腺素（AD）结合的受体。包括 α 受体和 β 受体。

（1）α 受体　分为 α_1 和 α_2 两种亚型。α_1 受体主要分布于血管（皮肤、黏膜及内脏血管）平滑肌、瞳孔开大肌等，α_2 受体主要分布于突触前膜。

（2）β 受体　分为 β_1、β_2 和 β_3 三种亚型。β_1 受体主要分布于心脏，β_2 受体主要分布于某些血管（冠状动脉、骨骼肌血管）平滑肌、支气管平滑肌，β_3 受体主要分布于脂肪细胞。

此外，传出神经系统的受体还包括多巴胺（DA）受体，能够选择性地和多巴胺结合产生效应。DA 受体可分为 DA_1 受体和 DA_2 受体。DA_1 受体主要分布于中枢、肾和肠系膜血管，DA_2 受体主要分布于脑和外周神经末梢。

二、传出神经系统受体的生理效应

1. 胆碱受体的效应　胆碱能神经兴奋时，释放的乙酰胆碱能特异性结合并激动效应器上的 M、N 受体，从而产生 M、N 样作用。

（1）M 样作用　表现：心脏抑制（心率减慢、心收缩力减弱、传导减慢等）、血管扩张、支气管和胃肠道平滑肌收缩、腺体分泌增多、瞳孔收缩等。

（2）N 样作用　表现：自主神经节兴奋、肾上腺髓质分泌增加、骨骼肌收缩等。

2. 肾上腺素受体的效应　去甲肾上腺素能神经兴奋时，释放的去甲肾上腺素能特异性结合并激动效应器上的 α 受体和 β 受体，从而产生 α、β 样作用。

（1）α 样作用　表现：皮肤黏膜血管和内脏血管收缩、瞳孔扩大等。

（2）β样作用 表现：心脏兴奋（心率加快、心收缩力增强、传导加快等）、骨骼肌血管和冠状动脉扩张、支气管平滑肌舒张等。

多数组织器官上同时分布有胆碱受体和肾上腺素受体，接受胆碱能神经和去甲肾上腺素能神经的双重支配。两种神经兴奋后所产生的效应通常是相互拮抗的。双重支配并非力量均衡，在不同效应器上，占优势的神经支配其生理效应易表现出来。传出神经主要受体的分布及其效应见表5－1。

表5－1 传出神经受体的分类、分布及效应

效应器		胆碱能神经兴奋		去甲肾上腺素能神经兴奋	
		受体类型	效应	受体类型	效应
心脏	心肌	M	收缩力减弱	β_1	收缩力增强
	窦房结	M	心率减慢	β_1	心率加快
	传导系统	M	传导减慢	β_1	传导加快
血管	皮肤、黏膜			α	收缩
	腹腔内脏			α_1，β_2	收缩，舒张
	骨骼肌			α，β_2	收缩，舒张
	冠状动脉			α_1、α_2，β_2	收缩，舒张
平滑肌	支气管	M	收缩	β_2	扩张
	胃肠	M	收缩	α_2，β_2	舒张
	膀胱逼尿肌	M	收缩	β_2	舒张
	胆囊与胆道	M	收缩	β_2	舒张
	子宫	M	收缩	α_1，β_2	收缩，舒张
	胃肠及膀胱括约肌	M	舒张	α_1	收缩
眼	瞳孔括约肌	M	收缩（缩瞳）		
	瞳孔开大肌			α_1	收缩（扩瞳）
	睫状肌	M	收缩（近视）	β_2	舒张（远视）
腺体	汗腺、唾液腺	M	分泌增加	α_1	分泌增加
代谢	肝脏糖代谢			β_2	肝糖原分解增加
	骨骼肌糖代谢			β_2	肌糖原分解增加
	脂肪代谢			β_3	脂肪分解增加
其他	神经节	N_1	兴奋		
	肾上腺髓质	N_1	分泌增加		
	骨骼肌	N_2	收缩		

第三节 传出神经系统药物的作用方式及分类

一、作用方式

1. 直接作用于受体 大多数传出神经系统药物能直接与胆碱受体或肾上腺素受体结合，结合后能引起类似胆碱能神经兴奋效果的药物叫做拟胆碱药（胆碱受体激动药）；能引起类似去甲肾上腺素能神经兴奋效果的药物叫做拟肾上腺素药（肾上腺素受体激动药）。反之，称为抗胆碱药（胆碱受体阻断药）和抗肾上腺素药（肾上腺素受体阻断药）。

2. 影响递质代谢 有少数药物可以通过影响递质代谢的 4 个环节而间接产生作用，包括影响递质的合成、贮存、释放和消除。例如，新斯的明能抑制胆碱酯酶的活性，阻碍乙酰胆碱的水解，使乙酰胆碱在突触间隙浓度增加，间接发挥拟胆碱作用；麻黄碱和间羟胺，也可通过促进肾上腺素能神经末梢释放去甲肾上腺素而间接发挥拟肾上腺素作用。

二、传出神经系统药物的分类

根据药物作用方式及对受体选择性的不同，可将常用的传出神经系统药物进行分类，见表 5 - 2。

表 5 - 2 传出神经系统药物的分类

激动药	拮抗药
（一）胆碱受体激动药	（一）胆碱受体阻断药
1. M、N 受体激动药（乙酰胆碱）	1. M 受体阻断药（阿托品）
2. M 受体激动药（毛果芸香碱）	2. N 受体阻断药
3. N 受体激动药（烟碱）	（1）N_1 受体阻断药（美卡拉明）
（二）胆碱酯酶抑制药（新斯的明）	（2）N_2 受体阻断药（琥珀胆碱）
（三）肾上腺素受体激动药	（二）胆碱酯酶复活药（氯解磷定）
1. α、β 受体激动药（肾上腺素）	（三）肾上腺素受体阻断药
2. α 受体激动药	1. α 受体阻断药
（1）α_1、α_2 受体激动药（去甲肾上腺素）	（1）α_1、α_2 受体阻断药（酚妥拉明）
（2）α_1 受体激动药（去氧肾上腺素）	（2）α_1 受体阻断药（哌唑嗪）
（3）α_2 受体激动药（可乐定）	（3）α_2 受体阻断药（育亨宾）
3. β 受体激动药	2. β 受体阻断药
（1）β_1、β_2 受体激动药（异丙肾上腺素）	（1）β_1、β_2 受体阻断药（普萘洛尔）
（2）β_1 受体激动药（多巴酚丁胺）	（2）β_1 受体阻断药（阿替洛尔）
（3）β_2 受体激动药（沙丁胺醇）	3. α、β 受体阻断药（拉贝洛尔）

本章小结

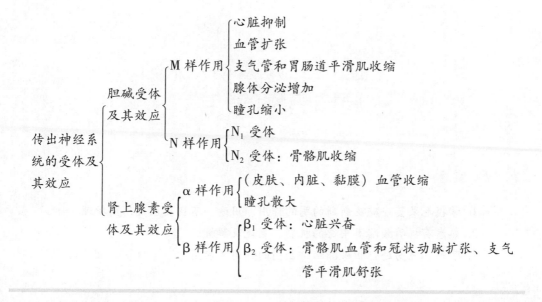

传出神经系统的受体及其效应
- 胆碱受体及其效应
  - M 样作用
    - 心脏抑制
    - 血管扩张
    - 支气管和胃肠道平滑肌收缩
    - 腺体分泌增加
    - 瞳孔缩小
  - N 样作用
    - N_1 受体
    - N_2 受体：骨骼肌收缩
- 肾上腺素受体及其效应
  - α 样作用
    - （皮肤、内脏、黏膜）血管收缩
    - 瞳孔散大
  - β 样作用
    - $β_1$ 受体：心脏兴奋
    - $β_2$ 受体：骨骼肌血管和冠状动脉扩张、支气管平滑肌舒张

思 考 题

1. 传出神经系统的递质主要包括哪几种？
2. 传出神经系统的受体如何分类？每种受体主要分布在哪些效应器上？
3. 胆碱能神经和肾上腺素能神经兴奋时主要的表现有哪些？

第六章　胆碱受体激动药和作用于胆碱酯酶的药物

　知识要点

1. 掌握毛果芸香碱及新斯的明的作用、用途、不良反应及用药护理。
2. 熟悉有机磷酸酯类中毒的机制、表现及解救。
3. 了解其他易逆性胆碱酯酶抑制药的作用及应用。

　　胆碱受体激动药可直接激动胆碱受体产生与乙酰胆碱类似的效应。胆碱酯酶抑制药能通过抑制胆碱酯酶，使乙酰胆碱水解减少，从而增加突触间隙的乙酰胆碱浓度，间接发挥激动胆碱受体的作用。胆碱受体激动药和胆碱酯酶抑制药能直接或间接地引起类似胆碱能神经兴奋的作用，统称为拟胆碱药。

　　胆碱酯酶抑制药可分为可逆性胆碱酯酶抑制药和难逆性胆碱酯酶抑制药两类，后者主要为有机磷酸酯类。胆碱酯酶复活药与有机磷酸酯类中毒的解救密切相关，故也在本章讲解。

第一节　胆碱受体激动药

　　根据作用的受体类型不同，可以把胆碱受体激动药分为3类。

　　1. M、N 胆碱受体激动药　如乙酰胆碱。其性质不稳定，在体内迅速被胆碱酯酶水解失效，且作用广泛而选择性低，无临床实用价值，主要用于实验研究。

　　2. N 胆碱受体激动药　如烟碱。其作用非常复杂，无临床应用价值，仅有毒理学意义。

　　3. M 胆碱受体激动药　如毛果芸香碱。

毛果芸香碱

　　毛果芸香碱（pilocarpine，匹鲁卡品）是从毛果芸香属植物叶中提取的生物碱，水溶液稳定，现临床使用人工合成品。

【药理作用】

能直接激动 M 受体，尤其对眼和腺体的作用比较明显。

1. 对眼的作用

（1）缩瞳　毛果芸香碱能激动瞳孔括约肌上的 M 受体，使瞳孔括约肌收缩，从而缩小瞳孔（图 6 - 1）。

（2）降低眼压　眼内压与房水密切相关。房水由睫状体上皮细胞分泌，经瞳孔、前房、前房角间隙由滤帘流入巩膜静脉窦从而进入血液循环。若房水回流障碍，将使眼内压升高，导致青光眼。毛果芸香碱通过收缩瞳孔括约肌，使虹膜向中心拉紧，根部变薄，前房角间隙扩大，使房水易于通过巩膜静脉窦，回流增加，可降低眼压。

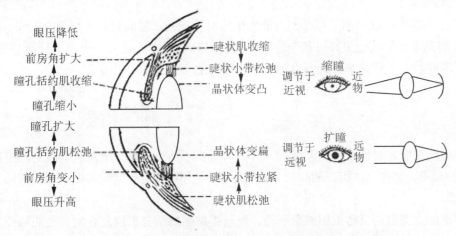

图 6 - 1　M 受体激动药和 M 受体阻断药对眼的作用

（3）调节痉挛（导致近视）　毛果芸香碱能激动睫状肌上的 M 受体，使其向虹膜中心方向收缩，悬韧带松弛，晶状体变凸，屈光度增加，视近物清楚，称为调节痉挛。

2. 对腺体的作用　毛果芸香碱能激动腺体上的 M 受体，使腺体尤其是汗腺和唾液腺分泌增加。

【临床应用】

本品主要用于眼科。

1. 治疗青光眼　毛果芸香碱主要用于治疗闭角型青光眼，作用迅速、温和而短暂。对早期开角型青光眼也有一定疗效。

2. 治疗虹膜睫状体炎　配合扩瞳药使用，防止虹膜与晶状体粘连。

3. 其他　可用于激光虹膜切除术之前的缩瞳、对抗检眼镜检查时使用抗胆碱药的散瞳作用。还可用于唾液腺功能减退，缓解口腔干燥症。全身给药可以用于胆碱受体阻断药阿托品中毒的抢救。

知识链接

青光眼

青光眼是常见的眼科疾病，以进行性视神经乳头凹陷及视力减退为主要特征，伴眼内压增高、头痛，严重者可致失明。可分为先天性青光眼、原发性青光眼和继发性青光眼等。原发性青光眼分为闭角型和开角型两种，前者为急性或慢性充血性青光眼，患者虹膜角狭窄，房水回流受阻，眼压增高；开角型青光眼为慢性单纯性青光眼，发生在无明显诱因且前房角开放的情况下。

【不良反应】

1. 用药后因缩瞳和调节痉挛，可能发生暂时性近视、眉间痛、头痛和眼眶痛。

2. 若滴眼频繁或过量，可经鼻腔黏膜吸收引起全身毒性反应，表现为流涎、出汗、恶心、呕吐、支气管痉挛、视力模糊、头痛等，主要由 M 样作用所致。

第二节　胆碱酯酶抑制药

胆碱酯酶能特异性水解胆碱酯类，包括两类：一类为主要分解乙酰胆碱的乙酰胆碱酯酶（AChE，又称真性胆碱酯酶），另一类为主要分解其他胆碱酯类如琥珀胆碱的假性胆碱酯酶。

胆碱酯酶抑制药又称抗胆碱酯酶药，能与胆碱酯酶结合形成复合物，使胆碱酯酶暂时失去活性，导致乙酰胆碱不能被水解，大量堆积在突触间隙，从而激动 M 受体和 N 受体，表现出 M 样作用和 N 样作用。

根据胆碱酯酶恢复活性的难易程度，胆碱酯酶抑制药可分为两类：①易逆性胆碱酯酶抑制药，如新斯的明、毒扁豆碱；②难逆性胆碱酯酶抑制药，如有机磷酸酯类。

一、易逆性胆碱酯酶抑制药

新 斯 的 明

新斯的明（neostigmine）为人工合成的季铵类化合物，脂溶性低，口服难吸收。不易透过血脑屏障和角膜，故对中枢及眼无明显作用。

【药理作用和临床应用】

新斯的明作为易逆性胆碱酯酶抑制药，能间接激动 M 受体和 N 受体，表现出 M 样作用和 N 样作用。

1. 兴奋骨骼肌　本药对骨骼肌兴奋作用强，原因为其除抑制胆碱酯酶外，还能直接激动骨骼肌细胞膜上的 N_2 受体及促进乙酰胆碱的释放。用于治疗重症肌无力，一般口服给药，严重者皮下或肌内注射，可迅速改善症状。也可用于非去极化型肌松药如筒箭毒碱过量时的解救。

重症肌无力

重症肌无力是一种慢性自身免疫性疾病，由于患者血清内存在专门对抗胆碱受体的抗体，使 N_2 受体数量减少，从而导致神经 – 肌肉接头传递障碍。主要症状为骨骼肌进行性收缩无力，表现为眼睑下垂、肢体无力、咀嚼和吞咽困难，严重者可因外周性呼吸衰竭而死亡。

2. 兴奋平滑肌　对胃肠道及膀胱平滑肌作用较强，可增强胃肠蠕动和膀胱张力，用于治疗手术后腹胀气和尿潴留。

3. 抑制心脏　对心脏的 M 样作用能减慢房室传导，从而减慢心率，可用于治疗阵发性室上性心动过速。

【不良反应】

治疗量副作用较少，可能因胆碱能神经过度兴奋而产生恶心、呕吐、腹痛、腹泻、流涎等反应；使用过量时可能出现"胆碱能危象"，表现为大量出汗、缩瞳、大小便失禁、心动过缓、肌无力加重、呼吸困难等症状，亦可见共济失调、惊厥、昏迷、语言不清等中枢症状。

毒扁豆碱

毒扁豆碱（physostigmine）又称依色林，是从西非毒扁豆中提取的一种生物碱，现可人工合成。本品脂溶性较高，口服和注射均易吸收，也易透过血脑屏障进入中枢。

因其选择性低、毒性大，故仅作为眼科用药，一般不全身给药。本药对眼的作用与毛果芸香碱相似，作用较强且持久，主要局部应用治疗青光眼。全身给药仅用于阿托品等胆碱受体阻断药中毒的解救。

其他易逆性胆碱酯酶抑制药见表 6 – 1。

表6–1　其他易逆性胆碱酯酶抑制药

药物	作用特点	临床应用
溴吡斯的明（pyridostigmine bromide）	似新斯的明，较弱。起效慢，作用时间久	同新斯的明
加兰他敏（galanthamine）	似新斯的明，可透过血脑屏障	重症肌无力，脊髓灰质炎后遗症，阿尔茨海默症
石杉碱甲（huperzine A）	作用强，并能促进记忆再现和增强记忆保持	重症肌无力，阿尔茨海默症
依酚氯铵（edrophonium chloride）	作用弱，快而短暂	诊断重症肌无力，对抗肌松药
他克林（tacrine）	新型可逆性中枢胆碱酯酶抑制药	中、重度阿尔茨海默症

二、难逆性胆碱酯酶抑制药

该类药物主要为有机磷酸酯类，一般用做农业及环境杀虫剂如对硫磷、内吸磷、乐果、敌百虫、敌敌畏、马拉硫磷等。有些曾在战争中被用做化学毒气如沙林、塔崩和梭曼等。本类药物临床治疗价值不大，主要具有毒理学意义。

【中毒途径】

有机磷酸酯类脂溶性高，可经皮肤、消化道和呼吸道黏膜吸收。

【中毒机制】

本类药物能与胆碱酯酶以共价键牢固结合，生成难以水解的磷酰化胆碱酯酶，使胆碱酯酶持久被抑制，失去水解乙酰胆碱的能力，从而使乙酰胆碱大量堆积，过度激动M、N受体。

【中毒表现】

1. 急性中毒 轻度中毒以 M 样症状为主；中度中毒除 M 样症状加重外，还出现 N 样症状；严重中毒者，除明显的 M、N 样症状外，还有中枢症状，具体表现见表 6 - 2。急性中毒死亡可能发生在 5 分钟到 24 小时内，死亡原因主要是呼吸衰竭和循环障碍。

表 6 - 2   有机磷酸酯类急性中毒症状

	作用	中毒症状
M 样症状	瞳孔括约肌、睫状肌收缩 兴奋平滑肌	瞳孔缩小、视物模糊 呼吸道：支气管痉挛所致呼吸困难 消化道：恶心呕吐、腹痛腹泻、大便失禁 膀胱：小便失禁
N 样症状	腺体分泌增加 抑制心脏、扩张血管 兴奋神经节 N_1 受体 兴奋骨骼肌 N_2 受体	流涎、出汗、呼吸道腺体分泌增加 心动过缓、血压下降 心动过速、血压上升 骨骼肌震颤、抽搐，严重者呼吸肌麻痹
中枢症状	兴先兴奋 后抑制	躁动不安、失眠、谵妄 昏迷、血压下降、呼吸中枢麻痹

2. 慢性中毒 多发生于长期接触农药的人群，患者血中胆碱酯酶活性显著而持久下降。主要表现为头痛、头晕、失眠、乏力等神经衰弱症状，并伴有腹胀、多汗，偶有肌束颤动及瞳孔缩小。

【中毒解救】

1. 防止毒物继续吸收 立即将患者移出现场，防止继续吸收。皮肤吸收中毒者可用温水或肥皂水清洗皮肤。经口中毒者，可用2%碳酸氢钠溶液或生理盐水反复洗胃至洗出液无农药味，再用硫酸镁或硫酸钠导泻。但敌百虫中毒时禁用碱性溶液洗胃，因其在碱性溶液中可转化为毒性更强的敌敌畏；对硫磷中毒禁用高锰酸钾溶液洗胃，否则其可被氧化为毒性更强的对氧磷。

2. 对症治疗　如吸氧、人工呼吸、输液，以维持呼吸循环功能；用地西泮抗惊厥等。

3. 应用特殊解毒药

（1）阿托品　M 受体阻断药阿托品是特异性、高效能解毒药。其能迅速解除 M 样症状；部分解除中枢症状，使患者苏醒；但对骨骼肌震颤等 N 样症状无效。故其单独应用适于轻度中毒，对于中度、重度中毒必须与胆碱酯酶复活药合用。其使用原则为及早、足量、反复地注射阿托品至出现"阿托品化"，如散瞳、皮肤潮红变干、心率加快、口干、肺部湿啰音明显减少或消失、轻度躁动不安等。有机磷中毒病人对阿托品的耐受量比一般病人大，其用量可不受药典规定的极量限制。也可使用其他 M 受体阻断药如东莨菪碱、山莨菪碱等。

（2）胆碱酯酶复活药　能使被有机磷酸酯类抑制的胆碱酯酶恢复活性，常用药有氯解磷定、碘解磷定等。

执考真题再现

1. 下列哪种药物中毒时忌用碳酸氢钠溶液洗胃
   A. 敌百虫　　　B. 敌敌畏　　　C. 乐果　　　D. 1605 农药
   E. 1059 农药

2. 患者，女，40 岁，由家人背送急诊。家属诉半小时前发现其人事不省，倒卧在家中床上，时有呕吐。查体：皮肤多汗，流涎，双侧瞳孔明显缩小，呼吸有大蒜味。分诊护士应首先考虑该患者最有可能为
   A. 安眠药中毒　　　　　　B. 食物中毒
   C. 一氧化碳中毒　　　　　D. 有机磷中毒
   E. 脑出血

3. 敌百虫中毒时，不可使用碱性溶液洗胃的原因是
   A. 损伤消化道黏膜　　　　B. 抑制毒物的吸收
   C. 生成毒性更强的敌敌畏　D. 抑制毒物排出
   E. 增加毒物的溶解度

第三节　胆碱酯酶复活药

氯 解 磷 定

氯解磷定（pralidoxime chloride，PAM－Cl）性质稳定、水溶性高，可肌内注射或静脉注射。

【药理作用和临床应用】

氯解磷定能夺取磷酰化胆碱酯酶的磷酰基，使胆碱酯酶游离出来，恢复水解乙酰胆碱的活性。也能与体内游离的有机磷酸酯类直接结合并排出体外，从而阻止中毒的发

展。其对 M 样症状作用较弱，但能迅速消除中毒所致的肌束颤动等 N 样症状，并能部分改善中枢症状。

用于解救有机磷酸酯类中毒。由于其不能直接对抗体内积累的乙酰胆碱的作用，故应与阿托品联合使用。

【不良反应】

不良反应少，主要为恶心、呕吐、心率加快等，注射速度过快可引起眩晕、视力模糊、复视、动作不协调等症状。剂量过大可抑制胆碱酯酶、抑制呼吸和引起癫痫样发作。

碘 解 磷 定

碘解磷定（pralidoxime iodide，PAM，派姆）水溶性低，水溶液不稳定。作用较氯解磷定弱，对不同的有机磷酸酯类中毒疗效差异较大：对内吸磷、对硫磷、马拉硫磷中毒疗效较好；对敌百虫、敌敌畏等的中毒疗效较差；对乐果中毒无效。一般治疗量不良反应较少，注射速度过快所引起的症状与氯解磷定相似。还可引起口苦、咽痛、腮腺肿大等碘反应。因其作用弱、不良反应较氯解磷定多，只能静脉注射，现临床少用。

第四节　胆碱受体激动药和作用于胆碱酯酶药物的用药护理

一、用药前进行护理评估及用药护理宣教

1. 对患者进行护理评估，确认禁忌证及慎用情况。如机械性肠梗阻、尿路梗阻和支气管哮喘患者禁用新斯的明。

2. 提前告知病人，毛果芸香碱滴眼后可出现视远物模糊等症状，嘱其用药后避免驾驶、机械操作或高空作业。

3. 使用胆碱酯酶复活药解救有机磷中毒时，应向病人及家属解释随时测定血清胆碱酯酶的重要性，以取得其良好的配合。

4. 新斯的明用于重症肌无力时，给药前应先测心率，若心动过缓宜先用阿托品使心率增至每分钟 80 次后再用本品。

二、正确的用量和用法

1. **毛果芸香碱滴眼液浓度及滴眼方法**　毛果芸香碱的常用浓度以 1% ~ 2% 为宜。指导患者在滴眼时轻按内眦 2 ~ 3 分钟，以免药物经鼻泪管流入鼻腔，由鼻黏膜吸收入血而出现全身毒性反应。毒扁豆碱用法及用药注意事项同毛果芸香碱。

2. **毒扁豆碱应避光保存**　毒扁豆碱水溶液不稳定，见光易变红、失效且刺激性增加。溶液呈深红色时则不宜使用。

3. **注意两种新斯的明制剂的用量**　溴化新斯的明供口服用，甲硫酸新斯的明供注射用。因本药口服难吸收，故口服用量是注射用量的 10 倍以上，相差甚大，不可错用。

4. **胆碱酯酶复活药应尽早使用**　胆碱酯酶被有机磷长时间结合后难以再复活，此

为"老化"。因此，解救有机磷酸酯类中、重度中毒时应尽早使用胆碱酯酶复活药。

5. 胆碱酯酶复活药静注宜缓慢　以免引起头痛、乏力、眩晕、视物模糊、心动过速及呼吸抑制等症状。

三、密切观察疗效和不良反应并及时报告和处理

1. 新斯的明用于重症肌无力时应注意监测心率、呼吸、血压和肌张力增高或降低情况，将上述观察结果及时向医生反馈，以便调整用药剂量，防止用药过量。

2. 注意鉴别药物过量引起的"胆碱能危象"和用量不足引起的"肌无力危象"。

四、注意药物的相互作用

氯解磷定和碘解磷定在碱性溶液中易水解生成氰离子，故禁与碱性药物配伍。

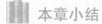 **本章小结**

胆碱受体
激动药
{
M 受体激动药
毛果芸香碱
{
①直接激动 M 受体，对眼的作用：缩瞳、降眼压、调节痉挛（导致近视）
②用于青光眼、虹膜炎
}
}

胆碱酯酶
抑制药
{
可逆性胆碱
酯酶抑制药
{
新斯的明
{
①抑制胆碱酯酶，间接激动 M、N 受体，尤其可兴奋骨骼肌和平滑肌
②用于重症状无力、术后腹胀气和尿潴留
③机械性肠梗阻、尿路梗阻和支气管哮喘病人禁用
}
毒扁豆碱：仅作为眼科用药，治疗青光眼
}
难逆性胆碱酯酶抑
制药有机磷酸酯类
{
①中毒症状
{
轻度：M 样症状
中度：M 样＋N 样症状
重度：M 样＋N 样＋中枢症状
}
②特殊解毒药：轻度为阿托品；中、重度为阿托品＋胆碱酯酶复活药
}
}

胆碱酯酶
复活药
氯解磷定
{
①能迅速消除肌束颤动等 N 样症状，并能部分改善中枢症状
②用于解救有机磷酸酯类中毒，与阿托品合用
③使用应尽早
}

思 考 题

1. 本章药物中主要用于治疗青光眼的是哪两种？其作用有何区别？

2. 试述有机磷酸酯类中毒时阿托品和解磷定合用的理由。

第七章　胆碱受体阻断药

■ 知识要点

1. 掌握阿托品的药理作用、临床应用、不良反应及用药护理。
2. 熟悉山莨菪碱和东莨菪碱的作用特点及临床应用。
3. 了解阿托品合成代用品的作用特点；骨骼肌松弛药的分类、代表药物及作用特点。

　　胆碱受体阻断药又称抗胆碱药，是一类能够通过阻断乙酰胆碱或胆碱受体激动药与胆碱受体结合而产生抗胆碱作用的药物。根据其对受体的选择性不同，可分为 M 受体阻断药和 N 受体阻断药两大类。

第一节　M 受体阻断药

　　M 受体阻断药一般包括天然的阿托品生物碱类及其人工合成代用品。

一、阿托品及其类似生物碱

阿　托　品

　　阿托品（atropine）是从茄科植物曼陀罗、颠茄、莨菪等中提取的生物碱。现已人工合成，常用其硫酸盐。

【药理作用】

阿托品能选择性阻断效应器细胞膜上的 M 受体，作用广泛。机体各组织器官对阿托品的敏感性不同，随着剂量增加，腺体、瞳孔、胃肠道及膀胱平滑肌和心脏依次出现程度不等的效应。

　　1. 腺体　小剂量阿托品（0.5mg）可抑制腺体分泌，尤其是唾液腺和汗腺，从而引起口干和皮肤干燥，还可引起泪腺和呼吸道分泌物明显减少；较大剂量可抑制胃液分泌，但程度弱。

　　2. 眼　与毛果芸香碱相反，阿托品可松弛瞳孔括约肌和睫状肌，表现为扩瞳、升高眼压、调节麻痹（导致远视）。

3. 平滑肌　可松弛内脏平滑肌，对过度活动或痉挛的平滑肌作用更明显。其对不同的内脏平滑肌解痉强度不同，作用强度依次为：胃肠道平滑肌 > 尿道和膀胱平滑肌 > 胆管、输尿管平滑肌 > 支气管平滑肌 > 子宫平滑肌。

4. 心血管系统

（1）心脏　较大剂量（1～2mg）的阿托品可阻断心脏 M 受体，解除迷走神经对心脏的抑制作用，使心率加快、传导加速。

（2）血管与血压　治疗量阿托品对血管无明显影响。大剂量阿托品能解除小血管痉挛，改善微循环，恢复重要器官的血液供应，缓解组织缺氧，其机制可能与 M 受体无关。

5. 中枢神经系统　治疗量（0.5～1mg）阿托品可轻度兴奋延髓和大脑，中毒剂量（10mg）可见明显中枢兴奋症状，如烦躁、谵妄、定向障碍和幻觉等。继续加大剂量至严重中毒可由兴奋转为抑制，发生昏迷、呼吸麻痹甚至死亡。

【临床应用】

1. 解除平滑肌痉挛　适用于各种内脏绞痛，对胃肠绞痛、膀胱刺激症状（尿急、尿痛）疗效较好。但对于胆、肾绞痛疗效较差，常需要与阿片类镇痛药如哌替啶合用。也可用于小儿遗尿症。

2. 抑制腺体分泌　用于全身麻醉前给药，以减少呼吸道腺体和唾液腺分泌，防止吸入性肺炎的发生。也可用于严重的盗汗和流涎症。

3. 眼科应用

（1）治疗虹膜睫状体炎　可松弛瞳孔括约肌和睫状肌使之充分休息，有利于缓解疼痛和消除炎症。常与缩瞳药毛果芸香碱交替使用，防止虹膜与晶状体粘连。

（2）验光配镜　松弛睫状肌以固定晶状体，从而准确测定晶状体屈光度。因其经房水循环消除较慢，作用时间长，导致视力恢复慢，现已少用。但因儿童睫状肌调节能力强，故仍常用于儿童。

（3）检查眼底　可使瞳孔扩大，利于眼底检查。现已被作用时间较短的后马托品代替。

4. 抗心律失常　可用于迷走神经过度兴奋所致的窦房传导阻滞、房室传导阻滞、窦性心动过缓等缓慢型心律失常。

执考真题再现

1. 可减少呼吸道分泌的麻醉前用药是
   A. 阿托品　　　B. 苯巴比妥钠　　　C. 地西泮　　　D. 哌替啶
   E. 氯丙嗪

2. 洋地黄中毒引起窦性心动过缓，心室率50次/分，首先给予
   A. 氯化钾　　　B. 苯妥英钠　　　C. 阿托品　　　D. 人工心脏起搏器
   E. 普萘洛尔

5. 抗休克　大剂量阿托品用于治疗暴发型流行性脑脊髓膜炎、中毒性菌痢、中毒性肺炎等所致的感染性休克。

休克及其分类

休克是由各种病因引起的急性循环功能障碍，以微循环障碍为特征，可能导致多器官功能衰竭等严重后果。根据休克发生的原因，可将休克分为低血容量性休克、感染性休克、心源性休克、过敏性休克、神经源性休克。

休克的病因不同，但有效灌注量减少使微循环发生障碍是多数休克发生的共同基础。其主要临床表现为血压下降、面色苍白、皮肤湿冷、脉搏细速、神志淡漠，甚至昏迷等。

感染性休克又称中毒性休克，是由严重感染特别是革兰阴性菌感染引起的。其药物治疗除控制感染外，应同时对症处理，如补充血容量、纠正酸中毒、应用血管活性药物等。

6. 解救有机磷酸酯类中毒　大剂量阿托品早期、足量、反复使用，可解除有机磷酸酯类中毒的 M 样症状。对中、重度中毒，应配合使用胆碱酯酶复活药及其他抢救措施。

【不良反应】

阿托品的药理作用广泛，选择性低，不良反应较多。当临床应用其中一种作用时，其他作用则成为副作用。

1. 副作用　口干、皮肤潮红干燥、畏光、视近物模糊、心跳加快、便秘、排尿困难和体温升高等，停药后可自行消失。

2. 毒性反应　随剂量增大，上述副作用加重，还可出现中枢兴奋症状如烦躁、谵妄、幻觉、惊厥等，严重中毒时可由兴奋转为抑制，发生昏迷、呼吸麻痹甚至死亡。

山莨菪碱

山莨菪碱（anisodamine）为茄科植物唐古特莨菪中分离出的一种生物碱，其人工代用品称为 654-2。

其 M 受体阻断作用与阿托品相似，能选择性地解除内脏平滑肌和外周小血管痉挛，改善微循环，常代替阿托品治疗内脏绞痛和感染性休克。副作用与阿托品相似，但毒性较低。

东莨菪碱

东莨菪碱（scopolamine）是一种茄科生物碱。其外周抗胆碱作用与阿托品相似，抑制腺体分泌作用较强；还可抑制中枢神经系统，治疗量有镇静作用，较大剂量有催眠作用，但能兴奋呼吸中枢。东莨菪碱还可产生防晕止吐和抗震颤麻痹作用。

临床常用于：①麻醉前给药，代替阿托品；②防治晕动症，和 H_1 受体阻断药苯海拉明合用效果更好；③治疗帕金森病及抗精神病药等引起的肌肉震颤症状。

治疗剂量即可引起中枢抑制，表现为困倦、健忘、疲乏等。具有欣快作用，可导致药物滥用。其他不良反应与阿托品相似。

知识链接

帕金森病

帕金森病（PD）又称震颤麻痹，是一种常见的神经系统变性疾病。临床症状为静止震颤、肌肉强直、运动迟缓和姿势反射受损，少数患者有记忆障碍和痴呆。其发病机制未明，可能为黑质纹状体多巴胺能神经－胆碱能神经功能失衡。目前，临床治疗用药主要为促多巴胺能神经类药和抗胆碱药两类。

二、阿托品的合成代用品

1. 合成扩瞳药 目前，用于临床的合成扩瞳药包括后马托品、托吡卡胺等。共同特点是作用时间较阿托品短，适用于成人检查眼底和验光（表7 –1）。

表7 –1 几种扩瞳药滴眼作用比较

药物	扩瞳作用持续时间（日）	调节麻痹作用持续时间（日）
阿托品（atropine）	7 ~ 10	7 ~ 12
后马托品（homatropine）	1 ~ 2	1 ~ 2
托吡卡胺（tropicamide）	0.25	< 0.25
环喷托酯（cyclopentolate）	1	0.25 ~ 1

2. 合成解痉药 根据化学结构不同，可分为季铵类和叔铵类，常用的为丙胺太林、贝那替嗪等，其主要作用特点及应用见表7 –2。

表7 –2 合成解痉药的主要作用特点及应用

应用	不良反应	作用特点
胃十二指肠溃疡、胃肠绞痛、沁尿道痉挛、妊娠呕吐	似阿托品	脂溶性低，口服吸收差；难通过血脑屏障，中枢不良反应少；对胃肠道解痉作用较强和持久，并能减少胃液分泌
伴焦虑症状的溃疡患者，胃炎、肠蠕动亢进及膀胱刺激征患者	口干、头晕、嗜睡等	脂溶性高，口服吸收好；易通过血脑屏障，有中枢作用；解痉同时可抗胃酸分泌；并有安定作用

第二节　N 受体阻断药

一、N₁ 受体阻断药（神经节阻断药）

N₁ 受体阻断药可选择性阻断乙酰胆碱与神经节上的 N₁ 受体结合，阻断神经冲动的传递，又称神经节阻断药。可阻断交感神经节，使血管扩张、血压降低，曾用于治疗高血压，如美卡拉明等。因其对副交感神经节也有阻断作用，产生较多的不良反应，现已少用。

二、N₂ 受体阻断药（骨骼肌松弛药）

N₂ 受体阻断药可阻断神经肌肉接头突触后膜上的 N₂ 受体，阻滞神经肌肉接头兴奋的正常传递，导致骨骼肌松弛，又称为骨骼肌松弛药，简称肌松药。按其作用机制的不同，可以分为除极化肌松药和非除极化肌松药。

（一）除极化肌松药

本类药物能选择性地与神经肌肉接头上的 N₂ 受体结合，使肌细胞持久除极化而对乙酰胆碱暂时失去反应，从而使骨骼肌松弛。本类药物特点：①肌松作用出现前常见短暂的肌束颤动；②连续用药可产生快速耐受性；③胆碱酯酶抑制药如新斯的明不能拮抗其肌松作用，反能增强。

琥 珀 胆 碱

琥珀胆碱（司可林，suxamethonium）起效快，静脉注射 1 分钟内出现肌松作用，2 分钟时肌松作用最明显；维持时间短暂，5 分钟后作用消失。对喉头肌松作用最强，静脉注射用于气管内插管、气管镜、食管镜的短时检查；也可静脉滴注用于外科手术维持肌松。

给药后可因肌束颤动而发生术后肌肉酸痛，一般 3～5 天后自愈。过量可引起呼吸肌麻痹。还可引起血钾、眼压升高。

（二）非除极化肌松药

本类药物能竞争性阻断乙酰胆碱对 N₂ 受体的激动，使骨骼肌松弛。本类药物作用特点：①用药后无肌束颤动；②胆碱酯酶抑制药如新斯的明可拮抗其肌松作用；③治疗量有神经节阻滞作用，可引起血压下降。本类药物作用持续时间较长，主要作为大手术麻醉的辅助药。

筒 箭 毒 碱

筒箭毒碱（tubocurarine）是从南美洲植物浸膏箭毒中提取出的生物碱。口服难吸收，须静脉注射给药。可用做麻醉辅助药，因其副作用多，目前临床已少用。

泮库溴铵

泮库溴铵（pancuronium bromide）为人工合成的长效非除极化型肌松药。其肌松作用比筒箭毒碱强 5 倍。静脉注射可作为气管插管、外科手术麻醉的辅助用药。

临床常用的同类药物还有维库溴铵、阿曲库铵、罗库溴铵、派库溴铵等。

第三节　胆碱受体阻断药的用药护理

一、用药前进行护理评估及用药护理宣教

1. 对患者进行护理评估，确认禁忌证及慎用情况。如是否有青光眼、前列腺肥大等阿托品禁忌证；老年人、孕妇及哺乳期妇女慎用。东莨菪碱、山莨菪碱禁忌证与阿托品相似。琥珀胆碱禁用于高血钾患者（如脑血管意外、大面积烧伤、严重创伤等）和青光眼、白内障晶状体摘除术患者。妊娠、遗传性胆碱酯酶活性低下或服用抗胆碱酯酶药者慎用。

2. 使用 M 受体阻断药前应向病人解释药物的副作用以免病人惊慌。如应告知病人用药期间可能有畏光和视物不清，外出宜戴墨镜，并避免驾驶、机械操作或高处作业。对于用药导致的口渴感，可用冷开水含漱。应嘱病人多吃水果及含粗纤维的食物以防便秘。夏天用药时应注意防暑，尤其是小儿和老年人。

二、正确的用量和用法

1. 阿托品极量：一次 1mg，一日 3mg；皮下或静脉注射，一次 2mg。最小致死量：成人为 80~130mg，儿童为 10mg。有机磷中毒病人对阿托品耐受性大，用药量一般都超过通常的致死量。

2. 眼科应用阿托品时，为防止吸收过量产生全身毒性反应，滴眼后应压迫眼内眦 1~2分钟。

3. 阿托品用于抗感染性休克时，应在补足血容量的基础上用药，密切关注体温变化，必要时给予物理降温。

4. 肌松药个体差异大，使用时需按反应情况控制滴速，以达到满意的肌松效果。

三、密切观察疗效和不良反应并及时报告和处理

1. 注意观察使用阿托品后的反应，以便及时停药或对症处理：①有无尿潴留、眼压升高、胸闷和心绞痛症状；②抢救休克时，应注意患者的血压，宜先补足血容量；③抢救有机磷酸酯类中毒时，出现"阿托品化"后应立即报告医生减量，以免引起过量中毒。用药时须严密观察心率、体温、瞳孔、神经系统等变化，以判别阿托品中毒、阿托品化和阿托品剂量不足。

1. 在抗休克过程中应用血管扩张剂必须

   A. 在补足血容量之后   B. 与血管收缩剂配合使用

   C. 尽早使用   D. 大剂量使用

   E. 持续静脉点滴

2. 患者，女，60 岁，诊断为有机磷农药中毒，已经给予洗胃等处理，遵医嘱给予阿托品药物治疗。当患者出现下列哪种情况时应及时通知医师给予停药

   A. 肺部有少许啰音   B. 皮肤干燥、口干

   C. 体温 37.2℃   D. 心率 110 次/分

   E. 烦躁不安、抽搐

---

2. 如出现心动过速、呼吸加快、中枢兴奋、瞳孔散大、体温偏高等症状，多提示阿托品中毒，应立即报告医生进行处理。如应立即洗胃、导泻，以促进毒物排出；对于外周症状，可注射毛果芸香碱和胆碱酯酶抑制药如毒扁豆碱和新斯的明以对抗其外周 M 受体阻断作用，但治疗有机磷酸酯类过量中毒时不能再用胆碱酯酶抑制药解救；中枢症状明显时，可给予地西泮或短效巴比妥类，但不能过量，以免与阿托品导致的中枢抑制产生协同作用；呼吸抑制时应给氧及人工呼吸。此外，还可用冰袋及酒精擦浴，以降低患者体温。

3. 琥珀胆碱静滴时，若发现患者有腹胀、倦怠、无力等症状，应建议医生做血钾检查。

4. 肌松药安全范围小，使用过量可引起呼吸麻痹。故用药中注意观察呼吸、血压、心率等，使用前须先备好人工呼吸设备及其他抢救器材。琥珀胆碱过量引起的呼吸肌麻痹禁止用新斯的明对抗。

四、注意药物的相互作用

1. 琥珀胆碱可引起强烈的窒息感，故对清醒患者应先用硫喷妥钠静脉麻醉后再给药。但两者不宜混合使用，以免琥珀胆碱遇碱性溶液分解破坏。琥珀胆碱需冷藏保存。

2. 肌松药与多种抗生素（如氨基糖苷类抗生素、多黏菌素）、局麻药、奎尼丁等合用，可增强或延长肌松作用，甚至出现呼吸肌麻痹，应特别慎重。

📖 **本章小结**

胆碱受体阻断药
├ M 受体阻断药
│　├ 阿托品
│　│　①解除内脏平滑肌痉挛：用于胃肠绞痛、膀胱刺激症状；治疗胆、肾绞痛应与哌替啶合用
│　│　②抑制腺体分泌：用于麻醉前给药，治疗严重盗汗、流涎
│　│　③扩瞳、降低眼压、调节麻痹：用于虹膜睫状体炎、检查眼底和验光配镜
│　│　④较大剂量兴奋心脏：用于缓慢型心律失常
│　│　⑤大剂量扩张小血管，改善微循环：用于感染性休克
│　│　⑥其抗 M 受体作用和中枢兴奋作用可用于解救有机磷酸酯类中毒，对抗 M 样症状及部分中枢症状
│　│　⑦副作用多，剂量增大可出现毒性反应，中枢先兴奋后抑制，严重者可因呼吸麻痹而死亡
│　│　⑧禁用于青光眼、前列腺肥大者
│　├ 山莨菪碱（654-2）
│　│　①选择性地解除内脏平滑肌和外周小血管痉挛，不良反应较少
│　│　②主要代替阿托品用于感染性休克、内脏绞痛
│　├ 东莨菪碱
│　│　①外周作用与阿托品相似，抑制腺体分泌作用强；可抑制中枢神经系统；防晕止吐，抗震颤麻痹
│　│　②主要代替阿托品用于麻醉前给药，还可治疗晕动症和帕金森病
│　└ 阿托品的人工合成代用品
│　　　合成扩瞳药：如后马托品，用于成人验光配镜、检查眼底
│　　　合成解痉药：如丙胺太林，用于治疗胃肠绞痛、泌尿道痉挛等
└ N 受体阻断药（略）

思 考 题

1. 简述阿托品的药理作用和临床用途；如何解救阿托品过量中毒？
2. 东莨菪碱和山莨菪碱各有何作用特点？两药分别用于代替阿托品的哪些临床用途？

第八章 肾上腺素受体激动药

1. 掌握肾上腺素、去甲肾上腺素、异丙肾上腺素的药理作用、临床应用、不良反应及用药护理。
2. 熟悉多巴胺、麻黄碱药理作用特点、临床应用、不良反应。
3. 了解间羟胺、去氧肾上腺素作用特点及临床应用。

肾上腺素受体激动药能与肾上腺素受体结合并激动该受体，产生与肾上腺素相似的作用，又称拟肾上腺素药。根据对受体的选择性，分为 α 和 β 受体激动药、α 受体激动药、β 受体激动药 3 类。其中，肾上腺素、去甲肾上腺素、异丙肾上腺素及多巴胺因化学结构中具有儿茶酚核，又称为儿茶酚胺类，它们在化学性质、药动学、对心血管及代谢的影响、禁忌证等方面具有类似的特点。

第一节 α 受体激动药

去甲肾上腺素

去甲肾上腺素（noradrenaline，NA）是去甲肾上腺素能神经末梢释放的主要递质，也可由肾上腺髓质分泌。药用 NA 为人工合成品。

【药理作用】

去甲肾上腺素对 α 受体具有强大的激动作用，产生 α 样作用。对心脏 $β_1$ 受体作用较 AD 弱，对 $β_2$ 受体几乎无作用。

1. 兴奋心脏 激动 $β_1$ 受体，使心肌收缩力加强、心率加快、传导加速、心输出量增加。在整体情况下，由于血压升高而可能反射性地减慢心率、减少心输出量。

2. 收缩血管 激动 $α_1$ 受体，收缩除冠状血管以外的全身血管，以对皮肤及黏膜血管作用最明显，其次是肾、脑、肝、肠系膜及骨骼肌血管。

3. 升高血压 小剂量静滴可兴奋心脏，升高收缩压，舒张压升高不明显，脉压加大。较大剂量时，因血管强烈收缩使外周阻力明显增加，故收缩压升高的同时舒张压也明显升高，脉压变小。

4. 其他　对机体代谢的影响较弱，大剂量可出现血糖升高。对中枢神经系统的作用也较弱。

【临床应用】

1. 抗休克　主要用于各种休克早期血压骤降时，短暂使用小剂量去甲肾上腺素静脉滴注，以保证心、脑等重要器官的血液供应。

2. 治疗上消化道出血　口服去甲肾上腺素稀释液也用于治疗上消化道出血。可使食管和胃黏膜血管收缩而产生止血作用。

3. 防治药物中毒引起的低血压　如用于 α 受体阻断药、中枢抑制药中毒引起的低血压，可使血压回升。

【不良反应】

1. 局部缺血坏死　静脉滴注时间过长、浓度过高或药液漏出血管均可引起局部组织缺血坏死。

2. 急性肾衰竭　滴注时间过长或剂量过大，可使肾脏血管剧烈收缩，出现少尿、无尿甚至急性肾衰竭。

执考真题再现

漏出血管外易引起组织缺血坏死的药物是

A. 肾上腺素   B. 去甲肾上腺素

C. 多巴胺   D. 异丙肾上腺素

E. 阿托品

间 羟 胺

间羟胺（metaraminol，阿拉明）可直接激动 α 受体，对 $β_1$ 受体作用较弱；还可促进去甲肾上腺素能神经末梢释放去甲肾上腺素，间接激动 α 受体。缩血管和降压作用较温和、持久，对肾血管收缩作用弱。临床可用于治疗心源性休克、感染性休克早期及其他原因引起的低血压状态，为 NA 的良好代用品

连续用药可产生耐受性，大剂量也可引起心悸、尿少等。

去氧肾上腺素

去氧肾上腺素（neophryn）系人工合成的 $α_1$ 受体激动药，收缩血管、升高血压作用较去甲肾上腺素弱而持久。滴眼给药可激动瞳孔开大肌上的 $α_1$ 受体而扩瞳，但不引起调节麻痹和眼内压升高。

全身用药：用于防治椎管内麻醉和全身麻醉及药物引起的低血压；由于血压升高反射性地引起心率减慢，用于治疗阵发性室上性心动过速。局部用药：作为扩瞳药用于眼底检查。

偶有恶心、呕吐、头痛、头晕、心律失常等不良反应。

第二节 α、β受体激动药

肾上腺素

肾上腺素（adrenaline，AD）是肾上腺髓质分泌的主要激素。药用制剂由家畜肾上腺提取，也可人工合成。

【药理作用】

肾上腺素能激动α和β受体，产生较强的α样和β样作用。

1. 兴奋心脏 肾上腺素是强效的心脏兴奋药。可激动心肌、窦房结和传导系统的 β_1 受体，提高心肌兴奋性，使心肌收缩力增强、心率加快、传导加速、心输出量增加；同时可激动 β_2 受体，扩张冠状血管，改善心肌血液供应，且作用迅速。但肾上腺素可使心肌耗氧量增加，且使心脏正位、异位起搏点的自律性均升高，易引起心律失常。

2. 舒缩血管 肾上腺素对血管的作用因受体分布的不同而产生收缩和舒张的双重作用。激动 α_1 受体，使皮肤、黏膜及内脏血管收缩；激动 β_2 受体，使骨骼肌血管和冠状血管舒张。

3. 升高血压 肾上腺素对血压的影响与剂量有关。

治疗量（0.5～1mg）时，因激动心肌 β_1 受体，使心脏兴奋，心输出量增加，收缩压升高；激动骨骼肌血管和冠状血管上的 β_2 受体，扩张该部位血管的作用抵消或超过了皮肤、黏膜及内脏血管收缩的作用，舒张压不变或稍降，脉压加大。此时，身体各部位血液重新分配，更适合于紧急状态下机体能量供应的需要。

较大剂量时，α受体激动占优势，收缩压和舒张压均升高。若先用α受体阻断药取消肾上腺素的α型缩血管作用，再用肾上腺素，则其β型扩血管作用导致血压下降，这种现象称为"肾上腺素升压作用的翻转"。此外，肾上腺素激动肾脏球旁器细胞中的 β_1 受体，促进肾素的分泌，也促使血压升高。

4. 舒张支气管 肾上腺素激动支气管平滑肌的 β_2 受体，并抑制肥大细胞释放过敏性物质，使支气管平滑肌松弛，明显舒张支气管。同时，激动 α_1 受体可使支气管黏膜血管收缩，通透性降低，利于减轻或消除支气管黏膜水肿。

5. 其他 肾上腺素可促进组织代谢，提高基础代谢水平；升高血糖，促进脂肪分解，使血中游离脂肪酸增加；升高血钾水平；还有较弱的中枢兴奋作用。

【临床应用】

1. 抢救心脏骤停 肾上腺素是抢救心脏骤停的首选药，主要用于因溺水、麻醉及手术意外、触电、急性传染病和严重传导阻滞等引起的心脏骤停。

2. 抢救过敏性休克 肾上腺素是抢救药物过敏性休克的首选药。可升高血压、改善呼吸等，迅速有效地缓解过敏性休克的临床症状，挽救患者生命。

药物过敏性休克

过敏体质患者用药后常发生过敏反应,严重者可致过敏性休克。易引起过敏性休克的药物是生物制剂及抗生素类,前者如破伤风抗毒素、白喉类毒素、各类疫苗等,后者如青霉素、链霉素等。普鲁卡因、右旋糖酐、肝素等也较易产生过敏反应。

过敏性休克的发生,主要因肥大细胞及嗜碱性粒细胞脱颗粒,组胺等过敏介质释放,使小血管扩张,毛细血管通透性增高,导致全身有效循环血流量降低,心率加快,心收缩力减弱,心排出量减少,血压下降;同时,因支气管平滑肌痉挛,引起呼吸困难。

3. 治疗支气管哮喘 主要用于支气管哮喘急性发作和哮喘持续状态的抢救。因其作用短暂,副作用较多,现已被选择性 β_2 受体激动药所替代。

4. 与局部麻醉药配伍 在局部麻醉药(如普鲁卡因溶液)中加入微量 AD(一般浓度为 1:250 000),可使局部血管收缩,延缓局麻药的吸收,延长局麻药作用时间并减少局麻药吸收中毒。

5. 局部止血 鼻出血或牙龈等部位出血时,可用浸有 0.1% AD 的纱布或棉球填塞患处,使局部血管收缩而止血。

执考真题再现

1. 肾上腺素是抢救何种休克的首选
   A. 过敏性休克 　　　　　　　B. 感染性休克
   C. 失血性休克 　　　　　　　D. 神经性休克
   E. 心源性休克
2. 心脏骤停应用复苏药物首选
   A. 异丙肾上腺素 　　　　　　B. 肾上腺素
   C. 利多卡因 　　　　　　　　D. 葡萄糖酸钙
   E. 碳酸氢钠

【不良反应】
主要为心悸、头痛、激动、不安、血压升高。剂量过大可使血压突然升高,有引起脑出血的危险。也可引起期前收缩,甚至心室颤动。

多 巴 胺

多巴胺(dopamine,DA)是去甲肾上腺素的前体物,药用制剂为人工合成品。
【药理作用】
多巴胺可激动 α 受体、β 受体和 D_1 受体,产生 α、β 样作用和部分 D 样作用。

1. 兴奋心脏　多巴胺通过激动心脏上的 β_1 受体，加强心肌收缩力，使心输出量增加，对心率无明显影响，很少引起心律失常。

2. 舒缩血管　小剂量主要兴奋肾血管、肠系膜血管和冠状血管的 D_1 受体，使肾、肠系膜血管和冠状血管扩张，血供增加。大剂量由于兴奋 α_1 受体的效能较强，可使皮肤、黏膜血管收缩。

3. 升高血压　小剂量兴奋心脏，使收缩压升高，但由于血管扩张，舒张压稍降，脉压增大；较大剂量时，因血管强烈收缩使外周阻力明显增大，收缩压、舒张压均升高，脉压减小。

4. 改善肾功能　可激动肾脏上的 D_1 受体，使肾血管舒张，增加肾皮质血流量和肾小球滤过率而利尿，同时还抑制肾小管的重吸收而排钠利尿。

【临床应用】

1. 抗休克　是目前常用的抗休克药，适用于感染性休克、心源性休克和创伤性休克，对伴有心收缩力减弱及尿量减少的休克患者尤为适宜。

2. 治疗急性肾衰竭　因本品可改善肾功能，增加尿量，故常与利尿药合用治疗急性肾衰竭。

知识链接

急性肾衰竭

急性肾衰竭是由各种原因引起的肾功能在短时间内突然下降而出现的临床综合征。主要临床表现为少尿或无尿，氮质废物血肌酐和尿素氮升高，水、电解质和酸碱平衡紊乱及全身各系统并发症。

【不良反应】

不良反应较轻，有恶心、呕吐、头痛等。用量过大或滴注太快可出现心动过速、异位节律等。

麻 黄 碱

麻黄碱（ephedrine，麻黄素）是从中药麻黄中提取的生物碱，也可人工合成。

能直接激动 α 受体、β 受体，并能促进交感神经末梢释放去甲肾上腺素而间接激动 α 受体、β 受体。与肾上腺素比较，麻黄碱具有如下特点：①性质稳定，口服有效；②升压作用温和、缓慢、持久；③对皮肤、黏膜和内脏血管收缩作用强；④中枢兴奋较显著；⑤易产生快速耐受性，停药数小时后可恢复。

临床主要用于：①预防和治疗轻症支气管哮喘；②防治各种原因引起的低血压；③消除鼻黏膜充血肿胀引起的鼻塞，可用 0.5% ~ 1% 麻黄碱溶液滴鼻。也可缓解荨麻疹和血管性神经水肿等皮肤黏膜过敏症状。

主要不良反应可见中枢兴奋、焦虑不安、失眠、心悸、震颤等。

第三节　β 受体激动药

根据对 β_1、β_2 受体的选择性不同，β 受体激动药分为两类：非选择性 β 受体激动药，如异丙肾上腺素；选择性 β 受体激动药，如多巴酚丁胺、沙丁胺醇等。

异丙肾上腺素

异丙肾上腺素（isoprenaline）为人工合成品。

【药理作用】

对 β_1、β_2 受体均有较强的兴奋作用，产生 β 样作用。对 α 受体几乎无作用。

1. 兴奋心脏　激动心脏 β_1 受体，使收缩力增强、心率加快、传导加速、心输出量增加。因显著兴奋窦房结正位起搏点，故加速心率、传导的作用较强。

2. 舒张血管　激动血管 β_2 受体，使 β_2 受体占优势的冠状血管和骨骼肌血管舒张，尤其骨骼肌血管舒张明显，总外周阻力下降。

3. 大剂量降低血压　小剂量静脉滴注，收缩压升高，舒张压下降，脉压增大；大剂量静脉注射时血压明显下降。

4. 舒张平滑肌　舒张支气管平滑肌作用较强；因不激动 α_1 受体，故不能消除支气管黏膜水肿。

5. 其他　可抑制组胺和其他炎症介质的释放；对脂代谢的影响与 AD 相似，升高血糖作用较 AD 弱。治疗量时，中枢兴奋作用不明显。

【临床应用】

1. 抢救心脏骤停　能使停搏的心脏恢复跳动。心室内注射，可用于抢救因溺水、麻醉及手术意外或药物中毒等原因造成的心脏骤停。

2. 治疗房室传导阻滞　用于 Ⅱ、Ⅲ 度房室传导阻滞。

3. 治疗支气管哮喘　控制哮喘急性发作。

【不良反应】

反复应用易产生耐受性。过量或过频给药易引起心悸，甚至引起严重心律失常而导致猝死。

多巴酚丁胺

多巴酚丁胺（dobutamine）是选择性 β_1 受体激动药，对 α 和 β_2 受体激动作用较弱。治疗量时可使心肌收缩力增强，心排出量增加，对心率影响不明显；大剂量可引起血压上升，心率加快。临床主要用于治疗心脏手术后或心肌梗死并发心功能不全。连续用药可产生快速耐受性。

执考真题再现

护士小李在检查急救车药品时，发现升压药中混有其他药物，为了防止发生差错，请将不属于升压药的药物取出

A. 盐酸肾上腺素　　　　　　　　B. 去甲肾上腺素

C. 多巴胺　　　　　　　　　　　D. 间羟胺

E. 硫酸镁

第四节　肾上腺素受体激动药的用药护理

一、用药前进行护理评估及用药护理宣教

1. 用药前对患者进行护理评估，再次确认其有无肾上腺素受体激动药的禁忌证和慎用情况。高血压、动脉硬化、器质性心脏病、糖尿病、甲状腺功能亢进症患者禁用；前列腺肥大患者、老年人、产妇、哺乳期妇女慎用。出血性休克及少尿、无尿、严重微循环障碍者以及肢体末端部位（手指、脚趾、耳郭、阴茎等）的手术局麻时禁用去甲肾上腺素；心动过速、嗜铬细胞瘤患者禁用多巴胺。

2. 告知患者麻黄碱不宜傍晚后服用，以防失眠；滴鼻不宜连续、过久，以免发生反跳性鼻黏膜充血。

3. 嘱咐患者长期应用异丙肾上腺素气雾剂平喘易产生暂时耐受性，停药 7~10 天后可恢复。应严格遵守医嘱规定的吸入量及用药次数，以免导致严重的心脏反应，甚至猝死。

二、正确的用量和用法

1. 本类药物须严格掌握剂量和给药方法，以免发生严重的心血管意外。

2. 去甲肾上腺素抗休克只能静脉滴注给药，并严防药液外漏。控制滴速 4~8μg/min，保持尿量在 25ml/h 以上、收缩压维持在 90mmHg 为宜。长时间滴注如骤然停药，可使血压突然下降，故应逐渐降低滴速，并适当补液以扩充血容量，直至停药。

3. 肾上腺素用于抢救心脏骤停时，应在进行心脏按压、人工呼吸的同时，采用"心脏三联针"（肾上腺素、阿托品各 1mg，利多卡因 100mg）心室内注射。

4. 用异丙肾上腺素平喘时多采用气雾吸入给药，也可舌下给药，静脉滴注应在心电图的监测下进行，保持心率每分钟不超过 120 次，并根据心率调整滴速。

5. 多巴胺最大静脉滴速为 75~100μg/min。

三、密切观察疗效和不良反应并及时报告和处理

1. 用去甲肾上腺素期间：①严密监测血压、尿量，若尿量低于 25ml/h，应立即报

告医生停药并做相应处理。②关注静脉给药部位肤色，如出现局部皮肤苍白、疼痛，应立即更换注射部位，并对原部位进行热敷，也可通报医生，给予普鲁卡因封闭治疗或酚妥拉明皮下浸润注射。

2. 用异丙肾上腺素期间，应严密监测心率，若心率超过 120 次/分，应立即报告医生停药并做相应处理。支气管哮喘、休克等病人的心脏对异丙肾上腺素敏感性增强，易引起心律失常，应先给氧，待缺氧改善后再使用。

四、注意药物的相互作用

1. 儿茶酚胺类化学性质不稳定，见光易分解失效，宜避光保存；禁与碱性溶液配伍。
2. 本类药物不宜与强心苷类、三环类抗抑郁药合用，以免导致严重的心律失常。不宜与 β 受体阻断药合用时，以免血压骤升而致脑出血。

本章小结

肾上腺素受体激动药
- α、β 受体激动药
  - 肾上腺素
    - ①兴奋心脏、收缩血管、升高血压、舒张支气管等，用于抢救心脏骤停、过敏性休克、急性支气管哮喘等
    - ②"心脏三联针"：肾上腺素、阿托品各 1mg，利多卡因 100mg
  - 多巴胺
    - ①除激动 α、β 受体外，还可激动 D_1 受体
    - ②兴奋心脏、增加心输出量、升高血压，很少引起心律失常；增加重要脏器的血供，使休克时有限的血液重新合理分布；改善肾功能，有效防止休克时易并发的多器官衰竭。主要用于抗休克和急性肾衰竭
- α 受体激动药
  - 去甲肾上腺素
    - ①收缩血管，升高血压。用于各种休克早期及药物中毒性低血压，局部用于上消化道出血
    - ②抗休克只能静脉滴注给药，并严防药液外漏。控制滴速在 4～8μg/min，保持尿量在 25ml/h 以上，收缩压维持在 90mmHg
    - ③肢体末端部位（手指、脚趾、耳郭、阴茎等）的手术局麻时禁用
  - 间羟胺：NA 的良好代用品，用于治疗心源性休克、感染性休克早期及其他原因引起的低血压状态
- β 受体激动药
  - 异丙肾上腺素
    - ①兴奋心脏、舒张血管、舒张支气管。用于支气管哮喘急性发作、心脏骤停、房室传导阻滞
    - ②用药期间要控制剂量，保持心率不超过 120 次/分

思 考 题

1. 患者，女，26 岁，因左踝部肿痛 3 天，局部见脓性分泌物入院诊治。入院检查：左踝部有 3.5cm×3.5cm 红肿区，表面见脓性分泌物，局部有压痛。诊断为左足蜂窝炎。皮试后，给予青霉素 400 万单位加入 5% 葡萄糖注射液中静脉滴注，液体滴入 50ml 后，病人突感呼吸困难、胸闷、心慌、四肢发凉，随后出现烦躁不安、神志不清。临床诊断为青霉素所致过敏性休克。可选用哪些药物抢救？为什么？

2. 简述肾上腺素、异丙肾上腺素作为强效心脏兴奋药抢救心脏骤停的药理学基础。

第九章　肾上腺素受体阻断药

📖 知识要点

1. 熟悉酚妥拉明、普萘洛尔等代表药物的药理作用、临床应用、不良反应及用药护理。
2. 了解其他肾上腺素受体阻断药的作用特点及临床应用。

肾上腺素受体阻断药（抗肾上腺素药）能与肾上腺素受体结合，阻断或取消肾上腺素递质及肾上腺素受体激动药的 α、β 样作用。根据对 α 和 β 受体的选择性不同，分为 α 受体阻断药、β 受体阻断药、α 和 β 受体阻断药 3 大类。

第一节　α 受体阻断药

α 受体阻断药能选择性地与 α 受体结合，阻断或取消 α 样作用，可使肾上腺素的升压作用翻转为降压作用。

一、非选择性 α 受体阻断药

（一）短效 α 受体阻断药

酚 妥 拉 明

酚妥拉明（phentolamine，立其丁）口服吸收慢，作用维持约 3 ~ 6 小时，肌内注射作用维持 30 ~ 45 分钟。

【药理作用】

本药为短效 α 受体阻断药。对 α_1 和 α_2 受体均有阻断作用。

1. 扩张血管　酚妥拉明可显著扩张血管，降低外周阻力，增加组织血流量，改善微循环。可减弱或抵消肾上腺素的 α_1 型缩血管效应，使肾上腺素的升压作用翻转为降压作用（图 9-1）。

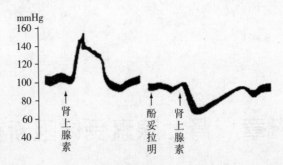

图9-1 静脉注射 AD 与应用酚妥拉明后再注射 AD 血压的变化

2. 兴奋心脏 通过血管舒张后的减压反射及阻断神经末梢突触前膜的 α_2 受体，酚妥拉明对心脏有一定的兴奋作用，表现为心率加快、收缩力加强、心输出量增加。

3. 其他 酚妥拉明有 M 受体激动作用，可使胃肠平滑肌兴奋；有组胺样作用，可引起胃酸分泌增加、皮肤潮红等。

【临床应用】

1. 治疗外周血管痉挛性疾病 用于治疗血栓闭塞性脉管炎、肢端动脉痉挛（雷诺综合征）及冻伤后遗症等。

知识链接

雷诺综合征

雷诺综合征是一种肢端动脉阵发性痉挛性疾病，好发于 20~40 岁、性格内向的女性。通常在寒冷刺激、情绪激动等诱因下，表现为肢端皮肤颜色间歇性苍白、发绀和潮红，伴局部发凉、麻木、刺痛和酸胀不适或其他异常感觉。一般上肢较重，偶见于下肢，手指多见而足趾少见，多为双侧受累。α受体阻断药可作为对症治疗药物，通过扩张血管以缓解症状。

2. 治疗感染性休克 在补足血容量的基础上，治疗感染性休克。

3. 治疗顽固性充血性心力衰竭 解除小动脉、小静脉的反射性收缩，降低外周血管阻力，减轻心脏前、后负荷和左心充盈度，使心输出量增加，缓解心力衰竭和肺水肿症状。

4. 诊治嗜铬细胞瘤 能降低嗜铬细胞瘤导致的高血压，用于该病的鉴别诊断、治疗此病骤发高血压危象以及手术前的准备。

知识链接

嗜铬细胞瘤与高血压危象

肾上腺髓质及交感神经节中的嗜铬细胞过度增殖即形成嗜铬细胞瘤。该肿瘤细胞可持续或阵发性向血液及组织释放肾上腺素和去甲肾上腺素，可致患者持续性或阵发性高血压、头痛、出汗、心悸及代谢紊乱。

手术切除为本病的根治措施。但术中患者可能骤发高血压危象（血压急剧升高，剧烈头痛、头昏、视力模糊、气促、心动过速，甚至出现心绞痛、肺水肿、高血压脑病等表现）。药物抢救可用酚妥拉明 5mg 加入 5% 葡萄糖溶液 20ml 缓慢静脉推注，同时密切观察血压，当血压降至 160/100mmHg 左右时可停止推注，继之以 10～50mg 酚妥拉明溶于 5% 葡萄糖生理盐水 500ml 中缓慢静脉滴注。一般需 40～60mg 方可控制。

5. 防治组织缺血坏死　静滴去甲肾上腺素发生局部缺血坏死时，可用本药皮下浸润注射，以扩张血管，改善循环。

【不良反应】

不良反应可见体位性低血压、心动过速，还可引起恶心、呕吐、腹痛、腹泻等。

执考真题再现

1. 酚妥拉明所致体位性低血压防治措施错误的是
   A. 注射后静卧 30 分钟　　　　B. 缓慢改变体位
   C. 注射间羟胺　　　　　　　　D. 注射肾上腺素
   E. 以上均不是
2. 外周血管痉挛性疾病宜选用
   A. 酚妥拉明　　　　　　　　　B. 哌唑嗪
   C. 多巴胺　　　　　　　　　　D. 普萘洛尔
   E. 去氧肾上腺素

（二）长效 α 受体阻断药

酚 苄 明

酚苄明（phenoxybenzamine）作用类似酚妥拉明，起效慢、作用强大而持久，当处于直立位或低血容量时，降压作用更为显著。临床主要用于治疗外周血管痉挛性疾病、抗休克及治疗嗜铬细胞瘤。

二、选择性 α 受体阻断药

哌唑嗪（prazosin）、特拉唑嗪（terazosin）、多沙唑嗪（doxazosin）等药物选择性地阻断 α_1 受体，对 α_2 受体作用极弱，故不促进去甲肾上腺素的释放，在扩张血管、降低血压的同时，较少引起心率加快等副作用。口服有效，主要用于高血压病和顽固性心功能不全的治疗（详见第二十章）。

第二节　β受体阻断药

　　β受体阻断药能选择性地与β受体结合，竞争性阻断或取消肾上腺素能神经递质及β受体激动药的β样作用。根据药物对β受体的选择性不同，可分为非选择性β受体阻断药、选择性β_1受体阻断药、α和β受体阻断药（表9－1）。

表9－1　常用β受体阻断药的作用比较

药物	阻断受体	内在拟交感活性	膜稳定作用	消除途径
普萘洛尔（propranolol）	β_1、β_2	-	＋＋	肝
噻吗洛尔（timolol）	β_1、β_2	-	-	肝
吲哚洛尔（pindolol）	β_1、β_2	＋＋	＋	肝、肾
纳多洛尔（nadolol）	β_1、β_2	-	-	肾
美托洛尔（metoprolol）	β_1	-	±	肝
阿替洛尔（atenolol）	β_1	-	-	肾
醋丁洛尔（acebutolol）	β_1	＋	＋	肾
拉贝洛尔（labetolol）	α_1、β_1、β_2	-	＋	肝

【药理作用】

1. β受体阻断作用

　　（1）抑制心脏　β受体阻断药最主要的作用是阻断心脏β_1受体，使心肌收缩力减弱、心率和房室传导减慢、心输出量减少、心肌耗氧量降低。

　　（2）收缩血管　β受体阻断药如普萘洛尔可阻断血管平滑肌的β_2受体，加之心功能受抑制，反射性兴奋交感神经，使肝、肾、骨骼肌血管及冠脉血管收缩，外周阻力增加。

　　（3）收缩支气管平滑肌　阻断支气管平滑肌的β_2受体，使支气管平滑肌收缩。

　　（4）抑制肾素释放　β受体阻断药阻断肾小球旁器细胞的β_1受体，抑制肾素释放，使血管紧张素生成减少。

　　（5）代谢　对正常人的脂、糖代谢影响较小。对糖尿病、甲亢等患者，可抑制交感神经兴奋引起的脂肪分解、升高血糖等作用，可能掩盖低血糖反应的症状。

2. 内在拟交感活性　某些β受体阻断药（如吲哚洛尔）是β受体部分激动剂，在阻断β受体的同时有弱的激动受体作用，由于较弱，一般被其β受体阻断作用所掩盖。具有内在拟交感活性的β受体阻断剂在临床应用时，其抑制心收缩力、减慢心率和收缩支气管平滑肌的作用较弱。但对支气管哮喘患者仍应慎重使用。

3. 膜稳定作用　有些β受体阻断药可使细胞膜对阳离子的通透性下降，产生类似局部麻醉药的作用，称为膜稳定作用。此作用仅在高于有效血药浓度几十倍时才能发挥，目前认为这一作用在常用量时意义不大。

4. 其他　普萘洛尔有抗血小板聚集的作用；噻吗洛尔尚有降低眼内压的作用，可能与减少房水生成有关。

【临床应用】

1. 治疗心律失常　对多种原因引起的快速型心律失常，如窦性心动过速、室上性心动过速等疗效好。

2. 治疗心绞痛和心肌梗死　能降低心肌耗氧量，对稳定型心绞痛有较好疗效，早期应用可降低急性心肌梗死患者的死亡率。但不用于变异型心绞痛。

3. 治疗高血压　可使高血压患者心率减慢、血压下降，对高肾素性、伴有心绞痛或脑血管病变的高血压患者效果好。

4. 治疗充血性心力衰竭　β 受体阻断药可降低心肌耗氧量、减少肾素的释放、减轻心脏的负担，改善缺血性心肌病、高血压性心脏病及扩张型心肌病等所致的充血性心力衰竭的症状，提高患者的生活质量。

5. 治疗甲状腺功能亢进　辅助治疗甲状腺功能亢进及甲状腺危象，可控制激动不安，心动过速和心律失常等症状，并能降低基础代谢率。

6. 其他　由于本类药物能够对抗肾上腺素的作用，还可用于治疗嗜铬细胞瘤；噻吗洛尔滴眼可降低眼内压，对开角型青光眼疗效好。

【不良反应】

1. 一般不良反应　有恶心、呕吐、腹痛等，停药后迅速消失。

2. 过敏反应　如皮疹等，偶有血小板减少。

3. 心血管反应　可引起血压降低、心脏抑制，甚至引起严重心功能不全、完全性房室传导阻滞或心脏骤停等。由于阻断血管平滑肌的 β_2 受体，使外周血管易收缩，导致四肢发冷、皮肤苍白或发绀，出现雷诺症或间歇性跛行。

4. 诱发和加重支气管哮喘　阻断支气管平滑肌上的 β_2 受体，使支气管收缩，增加呼吸道阻力，诱发支气管哮喘。

5. 反跳现象　长期用药若突然停药，可使疾病原有症状再现或加重。

普 萘 洛 尔

普萘洛尔（propranolol）有较强的 β 受体阻断作用，对 β_1 和 β_2 受体无明显选择性。除有 β 受体阻断作用外，还具有抗血小板聚集的作用。

临床主要用于治疗心律失常、心绞痛、高血压等，并作为治疗甲亢的辅助用药。

第三节　α、β 受体阻断药

拉 贝 洛 尔

拉贝洛尔（labetolol，柳胺苄心定）兼有 α、β 受体阻断作用，阻断 β 受体作用约为普萘洛尔的 1/2.5，阻断 α 受体作用为酚妥拉明的 1/10～1/6，阻断 β_1 和 β_2 受体作用的强度相似，对 α 受体的阻断作用较弱。因有 β_2 受体内在拟交感活性，可以扩张血管、增加肾血流量。主要用于中、重度高血压，心绞痛，高血压危象等。

不良反应常见恶心、上腹不适、眩晕、乏力等，大剂量可引起体位性低血压。

第三节　肾上腺素受体阻断药的用药护理

一、用药前进行护理评估及用药护理宣教

1. 用药前对患者进行护理评估，询问其病史、用药史，确认有无禁忌证和慎用情况。严重动脉粥样硬化、胃和十二指肠溃疡、冠心病患者禁用 α 受体阻断药；低血压、严重心功能不全、窦性心动过缓、重度房室传导阻滞和支气管哮喘患者禁用 β 受体阻断药；心肌梗死、糖尿病、肝肾功能减退、甲状腺功能低下、雷诺综合征或其他周围血管疾病者慎用 β 受体阻断药。

2. 嘱咐患者用 α 受体阻断药后卧床休息 30～60 分钟，起床时宜缓慢更换体位，以防体位性低血压。

二、正确的用量和用法

1. α 受体阻断药用于抗休克时，须先补足血容量。

2. 应用 β 受体阻断药时，由于患者个体差异较大，宜从小剂量开始，逐渐增大剂量，以选择适宜的个体化用药剂量作为维持量。保持患者心率在 50 次/分以上。停药时应逐渐减量，不可骤停。

3. 普萘洛尔等不宜于临睡前服用，以免引起失眠、多梦、精神抑郁等。

4. 静脉注射 β 受体阻断药时，给药速度宜慢，并做好应对低血压、支气管哮喘及心功能不全的急救准备。

三、密切观察疗效和不良反应并及时报告和处理

1. 用 α 受体阻断药期间，应密切监测血压、心率、脉搏，注意患者肢体循环情况。一旦发生体位性低血压，立即让患者头低足高位平卧，并报告医生，必要时给予去甲肾上腺素解救，禁用肾上腺素、麻黄碱等既激动 α 受体又激动 β 受体的药物。

2. 应用普萘洛尔的过程中，应严密观察患者的血常规、血压、心功能及肝肾功能等。若安静状态下心率低于 50 次/分，应及时报告医生处理。

四、注意药物的相互作用

1. α 受体阻断药应避免与巴比妥类、降糖灵、利血平合用，以免降压过度。

2. β 受体阻断药不宜与降糖药合用，以免掩盖低血糖症状。

本章小结

α 受体阻断药 {
    酚妥拉明 {
        ①短效 α 受体阻断药。舒张血管，降低外周阻力，间接兴奋心脏。主要用于治疗外周血管痉挛性疾病、嗜铬细胞瘤及抗休克
        ②胃和十二指肠溃疡、冠心病患者禁用。注意防止直立性低血压
    }
    酚苄明：长效 α 受体阻断药。临床主要用于治疗外周血管痉挛性疾病及抗休克
}

β 受体阻断药 {
    ①抑制心肌收缩力、减慢心率、减慢传导、降低心肌耗氧量。主要用于治疗快速型心律失常、高血压、心绞痛、心肌梗死、甲亢等
    ②低血压、严重心功能不全、窦性心动过缓、重度房室传导阻滞和支气管哮喘患者禁用
    ③宜从小剂量开始，保持患者心率在 50 次/分以上。不可突然停药。不宜与降糖药合用，以免掩盖低血糖症状
}

思 考 题

1. 简述酚妥拉明的药理作用及临床应用。

2. β 受体阻断药有哪些药理作用？临床主要用于治疗哪些疾病？简述其用药监护的要点。

第十章 局部麻醉药

1. 熟悉普鲁卡因、丁卡因、利多卡因的作用特点和用药护理。
2. 了解局麻药的给药方法；其他局麻药的作用特点。

　　麻醉是机体或机体的一部分暂时失去对外界刺激反应性的状态。良好的麻醉效果是进行外科手术的必要条件。麻醉药根据其作用及给药方式，可分为局部麻醉药和全身麻醉药两大类，后者临床较少用，故本章主要学习局部麻醉药。

　　局部麻醉药（local anaesthetics）是局部应用于神经末梢或神经干周围，能阻断神经冲动的产生和传导，在清醒的状态下使局部痛觉暂时消失的药物。

第一节 局部麻醉药的作用

一、局部麻醉作用

　　较低浓度时，局麻药能阻断感觉神经冲动的产生及传导；较高浓度时对外周神经、中枢神经都有阻断作用。局部用药后，痛觉、温觉、触觉、压觉依次消失，恢复时顺序相反。

二、吸收作用

　　过量吸收或误注入血管内，可产生吸收作用，其实质是全身毒性反应。

　　1. 中枢神经系统先兴奋后抑制　　出现眩晕、烦躁不安、肌肉震颤，可发展为全身性强直 - 阵挛性惊厥，甚至昏迷，严重者可因呼吸衰竭而死亡。

　　2. 心血管系统抑制　　表现为心肌收缩力减弱、传导减慢及血管扩张、血压下降，甚至心脏骤停。由于心肌对局麻药耐受性较高，中毒后心血管的表现常迟于呼吸困难。

第二节　局部麻醉药的给药方法

一、表面麻醉

表面麻醉（surface anaesthesia）又称黏膜麻醉，用于黏膜表面，使黏膜下的感觉神经末梢麻醉。要求药物具有较强的穿透力，如丁卡因等。常用于五官科手术及气管、尿道等黏膜部位的浅表手术。

二、浸润麻醉

浸润麻醉（infiltration anaesthesia）是将药物注射于手术部位的皮内、皮下、黏膜下或深部组织中，使其浸润皮下和黏膜下的感觉神经末梢，产生局部麻醉作用。要求药物具有较弱的穿透力，如普鲁卡因等。主要用于浅表小手术。

三、传导麻醉

传导麻醉（conduction anaesthesia）又称阻滞麻醉，是将局麻药注射到深部组织的神经干附近，以阻断神经干的传导，使该神经干所支配的区域产生麻醉。常用于四肢、盆腔、面部、口腔等处的手术。常选用利多卡因等。

四、蛛网膜下隙麻醉

蛛网膜下隙麻醉（subarachnoid anaesthesia）简称腰麻（spinal anaesthesia），是将药液注入 L4 ~ L5 水平的脊髓蛛网膜下隙，以阻断部分胸段和腰段脊神经根的传导，产生较大范围的麻醉。适用于下腹部、下肢手术。腰麻时，由于交感神经被阻滞，也常伴有血压下降。常选用普鲁卡因、罗哌卡因等。

五、硬膜外麻醉

硬膜外麻醉（epidural anaesthesia）是将药液注入 L4 ~ L5 水平的硬脊膜外隙内，弥散至各椎间孔，使颈段及以下神经根麻醉。适用于上下腹、下肢等更大范围的手术。常选用利多卡因、普鲁卡因、罗哌卡因等。

第三节　常用的局部麻醉药

一、碱性酯类

普鲁卡因

普鲁卡因（procaine）麻醉力较强，毒性较低，作用快而短，但对黏膜穿透力较弱，只作注射给药，首选用于浸润麻醉，也可用于传导麻醉、腰麻、硬膜外麻醉等，不适于黏膜麻醉。0.25% ~0.5%的溶液注射于肌肉、关节等损伤部位作局部封闭，可缓解因急性炎症、冻伤、缺血、扭伤等不良刺激引起的疼痛不适感。

常见不良反应为过敏反应。少数人用药数分钟后即可出现过敏反应，表现为皮肤潮红、荨麻疹、哮喘，甚至过敏性休克。腰麻和硬膜外麻醉时可引起血压下降，硬膜外麻醉易致术后头痛，麻醉水平过高可导致呼吸麻痹。

丁 卡 因

丁卡因（tetracaine）为长效局麻药，麻醉效力和穿透力比普鲁卡因强10倍，作用迅速而持久，但吸收快、毒性大，不宜用于浸润麻醉和封闭疗法。主要用于除浸润麻醉之外的其他麻醉方法，如用于眼、耳鼻喉和口腔科手术的表面麻醉，也用于传导麻醉、腰麻和硬膜外麻醉。

丁卡因与普鲁卡因具同类化学结构，有交叉过敏的可能。

二、酰胺类

利 多 卡 因

利多卡因（lidocaine）局麻作用较普鲁卡因强、作用持久，且有较强的组织穿透性，临床常用于表面麻醉、浸润麻醉、传导麻醉以及硬膜外麻醉等。因其扩散力强，慎用于腰麻。此外，本药静脉给药可用于各种原因引起的室性心律失常（详见第二十三章第二节）、癫痫、耳鸣等。

▊ 执考真题再现

属于抗心律失常的药物是

A. 普鲁卡因　　　　　　　　　　B. 利多卡因

C. 硝普钠　　　　　　　　　　　D. 硫酸镁

E. 阿托品

布 比 卡 因

布比卡因（bupivacaine）又称麻卡因，与利多卡因相似，局麻作用较普鲁卡因强、持续时间长，但穿透力较弱，不适用于表面麻醉。主要用于浸润麻醉、传导麻醉和硬膜外麻醉。

罗 哌 卡 因

罗哌卡因（ropivacaine）与布比卡因类似，其作用时间较短、阻断痛觉的作用较强、对心肌的毒性较小、有明显的收缩血管作用，使用时无需加肾上腺素。对子宫和胎盘血流几乎无影响，尤适用于产科手术麻醉。可作为布比卡因的替代药物。

第四节 局部麻醉药的用药护理

一、用药前进行护理评估及用药护理宣教

1. 应用酯类局麻药前应询问病人有无过敏史，过敏者禁用，有其他药物过敏史或有变态反应性疾病者应谨慎使用；初次应用普鲁卡因、丁卡因应做皮肤过敏试验（皮试），皮试阳性者禁用，可用利多卡因替代；局部有炎性反应者不宜给药；有高血压、冠心病、甲状腺功能亢进、周围血管病变等疾病者慎加肾上腺素，指、趾端及阴茎等末梢部位用药时也不宜加肾上腺素。

2. 向患者介绍麻醉的方法，减轻其焦虑和恐惧，争取良好的配合。

二、正确的用量和用法

1. 严格控制剂量和浓度 不得超剂量、超浓度给药。在血循环丰富部位麻醉用药浓度和用量要偏小。

2. 适当合用肾上腺素 为延缓局麻药的吸收、减少毒性反应的发生、延长局麻药作用时间，常在局麻药中加入少量肾上腺素（1∶100 000～1∶250 000）。

三、密切观察疗效和不良反应并及时报告和处理

1. 密切观察血压、呼吸情况 一旦发现吸收中毒症状，应立即报告医生停止给药，并着重维持呼吸及循环功能，保持患者呼吸通畅，做好吸氧和对症抢救准备：中枢兴奋者可用地西泮静脉注射；低血压者可用麻黄碱、间羟胺等注射。

2. 注意过敏反应 一旦发现过敏迹象，应立即报告医生停药、给氧、补液，可用肾上腺皮质激素、肾上腺素及抗组胺药抢救。

3. 注重体位护理 腰麻手术后，宜保持患者卧位、头低脚高位12小时，以减轻其头痛等症状。

四、注意药物的相互作用

1. 不与碱性药液、葡萄糖、磺胺类、强心苷配伍。因为局麻药性质不稳定，在碱性环境中易分解失效；葡萄糖可使局麻效力降低；普鲁卡因降解产物可使磺胺类药物抗菌作用下降、使强心苷毒性增加。

2. 心脏病、高血压、甲亢、老年患者及指（趾）端、阴茎等肢体末端手术进行局麻时忌加肾上腺素，以免组织缺血坏死。

本章小结

局麻药
{
给药方法：表面麻醉、浸润麻醉、传导麻醉、蛛网膜下隙麻醉、硬膜外麻醉

作用特点及用药护理
{
①普鲁卡因不适于表面麻醉，对普鲁卡因过敏者可用利多卡因替代

②利多卡因可用于各种局麻，慎用于蛛网膜下隙麻醉。静脉给药可抗室性心律失常

③丁卡因不适于浸润麻醉；罗哌卡因适用于产科手术麻醉

④为延缓吸收、减少吸收中毒、延长局麻作用时间，常在局麻药中加入少量肾上腺素
}

思 考 题

普鲁卡因、丁卡因、利多卡因分别不用于何种局麻？为什么？

第十一章 镇静催眠药

■ 知识要点

1. 掌握苯二氮䓬类的作用、用途、不良反应及用药护理。
2. 熟悉巴比妥类的作用特点、用途及不良反应。
3. 了解其他镇静催眠药的作用特点和主要用途。

镇静催眠药是一类能引起镇静和近似生理性睡眠的药物，对中枢神经系统有普遍抑制作用。小剂量轻度抑制，产生镇静、抗焦虑作用，中等剂量能起到催眠作用，大剂量具有抗惊厥作用，巴比妥类大剂量应用还可产生麻醉作用；过量则能导致急性中毒，甚至麻痹呼吸中枢而致死。根据化学结构的不同，分为苯二氮䓬类、巴比妥类和其他类镇静催眠药。

第一节 苯二氮䓬类药

苯二氮䓬类（benzodiazepines，BZ）于 20 世纪 60 年代用于临床，种类繁多，以地西泮（diazepam）为代表，衍生物 20 余种，药理作用各有侧重。根据作用持续时间分为 3 类，见表 11-1。

地 西 泮

【药理作用和临床应用】

1. 抗焦虑 小剂量即可产生良好的抗焦虑作用，能明显改善焦虑症患者的紧张、不安、烦躁、恐惧、失眠及心慌、胸闷等症状。主要用于改善各种原因引起的焦虑症。也可作为治疗高血压等疾病的辅助用药。

知识链接

焦虑症

焦虑症又称焦虑性神经症，有焦虑、紧张、恐惧的情绪障碍，其紧张惊恐的程度与现实情况不相称，伴有自主神经系统症状和运动性不安等。临床分为广泛性焦虑和惊恐发作。

焦虑症的治疗除药物治疗外，更应采取改善生活方式、认知疗法、行为治疗和放松训练等。

2. 镇静催眠　增大剂量可产生镇静及催眠作用。对快动眼睡眠时相影响较小，产生近似生理性睡眠；可缩短入睡时间，延长睡眠持续时间，减少觉醒次数；醒后无明显后遗效应，加大剂量不产生麻醉作用，可用于各种失眠症，对焦虑性失眠效果更好。也可用于麻醉前给药、心脏电击复律和内镜检查前给药。

知识链接

生理性睡眠

正常生理性睡眠可分为非快动眼睡眠和快动眼睡眠两个时相。

非快动眼睡眠又分为1、2、3、4期。其中，3、4期又合称为慢波睡眠，慢波睡眠有助于机体的生长发育、消除疲劳，入睡后首先出现，持续80~120分钟。随后进入快动眼睡眠。

快动眼睡眠有助于脑和智力的发育，多梦、肌肉松弛、眼球运动多发生在此相中，持续20~30分钟。生理状态下，两个时相保持着适当的比例，一夜间两种时相相互交替4~6次。

3. 抗惊厥、抗癫痫　地西泮抗惊厥作用强，静注能快速减轻或终止惊厥发作，临床可用于小儿高热惊厥、子痫、破伤风和药物中毒等所致惊厥的治疗。静脉注射地西泮是治疗癫痫持续状态的首选药，也可用于癫痫大发作、小发作。

4. 中枢性肌肉松弛　在不影响正常活动的情况下，地西泮有较强的肌肉松弛作用，使肌张力下降。可治疗脑血管意外、脊髓损伤等引起的肌肉僵直，缓解局部关节病变、腰肌劳损等引起的肌肉痉挛。

5. 其他　较大剂量可致短暂性记忆缺失、血压降低、心率减慢。

在大脑皮层、边缘系统和脑干部位存在苯二氮䓬受体。苯二氮䓬类药物可激动苯二氮䓬受体，增强 GABA（γ-氨基丁酸）能神经传递功能和突触抑制效应，并促进 GABA 与 GABA 受体相结合，使 Cl^- 通道开放频率增加，Cl^- 内流增多，从而增强 GABA 能神经的中枢抑制效应。

执考真题再现

1. 小儿抗惊厥的首选药物为
   A. 地西泮　　　　　　　　　B. 苯妥英钠
   C. 苯巴比妥钠　　　　　　　D. 副醛（又称聚乙醛，药理同水合氯醛）
   E. 水合氯醛

2. 患儿，男，2岁。发热1天，体温39℃，伴有轻咳来诊。既往有癫痫病史。门诊

就诊过程中突然发生惊厥，即刻给予输氧、镇静，此刻首选药物是

A. 苯巴比妥肌注　　　　　　　　B. 地西泮静注

C. 水合氯醛灌肠　　　　　　　　D. 氯丙嗪肌注

E. 肾上腺皮质激素静注

【不良反应】

苯二氮䓬类安全范围大，但长期大量用药也有明显不良反应，属于二类精神药品。

1. 中枢神经系统反应　治疗量连续用药可见头晕、乏力、有睡意、注意力下降等症状。过量或静脉注射速度过快时可引起循环和呼吸系统抑制，可能导致运动功能失调、昏迷、血压下降、呼吸抑制甚至死亡。

2. 耐受性、成瘾性　长期用药可产生耐受性和成瘾性。久用突然停药可出现反跳和戒断症状，如焦虑、激动、噩梦、震颤甚至惊厥。

3. 其他　大剂量应用时偶有皮疹、白细胞减少等。

表 11 - 1　常用苯二氮䓬类药物作用特点与用途比较

分类	药名	半衰期（h）	特点与主要适应证
长效类	氟西泮 （flurazepam）	50 ~ 100	催眠作用较强而持久，短期或间断应用于各种失眠症
	地西泮 （diazepam）	30 ~ 60	焦虑症、失眠症、惊厥、癫痫持续状态首选，麻醉前给药
中效类	硝西泮 （nitrazepam）	15 ~ 38	催眠作用显著，抗惊厥抗癫痫作用较强，无明显后遗作用。用于各种失眠、惊厥、癫痫及麻醉前给药
	艾司唑仑 （estazolam）	10 ~ 30	镇静催眠、抗焦虑作用强，后遗作用小。用于焦虑症、失眠症和麻醉前给药
	劳拉西泮 （lorazepam）	10 ~ 18	抗焦虑及抗惊厥作用强，催眠作用弱。用于焦虑症、失眠症及麻醉前给药
	氯氮䓬 （chlordiazepoxide）	5 ~ 15	作用似地西泮，但较弱。用于焦虑症、失眠症、酒精戒断症状
	阿普唑仑 （alprazolam）	10 ~ 12	作用较地西泮强，有抗抑郁作用。用于失眠、焦虑及抑郁症
	奥沙西泮 （oxazepam）	5 ~ 10	作用似地西泮，催眠作用较弱。用于焦虑症、失眠、癫痫
短效类	三唑仑 （triazolam）	2 ~ 4	催眠作用比硝西泮、氟西泮强、快、短，诱导入睡迅速，后遗作用小，依赖性强。用于各种失眠症
	咪哒唑仑 （midazolam）	1.5 ~ 2.5	作用强而短，无耐受性、戒断症状及反跳现象。用于失眠症，取代地西泮作为麻醉前给药

第二节　巴比妥类药

巴比妥类（barbiturates）是巴比妥酸的衍生物，主要药物有苯巴比妥（phenobarbital）、异戊巴比妥（amobarbital）、司可巴比妥（secobarbital）和硫喷妥钠（thiopental sodium）等。根据药物脂溶性高低、作用持续时间，可分为长效、中效、短效、超短效4类（表11-2）。

表11-2　巴比妥类药物分类与应用

分类	药物	脂溶性	显效时间（h）	维持时间（h）	用途
超短效类	硫喷妥（钠）		立即	0.25	静脉麻醉、诱导麻醉
短效类	司可巴比妥		0.25	2~3	抗惊厥、镇静催眠
中效类	戊巴比妥	高	0.25~0.5	3~6	抗惊厥、镇静催眠
	异戊巴比妥	↓	0.25~0.5	3~6	抗惊厥、镇静催眠
长效类	苯巴比妥	低	0.5~1	6~8	抗惊厥、抗癫痫
	巴比妥		0.5~1	6~8	镇静催眠

【药理作用和临床应用】

巴比妥类对中枢神经系统有普遍的抑制作用，随着剂量的增加，相继呈现镇静、催眠、抗惊厥和抗癫痫、麻醉等作用。过量可致呼吸中枢麻痹而死亡。

本类药物催眠时，明显缩短快动眼睡眠时相，引起非生理性睡眠。后遗效应明显，久用停药易出现反跳现象。安全性不及苯二氮䓬类，较易产生耐受性和依赖性，作为催眠药有很多缺点，故临床上已少用。

苯巴比妥可用于抗惊厥、治疗癫痫大发作和癫痫持续状态；长效和中效巴比妥类可作麻醉前给药；硫喷妥钠可用于静脉麻醉和诱导麻醉。

 执考真题再现

硫喷妥钠可以用于

A. 分离麻醉　　　　　　　　　　　B. 吸入麻醉

C. 椎管内麻醉　　　　　　　　　　D. 静脉快速诱导麻醉

E. 局部浸润麻醉

【不良反应】

1. 后遗效应　服用催眠剂量的巴比妥类药物后，次晨出现头晕、乏力、嗜睡、精神不振、困倦等症状。

2. 耐受性、依赖性　长期连续用药可出现耐受性、依赖性。突然停药易发生反跳现象、觅药行为甚至戒断症状。对此类药物必须严格控制，避免长期使用。

3. 急性中毒 大剂量或静脉注射过快易致急性中毒，表现为昏迷、发绀、呼吸抑制、体温和血压下降、反射减弱或消失，呼吸中枢麻痹是巴比妥类中毒致死的主要原因。

4. 其他 少数病人可出现皮疹、荨麻疹、血管神经性水肿等过敏反应，偶见剥脱性皮炎。

第三节 其他镇静催眠药

水合氯醛

水合氯醛（chloral hydrate）口服易吸收、催眠作用强、使人入睡快、无后遗作用、不缩短快动眼睡眠时相，可用于其他催眠药无效的顽固性失眠；大剂量用于抗惊厥。

对胃黏膜有刺激性，过量对心、肝、肾实质器官有损害，久用可产生耐受性和成瘾性。

佐匹克隆和唑吡坦

佐匹克隆（zopiclone）、唑吡坦（zolpidem）是新型催眠药。其优点是使人入睡快、睡眠时间延长，可加深睡眠，轻度减少或不减少快动眼睡眠。具有高效、低毒、依赖性低等特点，用于各种失眠症。

不良反应有口苦、头痛、嗜睡等。

第四节 镇静催眠药的用药护理

一、用药前进行护理评估及用药护理宣教

1. 用药前对患者进行护理评估，询问既往病史，了解病情，确认有无镇静催眠药的禁忌证和慎用情况。老年人、小儿、心肺功能不全、肝肾功能不全者应用要慎重；孕妇、哺乳期妇女不宜用；闭角型青光眼、重症肌无力患者禁用地西泮；溃疡病患者禁用水合氯醛。

2. 告知患者用本类药物期间不宜吸烟和饮酒。吸烟可降低本类药的疗效，酒精可加强中枢抑制作用，可少量多次饮水。静注后最好卧床3小时以上，起床时宜缓慢。用药后不宜从事驾驶、操作机器或高空作业等。

3. 向患者宣传精神药品的危害性。本类药物大多数属于二类精神药品，长期大剂量应用可产生精神依赖性。

二、正确的用量和用法

1. 地西泮口服吸收快而完全，肌注吸收慢且不规则。需快速发挥疗效时应口服。静脉注射时最好用原溶液直接注射，因其几乎不溶于水，不宜用注射用水、生理盐水、5% 及 10% 葡萄糖注射液稀释。

2. 本类药物静脉注射速度应缓慢，以免引起呼吸和循环抑制。地西泮每分钟不宜超过 5mg，抗惊厥时重复使用宜间隔 15 分钟。

执考真题再现

地西泮止痉重复使用需要间隔

A. 10 分钟　　　　B. 15 分钟　　　　C. 20 分钟　　　　D. 25 分钟　　　　E. 30 分钟

3. 地西泮注射液刺激性强，宜选用较细的针头和较粗的血管注射，每次给药应更换穿刺静脉，静注后立刻用少量生理盐水冲洗静脉，避免药液漏出血管外。如用药局部疼痛或呈索条状发红，应停止使用该部位，可进行轻柔按摩或热敷。

4. 巴比妥类在注射前应用适量注射用水溶解。

5. 水合氯醛须稀释后口服或采用直肠给药。

6. 本类药物不可长期、大剂量应用，不宜突然停药，以免停药反跳或产生觅药行为、戒断症状。

三、密切观察疗效和不良反应并及时报告和处理

1. 注意监测呼吸、血压、体温变化，做好解救的准备。

（1）巴比妥类急性中毒者　①应及时清除毒物：在 3～5 小时内服药者，用大量 0.9% 氯化钠溶液或用 1:2000～1:5000 的高锰酸钾溶液洗胃；用 10～15g 硫酸钠导泻（禁用硫酸镁）。②加速排泄：静脉滴注碳酸氢钠或乳酸钠以碱化血液和尿液，使巴比妥类解离增多，减少药物吸收；也可用利尿药或甘露醇加速药物排泄；必要时，做血液透析。③支持疗法和对症治疗：以维持呼吸、循环功能。必要时给予兴奋剂和升压药。注意加强护理、保温及预防感染。

（2）苯二氮䓬类过量中毒者　除洗胃、导泻、利尿、促进排泄、对症治疗外，还可用特效拮抗药氟马西尼解救。

2. 长期用药应定期查血象及肝功能。

四、注意药物的相互作用

1. 地西泮不宜和其他药物混合配伍，否则难以溶解。

2. 本类药物不宜与吗啡、乙醇等其他中枢抑制药同用，以免诱发或加剧呼吸和循环抑制。如临床需合用，应减少剂量，并密切监护病人。

本章小结

苯二氮䓬类
（地西泮）
①能抗焦虑、镇静催眠、抗惊厥、抗癫痫、中枢性肌肉松弛。是焦虑症、惊厥、癫痫持续状态的首选药
②作用机制与激动苯二氮䓬受体、增强 GABA 能神经的功能有关
③安全范围大，主要不良反应有中枢神经系统反应、耐受性、成瘾性等，不宜长期应用
④静脉注射速度应缓慢，每分钟不宜超过 5mg，抗惊厥时重复使用宜间隔 15 分钟
⑤中毒时，可用氟马西尼解救

巴比妥类
①随着剂量增加，依次表现为镇静、催眠、抗惊厥、麻醉作用。主要用于抗惊厥、抗癫痫、麻醉前给药；硫喷妥钠可用于静脉麻醉和诱导麻醉
②不良反应：后遗效应、耐受性、成瘾性、急性中毒等
③急性中毒的解救：清除毒物（硫酸钠导泻）、加速排泄（碱化血液和尿液）、对症和支持治疗等

其他类
水合氯醛
①催眠作用强而确切、使人入睡快、引起近似生理性睡眠，用于其他催眠药无效的顽固性失眠；大剂量用于抗惊厥
②常稀释后口服或采用直肠给药
佐匹克隆：新型催眠药，高效、低毒、依赖性低，用于各种失眠症

思 考 题

1. 地西泮和巴比妥类的作用有哪些异同点？

2. 患者张某，服用大量巴比妥类药物，出现昏迷，被家属送往医院进行抢救。医生开具处方如下：立即以 1∶5000 高锰酸钾溶液洗胃，洗胃后注入硫酸钠 20~30g；静脉滴注 5% 碳酸氢钠 200ml，静注速尿 20~40mg。请分析该处方为什么静脉滴注 5% 碳酸氢钠？

第十二章　抗癫痫药

■ 知识要点

1. 熟悉苯妥英钠的作用、用途、不良反应和用药护理。
2. 了解其他抗癫痫药的作用特点和用途。

癫痫是由大脑局部神经元异常高频放电，并向周围正常脑组织扩散，而引起的大脑功能失调综合征，由于病变部位不同，临床表现为不同程度的感觉、意识、精神、行为及自主神经等功能障碍。具有突发性、暂时性和反复性的特点。因病因尚不明了，目前主要采用药物治疗。

知识链接

癫痫类型及其表现

临床根据癫痫发作时症状的不同，可分为：

1. 全身性发作　①大发作（全身强直 - 阵挛性发作）：较常见，发作时患者突然意识丧失，全身肌肉强直性痉挛，而后转为阵挛性抽搐，面色发绀、口吐白沫，持续数分钟后患者清醒或进入沉睡状态，醒后对发作过程毫无记忆。②癫痫持续状态：一次大发作之后意识尚未恢复，又发作一次，反复抽搐，间歇期意识无好转超过30分钟，或一次发作持续30分钟以上，病人进入持续昏迷状态，若不及时抢救可危及生命。③小发作（失神性发作）：多见于小儿，患者突然短暂意识丧失和动作中断、双目凝视，持续数秒钟或数分钟。

2. 局限性发作　①单纯局限性发作：表现为一侧肢体或面部肌肉抽搐，感觉异常，不影响意识，持续数十秒钟。②精神运动性发作：表现为阵发性意识障碍和精神失常，或无意识地不自主运动，持续数分钟或数日。

第一节　常用抗癫痫药

苯 妥 英 钠

苯妥英钠（phenytoin sodium，大仑丁，dilantin）口服吸收不规则，连续用药 6 ~ 10

天才能达到有效血药浓度，用药个体差异较大。

【药理作用和临床应用】

1. 抗癫痫 苯妥英钠能阻止癫痫病灶异常高频放电及向周围正常脑组织的扩散。是治疗癫痫大发作和单纯局限性发作的首选药，对精神运动性发作也有效，对小发作无效。

2. 抗外周神经痛 对三叉神经痛疗效好，对舌咽神经痛和坐骨神经痛也有一定疗效。

3. 抗心律失常 主要用于强心苷中毒引起的室性心律失常（详见第二十三章第二节）。

【不良反应】

1. 局部刺激 本品呈碱性，对胃肠道刺激性较强，口服可出现恶心、呕吐、食欲减退、腹痛等症状，宜饭后服。静脉注射可发生静脉炎。

2. 牙龈增生 该药部分经唾液分泌排出，刺激胶原组织增生，长期应用可致牙龈增生，多见于青少年，发生率为20%。

3. 神经系统反应 剂量过大可致小脑功能失调，表现为眼球震颤、眩晕、复视、共济失调；严重者可致语言障碍、精神症状，甚至昏睡、昏迷等中毒性脑病症状。

4. 造血系统反应 长期用药因抑制二氢叶酸还原酶而致巨幼红细胞性贫血，可用亚叶酸钙来治疗。少数患者可出现粒细胞减少、血小板减少、再生障碍性贫血等。

5. 变态反应 出现药热、皮疹等，偶见剥脱性皮炎、肝损害。

6. 其他 静脉注射过快导致心脏抑制、呼吸抑制和血压下降。本药是药酶诱导剂，可加速维生素D的代谢，长期应用可致低钙血症，成人出现软骨病，儿童则可出现佝偻病样改变。妊娠早期偶致畸胎。

苯巴比妥

苯巴比妥（phenobarbital，鲁米那，lumial）抗癫痫作用起效快，对大发作和癫痫持续状态疗效好。对单纯局限性发作及精神运动性发作也有效，但效果不如卡马西平，对小发作效果差。因中枢抑制作用明显，一般不作为首选。

扑米酮

扑米酮（primidone，去氧苯比妥、扑痫酮）经肝代谢为苯巴比妥和苯乙基丙二酰胺，产生与苯巴比妥相似的抗癫痫作用，主要用于其他药物不能控制的癫痫病人。

有嗜睡、镇静、眩晕和共济失调等不良反应，偶可发生巨幼红细胞性贫血、白细胞减少和血小板减少。

乙琥胺

乙琥胺（ethosuximide）对癫痫小发作疗效好，是防治小发作的首选药。对其他类型癫痫无效。

副作用和耐受性较其他药物少，不良反应主要有食欲不振、恶心、呕吐、头晕、困倦、嗜睡等。偶见粒细胞减少、骨髓抑制等。

丙 戊 酸 钠

丙戊酸钠（sodium valproate）是广谱抗癫痫药，对各类型癫痫有效。对大发作疗效不及苯妥英钠和苯巴比妥，但当后两者无效时，用本药仍有效。对精神运动性发作和单纯局限性发作与卡马西平相似。对小发作疗效优于乙琥胺，但因有肝脏毒性，故不作为首选药。

常见不良反应有恶心、呕吐、食欲减退等，少数人有无力、嗜睡、共济失调、躁动不安、震颤等。用药期间可出现肝功能异常，严重者可发生肝功能损害。

卡 马 西 平

卡马西平（carbamazepine，酰胺咪嗪）是安全、有效、广谱的抗癫痫药，对精神运动性发作疗效好，为首选药；对大发作和单纯局限性发作也有效；对小发作疗效差。对三叉神经痛的疗效优于苯妥英钠。还有抗躁狂和抗抑郁作用，对锂盐无效的躁狂症及抑郁症有效，还可改善癫痫病人的精神症状。

常见恶心、呕吐、头晕、视力模糊、复视、共济失调、手指震颤等不良反应。也可见皮疹、心血管反应，无需中断治疗，1周左右自行消退。偶见严重反应，如血小板减少、粒细胞缺乏、再生障碍性贫血、肝损害等。

第二节 抗癫痫药的应用原则

1. 药物的选择 药物的选择主要是依据癫痫发作的类型，其次要考虑药物不良反应及病人具体情况。1年内发作1~2次者可不用药。

表 12 – 1 癫痫的类型及药物的选择

发作类型	药物选择
大发作	苯妥英钠、苯巴比妥、卡马西平、丙戊酸钠
癫痫持续状态	地西泮、苯巴比妥、苯妥英钠
单纯局限性发作	卡马西平、苯妥英钠、苯巴比妥
精神运动性发作	卡马西平、丙戊酸钠、苯妥英钠、苯巴比妥
小发作	乙琥胺、丙戊酸钠、苯二氮䓬类

2. 剂量个体化 抗癫痫药血药浓度个体差异大，剂量要个体化，应从小剂量开始逐渐增加剂量，直至控制发作而不引起严重不良反应为止。有些药物达到稳态浓度需经数日，故剂量增加不能太快，可1周调整1次剂量。

3. 合理用药 对在夜间发作的病人，可在睡前顿服，或晚饭后和睡前两次分服。用一种药有效就不用两种药，如需合用，应适当调整剂量。抗癫痫药停用或改换药物时，一定要逐渐减少原药剂量，同时逐渐添加换用的药。切不可突然换药或停药，否则可加重癫痫发作甚至引起癫痫持续状态。

4. 长期用药 本类药物无根治作用，必须长期服用才能减少复发。治疗越早效果越好，待症状完全控制后，仍需维持用药 2~3 年再逐渐停药。一般大发作减药至少需要 1 年左右，小发作需要 6 个月左右。

5. 定期检查 应定期做血象及肝功能等检查，及时发现中毒反应，以便采取相应措施。

执考真题再现

1. 下列哪项不符合癫痫药物治疗原则
   A. 大剂量开始
   B. 单一用药无效者可联合用药
   C. 达疗效后继续正规用药
   D. 连续 3 年无发作后可缓慢减量
   E. 以小剂量维持后停药

2. 一名青少年女性癫痫患者使用苯妥英钠和卡马西平进行治疗，她询问护士有关结婚生子的问题。护士回答最恰当的是
   A. 在癫痫治愈之前不要考虑要孩子的问题
   B. 你的孩子不一定存在癫痫的危险
   C. 如果你打算要孩子，请医生为你换药
   D. 癫痫妇女一般很难受孕
   E. 停药后才能怀孕

第三节 抗癫痫药的用药护理

一、用药前进行护理评估及用药护理宣教

1. 了解患者用药史、身体状况、是否有过敏史。有精神病史、心血管严重疾患、肝肾功能不全的患者以及妊娠期和哺乳期女性、老人、小儿等慎用，妊娠早期禁用苯妥英钠。

2. 向病人和家属说明药物治疗对药物剂量、疗程的要求及不规则用药的严重后果，指导患者坚持按时服药，不随意停药或更换其他药物；尽量用同一厂家的产品，避免因生物利用度的差异影响疗效。

3. 指导患者保持口腔清洁卫生，经常按摩牙龈。告知患者，停药 3~6 个月后牙龈增生可自行消退，消除其顾虑。

4. 建议患者用药期间保证充足的睡眠，避免过度紧张、激烈运动，避免驾驶、高空作业和机械操作，以免发病时发生危险。多食清淡、富含维生素的蔬菜和水果，长期用药可酌情补充维生素 D、四氢叶酸制剂，勿暴饮暴食，忌烟酒。

二、正确的用量和用法

1. 苯妥英钠因有较强的碱性刺激，应在饭后服用或与牛奶同服；不宜肌内注射；静脉注射给药应在心电监护下进行，选较粗大的血管，注射速度宜慢（小于 30mg/min），且不可与其他药物混合注射。

2. 苯妥英钠的血药浓度个体差异大，注意用药剂量的个体化，通过监测血药浓度调整给药剂量。

三、密切观察疗效和不良反应并及时报告和处理

1. 苯妥英钠静脉滴注时，应监测患者血压和心电图，及时调整滴注速度。

2. 注意观察用药后有无皮疹、剥脱性皮炎等，定期检查血常规、肝功能。发现问题，及时停药并报告医师处理。

四、注意药物的相互作用

1. 扑米酮与苯巴比妥是同类药物，不宜合用，以免中枢抑制加剧。

2. 苯妥英钠为药酶诱导剂，可降低皮质激素、避孕药、卡马西平等药物的疗效。

3. 苯妥英钠与下列药物合用时，应注意适当减少剂量：保泰松、磺胺类、阿司匹林、苯二氮䓬类、氯霉素、异烟肼等。

▥ 本章小结

抗癫痫药

苯妥英钠
①抗癫痫，是治疗癫痫大发作和局限性发作的首选药；抗外周神经痛，对三叉神经痛疗效好；抗心律失常，主要用于强心苷中毒引起的室性心律失常
②主要不良反应有局部刺激、牙龈增生、神经系统反应、造血系统反应和变态反应等
③提醒患者遵医嘱按时服药，保持口腔清洁卫生，经常按摩牙龈
④静脉注射给药应选较粗大的血管，注射速度宜慢（小于 30mg/min），不与其他药物混合注射。通过监测血药浓度，调整给药剂量

苯巴比妥：对大发作和癫痫持续状态疗效好

乙琥胺：防治癫痫小发作的首选药。对其他类型癫痫无效

丙戊酸钠：广谱抗癫痫药，对各类型癫痫有效。对小发作效优但不首选

卡马西平：是治疗精神运动性发作、三叉神经痛的首选药之一

思 考 题

1. 苯妥英钠因抑制二氢叶酸还原酶，长期应用可导致巨幼红细胞贫血，用什么药治疗？为什么？

2. 治疗各型癫痫如何选药？

第十三章　抗精神失常药

■ 知识要点

1. 掌握氯丙嗪的药理作用、临床应用、不良反应及用药护理。
2. 熟悉碳酸锂、米帕明的作用特点、用途及不良反应。
3. 了解其他抗精神失常药的作用特点和主要用途。

　　精神失常是由多种原因引起的思维、认知、情感和行为等方面异常的精神活动障碍性疾病，常见的精神失常有精神分裂症、躁狂症、抑郁症、焦虑症。治疗这些疾病的药物统称为抗精神失常药。根据临床用途分为抗精神病药、抗躁狂症药、抗抑郁症药、抗焦虑药。

第一节　抗精神病药

　　抗精神分裂症药主要用于治疗精神分裂症，因也能治疗其他精神病的躁狂症状，又称抗精神病药。常用的药物有氯丙嗪、奋乃静、硫利达嗪、氟哌啶醇、五氟利多、氯氮平等。

知识链接

精神分裂症

　　精神分裂症是临床最常见的精神病，主要表现为病人的思维、情感、行为发生异常。根据临床表现分为Ⅰ型和Ⅱ型。

　　Ⅰ型以妄想、幻觉、思维紊乱等阳性症状为主要表现。

　　Ⅱ型以情感淡漠、思维缺乏、主动性缺乏等阴性症状为主要表现。

氯　丙　嗪

　　氯丙嗪（chlorpromazine，冬眠灵，wintermine）是吩噻嗪类的典型代表，也是目前应用最广的抗精神病药物。由于个体差异大，血药浓度可相差 10 倍以上，用药方案应个体化。

【药理作用和临床应用】

氯丙嗪对多巴胺（DA）受体、α受体和M受体有阻断作用，作用广泛。

1. 对中枢神经系统的作用

（1）镇静安定抗精神病　正常人应用氯丙嗪后，表现为镇静、安定、淡漠、注意力不集中、对周围事物不感兴趣、反应迟钝，在安静环境下可诱导入睡，但易唤醒；与巴比妥类不同，加大剂量不引起麻醉。精神病人应用氯丙嗪后，能迅速控制病人的兴奋躁动状态，大剂量连续用药能消除患者的幻觉和妄想等症状。

目前认为，精神分裂症的发生是由脑内多巴胺能神经功能亢进所致。氯丙嗪能阻断中脑－边缘系统和中脑－皮质通路的多巴胺受体，从而发挥抗精神病的作用。

知识链接

脑内 DA 能神经系统及其功能

1. 中脑－皮质通路——与精神活动有关。
2. 中脑－边缘系统通路——与情绪、行为活动有关。
3. 黑质－纹状体通路——与锥体外系运动功能有关。
4. 结节－漏斗通路——与调节内分泌功能有关。

氯丙嗪临床用于治疗精神分裂症，对以幻觉、妄想和精神运动性兴奋为主的急性患者效果显著。但不能根治，需要长期用药，甚至终生治疗。对其他类型精神病伴有的躁狂、幻觉、妄想等症状也有效；对大脑各种器质性疾病引起的躁狂、幻觉、妄想症状也有效。

（2）镇吐　小剂量阻断延髓催吐化学感受区的多巴胺受体，大剂量直接抑制呕吐中枢。可用于药物（强心苷、吗啡等）和疾病（胃肠炎、尿毒症、放射病、恶性肿瘤等）引起的呕吐；对顽固性呃逆也有明显疗效。对晕动病呕吐无效。

（3）对体温的影响　氯丙嗪抑制体温调节中枢，使体温调节失灵，而使体温随环境温度的变化而改变。如配合物理降温，氯丙嗪不但能降低发热者体温，也能降低正常体温。

临床上，氯丙嗪配合物理降温可用于低温麻醉；氯丙嗪与哌替啶、异丙嗪组成冬眠合剂，再配合物理降温，可使患者处于类似变温动物的冬眠状态，即体温低、睡眠深、基础代谢及组织耗氧量低，可增强机体对缺氧的耐受力，减轻机体对伤害刺激的反应。机体这种状态称为"人工冬眠"，有利于机体渡过危险的缺氧缺能阶段，为采取其他抢救措施赢得时间。人工冬眠疗法多用于严重创伤、感染性休克、高热惊厥、高血压危象、大面积烧伤、甲状腺危象等病症的辅助治疗。

（4）协同其他中枢抑制药　氯丙嗪可加强麻醉药、镇静催眠药、镇痛药及乙醇的作用。

2. 对自主神经系统的影响　氯丙嗪阻断α受体，使血管扩张、血压下降，能翻转肾上腺素的升压效应。其虽有降压作用，但因连续用药易产生耐受性，且副作用较多，故不宜用于高血压的治疗。剂量较大时，出现明显的体位性低血压。氯丙嗪还可阻断 M 受体，从而引起口干、便秘、尿潴留、视力模糊等。对自主神经系统的影响是一些不良反应的主要原因。

3. 对内分泌系统的作用 氯丙嗪阻断结节－漏斗通路的多巴胺受体，减少生长激素、促性腺激素和促皮质激素等激素的分泌，增加催乳素释放。

【不良反应】

氯丙嗪的安全范围大，但大剂量长期应用不良反应多。

1. 一般反应 常见嗜睡、困倦、无力、淡漠等中枢抑制症状；口干、便秘、视力模糊等 M 受体阻断症状；鼻塞、血压下降、体位性低血压、反射性心悸等 α 受体阻断症状。本药刺激性较强，静脉注射可发生血栓性静脉炎。

2. 锥体外系反应 常见于长期大剂量应用的情况下：①帕金森综合征：多见于老年患者，表现为肌张力增高、面容呆板、动作延缓、肌震颤、流涎等。②急性肌张力障碍：多见于青少年，常在用药后 1 ~ 5 天出现，表现为舌、面、颈和背部肌肉痉挛，出现强迫性张口、伸舌、斜颈、呼吸运动障碍及吞咽困难。③静坐不能：常见于用药早期，患者坐立不安、反复徘徊。④迟发性运动障碍：为一种特殊而持久的运动障碍，出现口－舌－颊不自主地刻板运动，如吸吮、舔舌、咀嚼等及舞蹈样动作。可能是多巴胺受体长期被阻断，使多巴胺受体数目增加或反馈性促使多巴胺释放增加所致。

3. 精神异常 氯丙嗪自身可引起精神异常，如意识障碍、萎靡、幻觉、妄想、兴奋、躁动、淡漠、抑郁等，应与原有疾病症状加以鉴别，一旦发生应立即停药。

4. 过敏反应 常见皮疹、接触性皮炎等。少数患者也可出现粒细胞缺乏、溶血性贫血、肝损害、黄疸等。

5. 内分泌紊乱 因催乳素分泌增加引起乳房肿大、泌乳；此外，还可导致女性月经延迟、儿童生长发育延缓等。

6. 急性中毒 一次吞服大剂量（1 ~ 2g）可致急性中毒，出现昏睡、血压下降、呼吸抑制、休克、心动过速、心电图异常。

奋乃静（perphenazine，羟哌氯丙嗪）、氟奋乃静（fluphenazine，羟哌氟丙嗪）及三氟拉嗪（trifluoperazine）是吩噻嗪类的哌嗪衍生物，药理作用与氯丙嗪相似，抗精神病作用强而持久、锥体外系反应强、镇静作用弱。对心血管系统、肝脏及造血系统副作用较氯丙嗪轻。奋乃静对慢性精神分裂症的疗效强于氯丙嗪；氟奋乃静和三氟拉嗪适用于精神分裂症偏执型和慢性精神分裂症。

硫 利 达 嗪

硫利达嗪（thioridazine）是吩噻嗪类的哌啶衍生物，效果不如氯丙嗪，锥体外系反应较小、镇静作用较强、降压作用明显，老年患者易于耐受。

泰 尔 登

泰尔登（tardan，氯丙硫蒽，chlorprothixene）是硫杂蒽类抗精神病药。调整情绪、抗焦虑抑郁作用较氯丙嗪强，抗幻觉、妄想作用不及氯丙嗪。主要用于有焦虑、抑郁情绪的精神分裂症、焦虑性神经官能症和更年期抑郁症。不良反应少，锥体外系反应症状较轻。

氟 哌 啶 醇

氟哌啶醇（haloperidol）是第一个合成的丁酰苯类药物，其抗精神病和镇吐作用较氯丙嗪强，无镇静作用。对以幻觉、妄想、兴奋为主要症状的急、慢性精神分裂症均有较好的疗效。锥体外系反应发生率高，对心血管系统和肝脏的不良反应少，有一定的临床使用价值。

氟 哌 利 多

氟哌利多（droperidol）作用与氟哌啶醇相似，作用时间短。主要用于精神分裂症的急性发作。与芬太尼合用，增强镇痛药的作用，可使病人处在痛觉消失、精神恍惚、反应淡漠的特殊麻醉状态，称为神经安定阻滞镇痛术，可用于小型外科手术和特殊检查。其特点是集镇痛、安定、镇吐、抗休克作用于一体。

五 氟 利 多

五氟利多（penfluridol）为口服、长效抗精神分裂症药，疗效与氟哌啶醇相似，一次用药可维持1周。主要用于急、慢性精神分裂症的治疗，特别适用于慢性患者，尤其适合以幻觉、妄想、退缩等症状为主的精神分裂症的维持治疗和巩固治疗。锥体外系反应较常见。

氯 氮 平

氯氮平（clozapine）属苯二氮䓬类新型抗精神病药，疗效与氯丙嗪相似，用药1周内见效。对其他药治疗无效的精神分裂症患者仍有效，临床适用于急、慢性Ⅰ型和Ⅱ型精神分裂症。几乎无锥体外系反应和内分泌系统的不良反应，故可用于锥体外系反应过强的患者。常见不良反应为粒细胞减少，严重时可致粒细胞缺乏。

利 培 酮

利培酮（risperidone）药理作用和临床应用与氯氮平相似。有效剂量小、见效快、用药方便。适用于首发急性患者和慢性患者的治疗，可改善患者的认知功能障碍以及继发的抑郁症状。锥体外系反应轻，易被病人接受。

第二节 抗躁狂症药

躁狂症主要以情绪活动过分高涨、烦躁不安、思维和言语不能自控为特征。其病因尚未彻底阐明，目前认为，在脑内5-羟色胺（5-HT）缺乏的基础上，NA缺少则表现为抑郁，NA 增多则表现为躁狂。目前，临床上躁狂症主要选用抗精神病药和碳酸锂治疗。

碳 酸 锂

【药理作用和临床应用】

碳酸锂（lithium carbonate）是临床常用的抗躁狂症药，治疗量对正常人精神活动无影响。对躁狂症患者和精神分裂症的躁狂、兴奋症状有明显疗效。口服吸收快而完全，显效较慢。

【不良反应】

碳酸锂不良反应多、安全范围窄。用药初期，可见恶心、呕吐、腹痛、腹泻、手颤等；后期有甲状腺肿大、黏液性水肿、体重增加等。减量或停用后可恢复。碳酸锂治疗浓度在 0.75～1.25mmol/L 之间，超过 2mmol/L 出现中毒症状，表现为精神紊乱、共济失调、反射亢进、惊厥甚至昏迷而死亡。

第三节 抗抑郁症药

抑郁症是情感活动过分消极的一种病态表现，如情绪低落、悲观失望、言语减少、思维迟缓、自责自罪，甚至产生自杀企图。其病因尚未彻底阐明，目前认为是脑内 5-HT缺乏，并伴有 NA 不足所致。临床上常用三环类抗抑郁药治疗，以米帕明为代表，其他抗抑郁药见表 13-1。

米 帕 明

米帕明（imipramine，丙米嗪）属三环类抗抑郁药，口服易吸收，2～8 小时达峰值，血浆蛋白结合率约为 70%，以脑、肝、肾分布较多。

【药理作用和临床应用】

1. 抗抑郁 米帕明抑制脑内 NA、5-HT 的重摄取，使两者浓度增加。正常人应用后出现镇静、困倦、乏力、注意力不集中等症状；抑郁症病人应用后，表现情绪高涨、精神振奋的明显抗抑郁作用。

用于各型抑郁症的治疗，对内源性、更年期性抑郁症疗效较好；对反应性抑郁症次之；对精神病的抑郁症状疗效差。也可用于强迫症的治疗及小儿遗尿症，但起效缓慢，在用药 2～3 周后方可起效。

2. 其他 米帕明能阻断 M 受体，产生阿托品样作用。

【不良反应】

常见副作用有口干、便秘、心悸、视物模糊、共济失调、尿潴留等；还可出现多汗、头晕、乏力、体位性低血压、肌肉震颤等；少数人还出现皮疹、粒细胞缺乏等。对心脏有一定毒性，可导致体位性低血压、心律失常。

氟西汀和帕罗西汀

氟西汀（fluoxetine）和帕罗西汀（paroxetine）为强效 5-HT 摄取抑制剂，比抑制

NA 摄取作用强 200 倍。对抑郁症的疗效与三环类抗抑郁药相当。氟西汀对强迫症、厌食症也有效。

不良反应可见恶心、呕吐、头痛头晕、乏力失眠、体重下降、厌食、震颤、惊厥等。帕罗西汀的抗胆碱、对心脏的影响和镇静等副作用较轻。

表 13 - 1　常用抗抑郁药作用比较

药物	抗胆碱	镇静	不良反应
丙米嗪（imipramine）	+ +	+ +	+ + +
多塞平（doxepin）	+ + +	+ + +	+ + +
阿米替林（amitriptyline）	+ + +	+ + +	+ + + +
地昔帕明（desipramine）	+	+	+ +
马普替林（maprotiline）	+ +	+ +	+ +

第四节　抗精神病药的用药护理

一、用药前进行护理评估及用药护理宣教

1. 了解病人病史及过敏史，再次确认有否禁忌证和慎用情况。有癫痫或惊厥病史、严重心血管疾病、严重肝肾疾病、青光眼、乳腺增生、乳腺癌、过敏症的患者不宜使用氯丙嗪；器质性脑病患者、孕妇、哺乳期妇女、老年人、前列腺增生患者等应尽量避免使用氯丙嗪。甲状腺功能低下、糖尿病、脑损伤、帕金森病、严重脱水、尿潴留等患者禁用碳酸锂。青光眼、前列腺肥大、心血管病患者禁用丙米嗪。

2. 为患者及其家属提供足够的用药基本知识。告知患者，抗精神病药的使用是长期的，应严格遵医嘱服药，如果漏服，下次服药时不应加倍，不可随意增减药量或停药。注射或大剂量口服氯丙嗪后应卧床休息 1～2 小时，避免热水浴或淋浴，以免晕厥。用氯丙嗪期间不宜饮酒和含乙醇的饮料，宜小量多次饮水，多食蔬菜水果及易消化、富含粗纤维的食物，防止发生尿潴留及便秘。避免从事驾驶、机械操作及高空作业。应用氯丙嗪后尿液可呈粉红色或棕色，不用担心。用锂盐期间，每日饮水 2000ml 以上，食盐摄入量每日不少于 3g。

二、正确的用量和用法

1. 氯丙嗪治疗精神病宜从小剂量开始，拒服药者可缓慢静脉注射。

2. 每次发药后，确定患者将药物全部服下方可离开，防止患者藏药、吐药或与其他患者换药。

3. 氯丙嗪碱性刺激性强，口服时可与食物或牛奶同服；肌肉注射宜深部注射且要常更换部位；静脉注射用葡萄糖溶液或生理盐水稀释后缓慢注射；不宜与其他药物合用注射。冬眠合剂要现用现配。

4. 碳酸锂的给药剂量应依据血药浓度的监测结果及时调整，当血锂浓度高至1.6mmol/L 时应立即减量或停药。

三、密切观察疗效和不良反应并及时报告和处理

1. 用氯丙嗪期间应注意观测患者的立位及卧位血压、脉搏、肝肾功能、眼科及日常反应等。如出现严重低血压、眼压升高、定向力障碍、不语不动、排尿困难等症状均须立即报告医生。出现体位性低血压时须用去甲肾上腺素抢救，不用肾上腺素；出现帕金森综合征、急性肌张力障碍和静坐不能时，可用中枢抗胆碱药对抗；出现迟发性运动障碍时，宜早停药。

2. 用氯丙嗪后，应注意炎热环境中的通风散热，防止体温升高或中暑；注意患者在进食、喂饲或鼻饲时是否顺畅，防止发生噎食窒息。

3. 锂盐不良反应较多、安全范围较窄，用药期间应注意观察患者有无锂中毒的前驱症状。发现意识障碍、昏迷、肌张力增高、深反射亢进、共济失调等中枢神经症状应立即停药，并报告医生；备好 0.9% 氯化钠注射液，以静脉注射加速锂的排泄。

4. 对长期用丙米嗪的患者，应注意其是否有乏力、感染等现象，定期做白细胞计数。

四、注意药物的相互作用

1. 氯丙嗪可加强中枢抑制药如镇静催眠药、抗组胺药、镇痛药的作用，与肝药酶诱导剂如苯妥英钠、卡马西平等合用可加速氯丙嗪的代谢，合用时应适当调整氯丙嗪的给药剂量。

2. 三环类抗抑郁药应避免与单胺氧化酶抑制剂如异烟肼合用，以免发生严重的高血压、高热和惊厥。

本章小结

抗精神病药 ┤

氯丙嗪 ┤

①抗精神病、镇吐、对体温调节有影响。临床用于治疗精神分裂症、呕吐和顽固性呃逆；低温麻醉和人工冬眠

②对自主神经系统、内分泌系统的影响多表现为不良反应，其中直立性低血压值得注意。注射或大剂量口服氯丙嗪后应卧床休息 1 ~ 2 小时，避免热水浴或淋浴。出现低血压时，用去甲肾上腺素抢救

③特征性不良反应为锥体外系反应（帕金森综合征多见）

④氯丙嗪肌肉注射宜深部注射，静脉注射应稀释后缓慢注射；不宜与其他药物合用注射。冬眠合剂要现用现配

其他抗精神病药：奋乃静、泰尔登、氟哌啶醇、五氟利多、氯氮平

抗躁狂症药　①主要用于治疗躁狂症，对精神分裂症的兴奋、躁狂症状也有效
碳酸锂　　　②不良反应多、安全范围窄，注意定期测定血药浓度。可用 0.9%
　　　　　　　　氯化钠注射液静脉注射加速锂的排泄

抗抑郁症药　①治疗各型抑郁症，对内源性、更年期性抑郁症疗效较好。有阿
米帕明　　　　托品样和心血管系统的不良反应
　　　　　　②注意查血象，防治白细胞减少

思 考 题

1. 氯丙嗪引起的低血压为什么不能用肾上腺素防治？
2. 氯丙嗪降温作用有哪些特点？
3. 患者，男，25岁，精神分裂症急性期。医生为其开具的处方为：盐酸氯丙嗪注射液 10mg×5；用法：50mg 静脉注射，缓慢。请分析此处方是否合理？氯丙嗪静脉注射时应注意哪些？

第十四章 镇痛药

1. 掌握吗啡、哌替啶的药理作用、临床应用、不良反应及用药护理。
2. 熟悉可待因、喷他佐辛、美沙酮的作用特点、用途及不良反应。
3. 了解其他镇痛药的作用特点和主要用途。

镇痛药是作用于中枢神经系统，在不影响患者意识的状态下，能选择性消除或缓解疼痛的一类药物。因反复应用易致躯体依赖性，又称为麻醉性镇痛药。常用的镇痛药可分为3类：阿片生物碱类镇痛药、人工合成镇痛药及其他类。

第一节　阿片生物碱类镇痛药

吗　啡

吗啡（morphine）是阿片中主要的生物碱。

【药理作用】

1. 中枢神经系统

（1）镇痛镇静　吗啡有很强的镇痛作用，对各种疼痛均有效，对慢性持续性钝痛的效力强于间断性锐痛。注射给药（皮下、肌注），15~30分钟起效，药效可维持4~6小时。镇痛的同时有明显的镇静和欣快感，能改善因疼痛引起的恐惧、焦虑、紧张等不良情绪，环境安静时病人易入睡。

吗啡通过激动脑内阿片受体，以激活脑内抗痛系统，阻断痛觉冲动的传导，从而产生强大的中枢性镇痛作用。

知识链接

机体的抗痛系统

目前认为，机体的内源性抗痛系统是由内源性阿片肽、脑啡肽神经元和阿片受体共同组成的。生理状态下，脑啡肽神经元释放内源性阿片肽激动相应的阿片受体，调控痛觉，维持正常痛阈，发挥生理性抗痛作用。

吗啡等外源性阿片受体激动剂，可模拟内源性阿片肽对痛觉的调控作用，产生镇痛作用。

（2）抑制呼吸 治疗量吗啡可抑制呼吸中枢，降低呼吸中枢对 CO_2 的敏感性，使呼吸频率减慢、潮气量降低和肺通气量减少。随着剂量增加，呼吸抑制作用加深，甚至导致呼吸麻痹。

（3）镇咳 吗啡可抑制咳嗽中枢，产生强大的镇咳作用。但因其具成瘾性，故不用于咳嗽的治疗。

（4）其他 吗啡可引起瞳孔缩小，针尖样瞳孔是其中毒特征。作用于延髓催吐化学感受区引起恶心、呕吐。

2. 平滑肌

（1）胃肠道 吗啡可兴奋胃肠道平滑肌和括约肌，使其张力提高、肠道蠕动减慢。同时，抑制胃液、胆汁等消化液的分泌，使食物消化减慢。其中枢抑制作用也使便意迟钝，有止泻作用，但因依赖性而少用。

（2）胆道 吗啡可使胆道括约肌收缩，胆道排空受阻，使胆道内压力提高，甚至引起上腹部不适、胆绞痛。

（3）其他 吗啡可收缩膀胱括约肌，甚至导致排尿困难和尿潴留；可使妊娠末期子宫平滑肌张力降低，并对抗缩宫素对子宫平滑肌的兴奋作用，而使产程延长；大剂量可使支气管平滑肌收缩，甚至诱发或加重哮喘。

3. 心血管系统 吗啡可使中枢交感张力降低，并促进组胺释放，使外周血管扩张，降低外周阻力，可引起体位性低血压。因抑制呼吸，使 CO_2 蓄积，也可扩张脑血管，使颅内压升高。

【临床应用】

1. 镇痛 吗啡对各种疼痛均有效，但因其成瘾性，除癌症剧痛可长期应用外，限用于其他镇痛药无效的急性锐痛，如严重创伤、烧伤、手术等引起的剧痛；对肾绞痛和胆绞痛等内脏绞痛，应与解痉药阿托品等合用；对于心肌梗死引起的剧痛，若血压正常，可用吗啡止痛。

2. 治疗心源性哮喘 心源性哮喘是急性左心衰竭突发急性肺水肿所致，除应用强心苷、氨茶碱和吸氧外，静脉注射吗啡可产生良好的效果，可缓解病人气促和窒息感。

【不良反应】

1. 副作用 治疗量的吗啡可引起眩晕、嗜睡、便秘、呼吸抑制、尿少、排尿困难、恶心、呕吐、胆囊内压力高甚至胆绞痛、体位性低血压等。

2. 耐受性及成瘾性 吗啡属于麻醉药品，长期用药可产生耐受性、成瘾性。成瘾后一旦停药则可出现戒断症状，表现为兴奋、失眠、打哈欠、流涕、精神萎靡、出汗、震颤、呕吐、腹痛、腹泻甚至虚脱等。

3. 急性中毒 应用过量可致急性中毒，表现为昏迷、呼吸深度抑制、瞳孔呈针尖样、严重缺氧、血压下降、抽搐及尿潴留，呼吸麻痹是其致死的主要原因。

可 待 因

可待因（codeine，甲基吗啡）作用与吗啡相似，但较弱，镇痛作用为吗啡的 1/10，镇咳作用为其 1/4，对呼吸抑制较轻，无明显的镇静作用。临床主要用于中等程度疼痛和剧烈干咳。副作用、成瘾性较吗啡轻，但仍属于限制性应用的麻醉药品。

第二节 人工合成镇痛药

哌 替 啶

哌替啶（pethidine，杜冷丁，dolantin）为临床常用的人工合成镇痛药。

【药理作用】

1. 镇痛镇静 镇痛强度相当于吗啡的 1/7～1/10，镇静作用与吗啡相似。皮下或肌内注射约 10 分钟显效，作用持续 2～4 小时。

2. 抑制呼吸 在与吗啡等效镇痛剂量时，抑制呼吸的程度相似，但持续时间短。

3. 对平滑肌的作用 能提高平滑肌和括约肌的张力，但维持时间短，不易引起便秘和尿潴留。大剂量可使支气管平滑肌收缩。对妊娠末期子宫正常收缩无影响，故不延长产程。

【临床应用】

1. 镇痛 首选用于创伤、烧伤、术后、癌症晚期等各种剧痛；用于肾绞痛、胆绞痛时，与阿托品等解痉药合用；用于分娩止痛时，在胎儿 2～4 小时内不能娩出时可考虑使用，以免新生儿呼吸抑制。

知识链接

癌症病人止痛的三阶梯疗法

第一阶梯：轻度疼痛患者，选用解热镇痛抗炎药，如阿司匹林、布洛芬等。

第二阶梯：中度疼痛患者，选用弱效阿片类镇痛药，如可待因、强痛定等。

第三阶梯：重度疼痛患者，选用强效阿片类镇痛药，如吗啡、哌替啶等。

2. 治疗心源性哮喘 替代吗啡治疗心源性哮喘。

3. 麻醉前给药 哌替啶的镇静作用能使病人安静，消除术前恐惧和紧张情绪，减少麻醉药用量及缩短诱导期。

4. 人工冬眠疗法 哌替啶和氯丙嗪、异丙嗪组成冬眠合剂，用于人工冬眠疗法（详见第十三章）。

【不良反应】

1. 副作用 与吗啡相似，但较轻。

2. 耐受性、依赖性 久用可产生耐受性、依赖性，成瘾性比吗啡弱，形成较慢、程度较轻、戒断症状持续时间短，但仍需严格限制使用。

3. 急性中毒 剂量过大时明显抑制呼吸，可出现昏迷、反射性亢进甚至惊厥等。

执考真题再现

需加锁专人保管的药物是

A. 氨茶碱

B. 杜冷丁

C. 硝酸甘油片

D. 盐酸肾上腺素

E. 毒毛旋花子苷 K

二氢埃托啡

二氢埃托啡（dihydroetorphine）是我国研制的强效镇痛药。口服首过消除明显，故采用舌下或肌注。镇痛效应是吗啡的 500～1000 倍，临床主要用于哌替啶、吗啡等无效的各种剧痛、晚期癌痛及慢性顽固性疼痛。不良反应轻，反复应用仍可产生耐受性。

芬 太 尼

芬太尼（fentanyl）是强效、短效阿片受体激动药，镇痛作用较吗啡强约 100 倍。起效快、用量小、维持时间短。可用于各种剧痛，硬膜外或蛛网膜下腔给药可治疗急性术后痛和慢性痛，还用于麻醉辅助用药和静脉复合麻醉；与氟哌利多配合使用，发挥神经安定镇痛术作用。

不良反应有恶心、呕吐、眩晕、胆道括约肌痉挛，大剂量产生明显肌肉僵直。静注过速可致呼吸抑制。反复用药也可产生成瘾性，但较哌替啶和吗啡弱。

美 沙 酮

美沙酮（methadone）口服、注射吸收均好，作用与吗啡相似，镇痛强度与吗啡相当，持续时间较长。可用于创伤、手术及晚期癌症等所致的剧痛；还用于吗啡、海洛因等吸毒成瘾者的脱毒治疗。

不良反应有恶心、呕吐、眩晕、口干，耐受性和成瘾性发生较慢、较弱。戒断症状也较轻。皮下注射有局部刺激性，可致疼痛和硬结。

喷 他 佐 辛

喷他佐辛（pentazocine，镇痛新）是阿片受体的部分激动药，镇痛效力为吗啡的 1/3。呼吸抑制作用为吗啡的 1/2，在剂量超过 30mg 时，呼吸抑制程度不随剂量的增加而加强，故相对较安全，无明显依赖性，已被视为非麻醉药品。胃肠道平滑肌兴奋作用比吗啡弱；对心血管系统的作用与吗啡不同，大剂量可使血压升高、心率加快。可用于各种慢性疼痛。

常见眩晕、镇静、嗜睡等副作用，剂量增大能引起烦躁、幻觉、血压升高、心率加快等，可用纳洛酮对抗。

曲 马 朵

曲马朵（tramadol）镇痛效力与喷他佐辛相当，镇咳效力为可待因的 1/2。治疗量不抑制呼吸，对心血管系统、胃肠道无明显影响。用于中度以上的急、慢性疼痛，如创伤、手术、晚期癌症疼痛等。

不良反应和其他镇痛药相似，偶见恶心、呕吐、眩晕、疲劳等。长期应用也可成瘾。

第三节 其他镇痛药

布 桂 嗪

布桂嗪（bucinnazine，强痛定）镇痛作用为吗啡的 1/3，呼吸抑制和胃肠道反应较轻，起效快。主要用于偏头痛，三叉神经痛以及炎症性、外伤性疼痛，痛经，晚期癌症疼痛，关节痛等。常见恶心、头晕、困倦等神经系统不良反应，停药后即消失，有一定的成瘾性。

延胡索乙素和罗通定

延胡索乙素（tetrahydropalmatine）是中药延胡索所含的生物碱，即消旋四氢帕马丁，其有效成分为左旋体，即罗通定（rotundine）。本类药物具有镇痛、镇静、安定及中枢性肌肉松弛作用。镇痛作用较哌替啶弱，较解热镇痛药强。对慢性持续性钝痛效果好，可治疗胃肠及肝胆系统疾病引起的钝痛、一般性头痛及脑震荡后头痛等，也用于分娩止痛及痛经。

大剂量可抑制呼吸，偶见眩晕、乏力、恶心及锥体外系症状。

第四节 镇痛药的用药护理

一、用药前进行护理评估及用药护理宣教

1. 用药前对患者进行护理评估，了解其疼痛产生的原因和程度，询问既往病史，确认其是否有镇痛药的禁忌证及慎用情况。诊断不明的疼痛、支气管哮喘、肺心病、颅内高压等禁用；哺乳期妇女、新生儿和婴儿等不宜使用；分娩止痛前应评估产妇的产程进展，估计胎儿 2~4 小时内不可能娩出，方可用哌替啶。

2. 向病人及家属讲解麻醉性镇痛药的适应证及用药后的不良反应，防止其滥用。

3. 鼓励患者多饮水、多食蔬菜水果及富含粗纤维的食物，防止便秘；提醒患者用药后 4 ~ 6 小时排尿一次，防止尿潴留；用药期间戒酒、戒烟，以免加深呼吸抑制。

📚 执考真题再现

1. 婴儿神经系统和呼吸中枢发育尚不成熟，选择镇静止惊药时不宜选择
   A. 安定
   B. 吗啡
   C. 苯巴比妥
   D. 异丙嗪
   E. 氯丙嗪

2. 患者，女，41 岁。被自行车把撞伤左上腹，自述心慌、胸闷、腹疼。查体：神志清，面色苍白，血压 90/60mmHg，腹部稍胀，左上腹压疼明显。以腹部闭合性损伤、皮肤挫裂伤收入院。观察期间不正确的做法是
   A. 尽量少搬动患者
   B. 禁饮食
   C. 疼痛剧烈时，及时应用止疼剂
   D. 绝对卧床休息
   E. 随时做好术前准备

3. 患者被汽车撞伤，右上腹剧痛，呼吸 36 次/分，脉搏 100 次/分，血压 90/65mmHg，诊断不明，禁用
   A. 非那根
   B. 安定
   C. 6 - 氨基乙酸
   D. 吗啡
   E. 鲁米那

二、正确的用量和用法

1. 本类药物镇痛作用强，应在明确诊断后再用，以免掩盖症状，延误诊断和治疗。
2. 镇痛药多采用口服、肌内和皮下注射，一般不用静注和静滴。
3. 使用镇痛药缓释片或控释片时，必须整片吞服。
4. 为防止产生耐受性和成瘾性，用药间隔时间不宜过短，至少间隔 4 小时。

三、密切观察疗效和不良反应并及时报告和处理

1. 用吗啡、哌替啶期间，密切检测患者的血压、心率、呼吸、意识及瞳孔大小。婴幼儿及年老体弱者注射给药时应特别注意呼吸，防止出现严重呼吸抑制甚至停止。若发现中毒症状，立即报告医生，积极给予人工呼吸、吸氧等对症支持治疗，备好急救用药，如阿片受体阻断剂纳洛酮、中枢兴奋药尼可刹米等。

2. 注射给药后应卧床，起立时应扶持、宜缓慢，防止发生低血压。

3. 注意观察是否有成瘾的早期症状，如有焦虑、不安、渴望用药等，应报告医生，及时采取戒断措施。

四、注意药物的相互作用

镇痛药一般不可与其他药物配伍。

本章小结

阿片生物
碱类
{
    吗啡
{
①通过激动吗啡受体，对中枢神经系统有镇痛镇静、抑制呼吸、镇咳作用。临床主要用于各种剧痛（不首选）、心源性哮喘

②兴奋平滑肌可导致便秘、尿潴留、胆内压增高；扩张血管引起低血压、颅内压增高

③值得注意的不良反应是耐受性、成瘾性、急性中毒（昏迷、呼吸抑制、瞳孔极度缩小）

④诊断不明的疼痛、支气管哮喘、肺心病、颅内高压、分娩止痛等禁用

⑤中毒急救用药：纳洛酮、尼可刹米
}

可待因：镇痛为吗啡的 1/10，镇咳为其 1/4。临床主要用于中等程度疼痛和剧烈干咳
}

人工合成
镇痛药
{
    哌替啶
{
①主要作用为镇痛镇静、抑制呼吸，对平滑肌作用弱。临床用于镇痛、心源性哮喘、麻醉前给药、人工冬眠

②禁忌证似吗啡，分娩止痛应先评估产妇的产程进展
}

美沙酮：用于各种剧痛及吗啡、海洛因等吸毒成瘾者的脱毒治疗

喷他佐辛：是吗啡受体部分激动剂，用于各种慢性疼痛
}

思 考 题

1. 吗啡为什么用于心源性哮喘？

2. 患者张某，胆结石突发胆绞痛，到医院就诊。医生开具处方如下：盐酸哌替啶注射液 50mg，硫酸阿托品 0.5mg，立即肌内注射。请分析该处方是否合理，为什么？

第十五章 解热镇痛抗炎药

知识要点

1. 掌握阿司匹林的药理作用、临床应用、不良反应及用药护理。
2. 熟悉对乙酰氨基酚、保泰松和吲哚美辛的作用及应用特点。
3. 了解解热镇痛抗炎药的分类及解热、镇痛、抗炎作用的机制。

解热镇痛抗炎药是一类具有解热、镇痛作用，且其中绝大多数还有抗炎、抗风湿作用的药物，它们的化学结构不同于糖皮质激素（甾体激素），故又称非甾体抗炎药。本类药物共同的作用机制是抑制前列腺素（prostaglandin，PG）的生物合成。

第一节 解热镇痛抗炎的基本作用

一、解热

人体正常体温的维持是下丘脑体温调节中枢对产热和散热两个过程精细调节的结果。当病原体及其毒素进入机体，可刺激粒细胞产生并释放内热原，促使 PG 合成。PG 可提高体温调节中枢的调定点，造成机体产热增加、散热减少，引起发热。

解热镇痛药能抑制前列腺素合成酶（COX，前列腺素环氧酶），减少机体内 PG 的合成（图 15-1），增加散热，降低发热者的体温。对正常人的体温无影响。

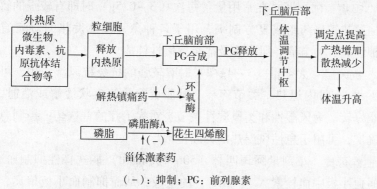

（-）：抑制；PG：前列腺素

图 15-1 发热过程与抗炎药物作用机制示意图

二、镇痛

在组织损伤或发炎时，局部会产生与释放某些致痛化学物质（也是致炎物质），如缓激肽、PG 等。PG 可使痛觉感受器对缓激肽等致痛物质的敏感性提高。本类药物通过抑制 COX，减少外周痛觉感受器 PG 的合成，产生镇痛作用。

解热镇痛抗炎药有中、低等程度镇痛作用，对慢性钝痛如牙痛、头痛、神经痛、关节痛、肌肉痛及痛经等效果良好，对各种严重创伤性剧痛及内脏平滑肌绞痛等锐痛无效，长期应用一般无成瘾性，无呼吸抑制作用，临床应用广泛。

三、抗炎、抗风湿

PG 是参与炎症反应的重要活性物质，不仅能扩张血管、增加血管通透性，导致局部充血、水肿和疼痛，还能协同和增强其他致痛致炎物质（如缓激肽、5 - 羟色胺、白三烯等）的作用，使炎症反应加重。

本类药物除苯胺类外都具有抗炎、抗风湿作用，能显著减轻炎症的红、肿、热、痛等症状，发挥抗炎、抗风湿作用，但无病因治疗作用，也不能完全阻止病程发展及并发症的发生。

第二节 常用解热镇痛抗炎药

根据化学结构的不同，将常用解热镇痛抗炎药分为水杨酸类、苯胺类、吡唑酮类、有机酸类和烯醇酸类等。

一、水杨酸类

阿司匹林

阿司匹林（aspirin）又名乙酰水杨酸。

【药理作用和临床应用】

1. 解热、镇痛 阿司匹林在常用量（每次 0.3 ~ 0.5g）时即有较强的解热、镇痛作用，常与其他解热镇痛药组成复方制剂，用于各种急、慢性发热的对症治疗，缓解牙痛、头痛、神经痛、关节痛、肌肉痛及痛经等慢性钝痛。

2. 抗炎、抗风湿 大剂量（3 ~ 4g/d）时有较强的抗炎抗风湿作用，可使急性风湿热患者于 24 ~ 48 小时内退热，关节疼痛、肿胀、发热等症状缓解或消退，血沉下降，患者主观感觉好转。为风湿性和类风湿性关节炎对症治疗的首选药；控制急性风湿热的疗效迅速而确实，可用于急性风湿热的诊断性治疗。

3. 影响血栓形成 小剂量阿司匹林（50 ~ 100mg/d）能选择性抑制血小板中的 PG 合成酶，妨碍血小板中血栓素 A_2（TXA_2）的生成，从而抑制血小板聚集，阻滞血栓形成，但对前列环素（PGI_2）水平无明显影响。可用于预防心肌梗死和脑血栓形成，治疗缺血性心脏病、缺血性脑血管病、人工心脏瓣膜、动静脉瘘及其他手术后的血栓形成，能降低病死率及再梗死率。

知识链接

阿司匹林的新用途

阿司匹林是一种传统的解热镇痛及抗感冒药。随着科学的发展，近10年来，发现它还有许多新的药理作用。

1. 防治老年性中风和老年痴呆 患者服用阿司匹林，其知觉度每年可恢复17%～20%，且不易复发。对发病率亦有明显影响，据文献报道，可降低30%以上。

2. 增强机体免疫力 科学家指出，阿司匹林能促进免疫分子－干扰素和白细胞介素－1的生成。临床实践证明，阿司匹林不仅具有免疫增强作用，还有抗癌、抗艾滋病作用。

3. 抗衰老作用 阿司匹林可使人体角膜组织保持弹性，这是因为阿司匹林能抑制角膜组织中糖原的生成，故能延缓角膜老化过程。临床研究表明，服用阿司匹林可使白内障的发病率减少50%以上。

此外，阿司匹林还具有抑制前列腺素的副作用和降压保胎等作用。

【不良反应】

1. 胃肠道反应 口服阿司匹林对胃黏膜有直接的酸性刺激，可引起上腹部不适、恶心、呕吐等。较大剂量或长期服用可引起胃溃疡及无痛性胃出血，原有溃疡病者，症状加重。这与本药抑制胃黏膜保护的内源性PG合成有关。

2. 凝血障碍 小剂量阿司匹林即可抑制血小板聚集，使血液不易凝固，延长出血时间。大剂量或长期应用，能抑制凝血酶原的形成，导致凝血障碍。

3. 过敏反应 少数患者用药后可出现荨麻疹、血管神经性水肿、过敏性休克。某些过敏体质的患者服用阿司匹林后可诱发哮喘，称为"阿司匹林哮喘"。可能与白三烯及其他脂氧酶代谢产物合成增加有关。

4. 水杨酸反应（中毒反应） 剂量过大（>5g/d）可导致恶心、呕吐、头痛、眩晕、耳鸣、视力及听力减退等，称为水杨酸反应。这是水杨酸类中毒的表现。严重者可出现高热、脱水、酸碱平衡失调、过度呼吸、精神错乱、昏迷甚至危及生命。

5. 瑞夷综合征 应用于儿童病毒性感染（如流感、水痘、麻疹、流行性腮腺炎等）伴发热时，偶见严重肝功能异常，并出现惊厥、昏迷等急性脑水肿症状。虽少见，但可危及生命。

执考真题再现

"瑞夷综合征"是何药的不良反应

A. 阿司匹林　　　B. 对乙酰氨基酚　　　C. 塞来昔酚　　　D. 双氯芬酸

E. 布洛芬

二、苯胺类

苯胺类包括非那西丁和对乙酰氨基酚，后者是前者在体内的活性代谢物，药理作用相同。因非那西丁毒性较大，已不单独使用，仅作为复方制剂的成分之一。

对乙酰氨基酚

对乙酰氨基酚（acetaminophen）又称扑热息痛。解热作用较强，镇痛作用较弱，几无抗炎、抗风湿作用。临床主要用于退热和镇痛，如感冒发热、头痛、牙痛等及对阿司匹林不能耐受或过敏的患者。

治疗量不良反应少见，偶见过敏反应，如皮疹，严重者伴有药热及黏膜损害。长期、大量用药可致明显肝、肾损害。

 执考真题再现

下列药物几无抗炎作用的是
A. 阿司匹林　　　B. 对乙酰氨基酚　　C. 布洛芬　　　D. 吲哚美辛
E. 双氯芬酸

三、吡唑酮类

吡唑酮类包括氨基比林、保泰松及其活性代谢物羟基保泰松等。氨基比林可引起致死性粒细胞减少，已不单独使用，仅在解热镇痛复方制剂中应用。

保　泰　松

保泰松（phenylbutazone）解热作用较弱，抗炎、抗风湿作用较强。临床主要用于风湿性及类风湿性关节炎、强直性脊柱炎，对上述疾病的急性期疗效较好。较大剂量可减少肾小管对尿酸盐的重吸收，促进尿酸排泄，用于治疗急性痛风。也用于恶性肿瘤及寄生虫引起的发热。

不良反应较多，常见上腹不适、恶心、呕吐、腹泻等胃肠道反应，以及水钠潴留、过敏反应；偶见粒细胞缺乏、血小板减少、再生障碍性贫血及剥脱性皮炎。临床很少单独使用。

四、有机酸类

吲　哚　美　辛

吲哚美辛（indomethacin）口服吸收迅速而完全，是目前最强的 PG 合成酶抑制剂之一。有显著的抗炎、抗风湿、解热、镇痛作用，其抗炎作用比阿司匹林强 10～40 倍。对炎性疼痛效果明显。

　　现主要用于其他药物不能耐受及疗效差的患者，如急性风湿性及类风湿性关节炎、关节强直性脊柱炎、骨关节炎、恶性肿瘤引起的发热及其他难以控制的发热。

　　不良反应多且严重，约20%的患者必须停药。常见胃肠道反应，严重者可有溃疡、出血，偶有穿孔；有头痛、头晕等中枢神经系统反应，偶可诱发精神失常；血液系统反应可见粒细胞减少、血小板减少、再生障碍性贫血等；少数人有皮疹等过敏反应，严重者可引起哮喘，与阿司匹林有交叉过敏反应；长期应用可导致角膜色素沉着及视网膜改变。

布 洛 芬

　　布洛芬（ibuprofen）为苯丙酸的衍生物，抑制COX的作用强度与阿司匹林相似，具有较强的解热、镇痛、抗炎、抗风湿作用。主要用于治疗风湿性及类风湿性关节炎、骨关节炎及一般的解热镇痛。胃肠道反应较轻是其特点，但长期服用仍可诱发消化性溃疡。

吡 罗 昔 康

　　吡罗昔康（piroxicam）属长效、强效镇痛抗炎药。其抑制COX的效力与吲哚美辛相似，对风湿性及类风湿性关节炎的疗效与阿司匹林、吲哚美辛相同。其主要特点为半衰期长（36~45小时）、用药剂量小、不良反应较少。

　　剂量过大或长期服用可致消化性溃疡、出血。

尼 美 舒 利

　　尼美舒利（nimestllide）系新型非甾体抗炎药，具有较强的抗炎、镇痛、解热作用。用于类风湿性关节炎、骨关节炎、痛经、腰腿痛、牙痛、手术后痛及发热等的治疗。

　　耐受性良好，副作用小，偶有胃肠道反应、肝损害。

第三节　解热镇痛抗炎药的用药护理

一、用药前进行护理评估及用药护理宣教

　　1. 用药前对患者进行护理评估，询问病史、过敏史等，确认其有无解热镇痛药的禁忌证和慎用情况。胃肠溃疡、消化道出血、严重肝功能不全、维生素K缺乏症、低凝血酶原症、近期可能接受手术者、12岁以下病毒感染的儿童、产妇和孕妇禁用阿司匹林；哮喘、鼻息肉、慢性荨麻疹及支气管哮喘者慎用阿司匹林。高血压、心功能不全者禁用保泰松。帕金森病、癫痫、精神失常者禁用吲哚美辛。

　　2. 向病人解释热型对于诊断疾病的意义，告知患者不必"逢热即解"。

　　3. 告知患者用药期间应注意休息、多喝水，避免驾驶或操作机器。

　　4. 告知患者用阿司匹林期间不宜饮酒或含乙醇的饮料。

二、正确的用量和用法

　　1. 应用本类药物属对症治疗，不宜大剂量、短间隔用药，疗程不宜超过1周。

2. 本类多数药物宜饭后服用，以减轻胃肠道刺激。

三、密切观察疗效和不良反应并及时报告和处理

1. 用药期间密切观察有无过敏反应、便血、牙龈出血、月经量增多、紫癜及水杨酸反应等，一旦出现应报告医生，立即停药。可选用糖皮质激素和抗组胺药缓解过敏，用维生素 K 防治出血，静脉滴注碳酸氢钠溶液促进水杨酸排泄。

2. 对于胃肠道反应剧烈而难以耐受者，可建议同服抗酸药或改用肠溶阿司匹林片。

四、注意药物的相互作用

1. 阿司匹林不宜与双香豆素类、糖皮质激素类合用，以免诱发溃疡及出血；不宜与磺酰脲类降糖药合用，以免引起低血糖反应。与青霉素、呋塞米、甲氨蝶呤合用时应减少各自的剂量。

2. 解热镇痛抗炎药常被制成复方制剂用于感冒，不同"感冒药"往往针对感冒不同症状设计不同组方，但多含有对乙酰氨基酚、苯海拉明、伪麻黄碱、右美沙芬、咖啡因、金刚烷胺等，故在选用抗感冒药时，应注意了解所含成分，以免重复用药引发中毒。

▉ 本章小结

解热镇痛抗炎药

水杨酸类
①代表药阿司匹林，解热、镇痛、抗炎、抗风湿和抗血栓作用好，用于治疗急性风湿热及预防血栓形成
②不良反应有胃肠道反应、凝血障碍、过敏反应、水杨酸反应、瑞夷综合征
③胃肠溃疡、消化道出血、严重肝功能不全、维生素 K 缺乏症、低凝血酶原症、近期可能接受手术者、12 岁以下病毒感染的儿童、产妇和孕妇禁用
④宜饭后服用；"阿司匹林哮喘"用糖皮质激素和抗组胺药缓解；出血用维生素 K 防治；出现水杨酸反应时静脉滴注碳酸氢钠溶液

苯胺类
①对乙酰氨基酚只有解热、镇痛作用，无抗炎、抗风湿作用
②存在于多种抗感冒复方制剂中，注意避免重复用药，以免引发肝脏损害

吡唑酮类
①保泰松抗炎、抗风湿作用较强，解热、镇痛作用弱
②主要用于风湿性及类风湿性关节炎、强直性脊柱炎

有机酸类
①吲哚美辛具有显著的抗炎、抗风湿作用，用于急性风湿性及类风湿性关节炎。不良反应多且较明显
②布洛芬作用较好，胃肠道反应较轻

思 考 题

1. 比较阿司匹林与吗啡镇痛作用的不同、与氯丙嗪对体温影响的不同。

2. 患者，女，40 岁。两年前曾患上呼吸道感染，未及时治疗，之后双手指间红肿疼痛、不能握拳、肩关节僵硬。现双膝关节肿胀疼痛 6 个月。双手 X 线片见软骨变薄，有缺损，关节间隙变窄；类风湿因子阳性。诊断为类风湿性关节炎。应该采取何种治疗措施，选用何种药物？如何进行用药护理？

第十六章　中枢兴奋药

1. 掌握呼吸中枢兴奋药的作用、用途、不良反应及用药监护。
2. 熟悉咖啡因的作用特点和用途。
3. 了解中枢兴奋药的分类；其他中枢兴奋药的作用特点和主要用途。

中枢兴奋药是一类能作用于中枢神经系统，提高中枢神经功能活动的药物。根据其作用部位的不同，可分为两类：一类是主要兴奋大脑皮层的药物，如咖啡因等；另一类是主要兴奋延髓呼吸中枢的药物，如尼可刹米、洛贝林等。

这类药物的选择性作用是相对的，随着剂量的增加，不仅作用增强，而且作用范围扩大。如尼可刹米主要兴奋延髓呼吸中枢，当用量过大时，可引起整个中枢神经系统广泛兴奋而导致惊厥，长时间的惊厥又会转为衰竭性抑制，表现为难以再兴奋的深度抑制状态。

第一节　主要兴奋大脑皮层的药物

咖　啡　因

咖啡因（caffeine）是从茶叶和咖啡豆中提取的生物碱，现已人工合成。咖啡因难溶于水，临床常用其与苯甲酸钠制成的复盐苯甲酸钠咖啡因（安钠咖）。

【药理作用】

1. 对中枢神经系统的作用　①小剂量（50～200mg）主要兴奋大脑皮层，可使精神振奋、睡意消失、疲劳减轻、思维敏捷、工作效率提高；②较大剂量（250～500mg）可兴奋延髓呼吸中枢和血管运动中枢，使呼吸加深加快，血管收缩、血压升高，当中枢处于抑制状态时作用更为明显；③过量（＞800mg）中毒时引起中枢神经系统广泛兴奋，可导致惊厥。

2. 对心血管系统的作用　对心血管系统具有中枢性和外周性的双重作用。咖啡因可增强心肌收缩力，使心率加快，并直接松弛血管平滑肌，使血管扩张，血压降低；但同时兴奋迷走中枢，使心率减慢，兴奋血管运动中枢，使血管收缩，血压升高。二者相互拮抗，故治疗量时心率和血压无明显变化。咖啡因对脑血管的作用不同于外周血管，可使脑血管收缩，减小搏动幅度。

3. 其他　咖啡因可松弛支气管、胆道及胃肠平滑肌；可刺激胃酸、胃蛋白酶分泌，诱发或加重溃疡；还能增加肾小球滤过率，减少肾小管对 Na^+ 的重吸收，产生利尿作用。

【临床应用】

1. 解除中枢抑制状态　临床主要用于严重传染病及麻醉药、镇静催眠药、抗组胺药等中枢抑制药过量引起的昏睡、呼吸和循环衰竭。

2. 治疗头痛　咖啡因常与解热镇痛抗炎药配伍制成复方制剂，用于一般性头痛；与麦角胺配伍，治疗偏头痛。

【不良反应】

安全范围大，治疗量时不良反应较少。较大剂量可引起激动、不安、失眠、心悸、头痛等。中毒量可因脊髓过度兴奋而导致惊厥。

哌 甲 酯

哌甲酯（methylphenidate）又名利他林。中枢兴奋作用温和，能改善精神活动，解除疲劳感，振奋精神。较大剂量时兴奋呼吸中枢，过量可引起惊厥。

临床主要用于：①中枢抑制药中毒引起的昏睡和呼吸抑制。②儿童多动症：目前是治疗该病的主要药物。儿童多动症是由于脑干网状上行激活系统内多巴胺、去甲肾上腺素、5-羟色胺（5-HT）等神经递质缺乏所致，哌甲酯能促进这类递质的释放，使患儿的多动症状得到控制、注意力集中、学习能力提高。③小儿遗尿症：本药可兴奋大脑皮层，使患儿易被尿意唤醒；④治疗轻度抑郁症、发作性睡病等。

治疗量时不良反应少见，偶有失眠、心悸、焦虑、厌食、口干等；大剂量可引起血压升高、头痛、眩晕，甚至惊厥。久用可产生耐受性和依赖性，影响儿童生长发育。癫痫、高血压患者禁用。

甲 氯 芬 酯

甲氯芬酯（meclofenoxate）又名氯酯醒。主要兴奋大脑皮层，促进脑细胞的新陈代谢，增加葡萄糖的利用，对处于抑制状态的中枢神经系统具有兴奋作用，可使受抑制的中枢神经功能恢复。作用缓慢，需反复用药。

临床用于颅脑外伤后昏迷、脑动脉硬化、新生儿缺氧及中毒引起的意识障碍、儿童精神迟钝、老年性痴呆、小儿遗尿症等。

第二节　主要兴奋延髓呼吸中枢的药物

尼 可 刹 米

尼可刹米（nikethamide）又名可拉明。

【药理作用】

能直接兴奋延髓呼吸中枢，也可通过刺激颈动脉体和主动脉体的化学感受器，反射性地兴奋呼吸中枢，提高呼吸中枢对 CO_2 的敏感性，使呼吸加深加快、通气量增加，当呼吸中枢处于抑制状态时，其兴奋作用更明显。但作用维持时间短，一次静脉注射仅维持 5～10 分钟，需反复、间歇给药。

【临床应用】

主要用于各种原因引起的中枢性呼吸抑制。对肺心病引起的呼吸衰竭及吗啡中毒引起的呼吸抑制效果较好，对吸入麻醉药中毒引起的呼吸抑制次之，对巴比妥类中毒引起的呼吸抑制效果较差。

【不良反应】

作用温和，安全范围较大，治疗量时不良反应少。过量可致血压升高、心动过速、肌肉震颤及僵直、呕吐、出汗，甚至惊厥。

二 甲 弗 林

二甲弗林（dimefline）又名回苏灵。能直接兴奋呼吸中枢，使呼吸加深加快，增加肺换气量。作用比尼可刹米强 100 倍，且作用迅速，但维持时间短。

适用于各种原因引起的中枢性呼吸抑制，尤其对肺性脑病患者有较好的促醒作用。但对吗啡中毒者易诱发惊厥，故不宜使用。

安全性较尼可刹米小，可引起恶心、呕吐等，过量易致肌肉抽搐、惊厥，小儿尤易发生。孕妇禁用。

洛 贝 林

洛贝林（lobelin）又名山梗菜碱，是从山梗菜中提取的生物碱，现已人工合成。洛贝林对呼吸中枢无直接兴奋作用，主要通过刺激颈动脉体和主动脉体的化学感受器，反射性地兴奋呼吸中枢。作用短暂，仅维持数分钟。安全范围大，对脊髓影响小，不易引起惊厥。临床常用于新生儿窒息、小儿感染性疾病引起的呼吸衰竭及一氧化碳中毒等。

用量过大可兴奋迷走中枢，引起心动过缓、房室传导阻滞。中毒量可兴奋交感神经节及肾上腺髓质，导致心动过速，也可引起惊厥。

贝 美 格

贝美格（bemegride）又名美解眠，能直接兴奋呼吸中枢，对巴比妥类及其他镇静催眠药有对抗作用。作用迅速，维持时间短。临床主要用于巴比妥类、水合氯醛等镇静催眠药中毒的解救。用量过大或注射过快易致惊厥。

第三节　中枢兴奋药的用药护理

一、用药前进行护理评估及用药护理宣教

1. 了解患者呼吸抑制的原因和程度，并向病人家属讲明病情的严重程度。本类药物只能用于中枢性呼吸衰竭，对呼吸肌麻痹所致的外周性呼吸衰竭无效，不宜用。

2. 评估患者是否有消化性溃疡、婴幼儿是否伴高热等咖啡因或含咖啡因复方制剂的禁忌证。

3. 向患者及其家属说明本类药物的作用特点和不良反应，使患者及其家属理解应用呼吸中枢兴奋药仅是辅助治疗手段，主要的治疗措施是给氧、人工呼吸，必要时进行气管插管或气管切开。

二、正确的用量和用法

1. 一般限于抢救中枢性呼吸衰竭。急救时交替使用几种中枢兴奋药，须严格控制剂量和用药间隔时间，通常 2~4 小时注射 1 次。

2. 二甲弗林安全范围小，静脉注射需用葡萄糖液稀释后缓慢注射。

三、密切观察疗效和不良反应并及时报告和处理

1. 警惕惊厥　本类药物多数作用时间短，过量易致惊厥，用药期间应密切观察别人用药后的反应，一旦出现烦躁不安、反射亢进、面部及四肢肌肉轻度抽搐等现象，立即报告医师，酌情减量或停药。

2. 惊厥处理　惊厥发作时，可静注地西泮加以控制。

四、注意药物的相互作用

洛贝林、尼可刹米不宜与氨茶碱置于同一容器中静脉滴注，会析出沉淀，使溶液呈现浑浊。

▊ 本章小结

主要兴奋大脑皮层的药物

咖啡因
① 主要兴奋大脑皮层，可振奋精神、减轻疲劳、提高工作效率；中毒时可致惊厥
② 临床主要用于解除中枢抑制状态，配伍治疗一般性头痛、偏头痛

哌甲酯：临床用于中枢抑制药中毒引起的昏睡、呼吸抑制，也用于儿童多动症、小儿遗尿症、轻度抑郁症等

甲氯芬酯：用于颅脑外伤后昏迷、脑动脉硬化、新生儿缺氧及中毒引起的意识障碍、老年性痴呆及儿童精神迟钝等

主要兴奋延髓
呼吸中枢的药物

尼可刹米
①可直接、间接兴奋呼吸中枢
②作用时间短，需反复、间歇给药。作用温和，安全
范围大，过量可致惊厥
③主要用于各种原因引起的中枢性呼吸抑制

二甲弗林
①直接兴奋呼吸中枢，作用强、快，安全范围小，过
量易引起惊厥
②用于各种原因引起的中枢性呼吸抑制，尤其对肺性
脑病患者有较好的促醒作用

洛贝林
①间接兴奋呼吸中枢，安全范围大，不易引起惊厥
②临床常用于新生儿窒息、小儿感染性疾病引起的呼吸
衰竭及一氧化碳中毒

贝美格
①直接兴奋呼吸中枢，用量过大或注射过快易致惊厥
②主要用于巴比妥类等镇静催眠药中毒的解救

思 考 题

1. 简述不同剂量咖啡因的药理作用、用途。

2. 中枢性呼吸衰竭应用中枢兴奋药时应注意些什么？

3. 某患者，男，62 岁，支气管哮喘伴轻度呼吸衰竭。医生开具下列处方：0.25%
氨茶碱 10ml + 尼可刹米注射液 0.75g + 5% 葡萄糖注射液 250ml，静脉滴注。请问该处方
是否合理？为什么？

第十七章　呼吸系统药物

📖 知识要点

1. 掌握可待因、沙丁胺醇、氨茶碱的药理作用、临床应用、不良反应及用药护理。
2. 熟悉特布他林、色甘酸钠、喷托维林、右美沙芬的作用特点及应用。
3. 了解常用祛痰药的作用特点和主要用途。

咳、痰、喘是呼吸系统的常见症状，三者常同时存在并相互影响。治疗呼吸系统疾病时除考虑对因治疗外，常辅以镇咳、祛痰和平喘药等对症治疗。

第一节　平　喘　药

平喘药是用以预防或减轻哮喘发作的药物。按作用环节分为舒张支气管药、抗炎平喘药、抗过敏平喘药。

一、舒张支气管药

(一) 肾上腺素受体激动药

本类药物主要通过激动支气管平滑肌上的 β_2 受体，从而松弛支气管平滑肌，抑制肥大细胞脱颗粒，降低血管通透性而发挥平喘作用。包括非选择性 β 受体激动药和选择性 β_2 受体激动药。

1. 非选择性 β 受体激动药　如肾上腺素、麻黄碱、异丙肾上腺素等。因对 β_1 受体和 β_2 受体选择性低，故有明显的心悸等心血管系统不良反应。

2. 选择性 β_2 受体激动药　对 β_2 受体有强大的兴奋性，对 β_1 受体的亲和力低，治疗量时心血管系统副作用较少。

沙丁胺醇和特布他林

【药理作用和临床应用】

沙丁胺醇（salbutamol）、特布他林（terbutaline）能选择性地激动 β_2 受体，使支气管平滑肌松弛，发挥平喘作用。沙丁胺醇扩张支气管作用的强度与异丙肾上腺素相当，较特布他林略强，作用持续时间较异丙肾上腺素长，是中效 β_2 受体激动药。

用于防治支气管哮喘和喘息性支气管炎。急性发作时多用气雾吸入，预防发作则可口服给药。

气雾剂的使用

支气管哮喘常用的气雾剂按作用分为两类：一是支气管扩张剂，用于控制哮喘急性发作，但无抗炎作用，常用 β_2 受体激动剂如沙丁胺醇（舒喘灵）；二是糖皮质激素类，用于抑制呼吸道的炎症反应，可作为哮喘缓解期的预防发作药，如丙酸倍氯米松（必可酮）。

哮喘患者使用气雾剂的正确过程和方法：摇匀——打开盖子——深呼气——嘴唇包严喷嘴——深吸气同时喷药——憋气 10 秒钟。只要哮喘患者正确掌握了气雾剂的使用方法，并坚持治疗，大多数患者会取得良好的疗效。

【不良反应】
大剂量可见心悸、心动过速、肌肉震颤等。

克 伦 特 罗

克伦特罗（clenbuterol，氨哮素）为强效选择性 β_2 受体激动剂，作用是沙丁胺醇的 100 倍。临床应用及不良反应似沙丁胺醇。

福 莫 特 罗

福莫特罗（formoterol）为新型长效选择性 β_2 受体激动药，作用维持 8~12 小时。主要用于慢性哮喘与慢性阻塞性肺病的预防发作与维持治疗，尤其适用于哮喘夜间发作的患者。不良反应同沙丁胺醇。

执考真题再现

1. 控制轻度哮喘发作首选的药物是
   A. 氨茶碱　　　　B. 青霉素　　　　C. 色甘酸钠　　　　D. 地塞米松
   E. 沙丁胺醇
2. 通过兴奋 β_2 肾上腺素能受体缓解支气管痉挛的药物是
   A. 氨茶碱　　　B. 麻黄素　　　　C. 阿托品　　　　D. 肾上腺素
   E. 沙丁胺醇

（二）茶碱类

茶碱类药物均能松弛支气管平滑肌而平喘，其平喘作用机制包括：①抑制磷酸二酯酶，使 cAMP 降解减慢，使细胞内 cAMP 水平提高；②促进内源性儿茶酚胺释放；③阻断腺苷受体；④干扰气道平滑肌的钙离子转运等。

氨 茶 碱

氨茶碱（aminophylline）为茶碱与二乙胺形成的复盐。

【药理作用和临床应用】

1. 平喘　氨茶碱对气道平滑肌有较强的舒张作用。但作用不如 β_2 受体激动药强，起效较慢，口服用于慢性哮喘的维持治疗及预防急性发作，静脉给药用于哮喘持续状态及 β_2 受体激动药不能控制的严重哮喘。

2. 强心利尿　氨茶碱可增强心肌收缩力，增加心排出量；并能增加肾血流量和肾小球滤过率，抑制肾小管对 Na^+、水的重吸收而产生强心利尿作用。用于急性心功能不全、心源性哮喘等的辅助治疗。

3. 松弛胆道平滑肌　可与镇痛药合用，治疗胆绞痛。

4. 抗炎、抗免疫　氨茶碱能稳定肥大细胞膜，减少致炎物质的释放，并抑制白介素 -5 介导的嗜酸性粒细胞积聚；抑制抗原及致敏 T 细胞的生成。有利于减轻哮喘患者气道的炎症反应。

【不良反应】

1. 胃肠道反应　本品碱性较强，口服后易引起胃肠道刺激症状。

2. 心脏毒性　氨茶碱的安全范围较小，治疗量即可引起心悸等，静脉注射过快或浓度过高，可致严重的心律失常、血压骤降，甚至猝死。

3. 中枢兴奋症状　可出现烦躁不安、失眠等，可使用镇静催眠药对抗。

本类药物还有胆茶碱（choline theophylline）、二羟丙茶碱（diprophylline）、多索茶碱（doxofylline）等，作用及临床应用与氨茶碱相似，但心脏兴奋、胃肠道刺激等不良反应较少。可用于伴有心动过速或不能耐受氨茶碱治疗的哮喘患者。

（三）M 受体阻断药

异丙托溴铵

异丙托溴铵（ipratropium bromide，异丙阿托品）为阿托品的衍生物，与阿托品相比，对支气管平滑肌有较高的选择性，能明显松弛支气管平滑肌，对心血管、腺体、瞳孔的作用弱，故平喘作用较强、全身不良反应少而轻。

临床常气雾吸入，用于防治支气管哮喘及喘息性支气管炎。

二、抗炎平喘药

糖皮质激素

糖皮质激素是抗炎平喘药中作用最强的药物。其抗哮喘的作用机制为：①抗炎、抗免疫作用：抑制过敏反应的多个环节，减少过敏介质的产生，缓解气道的炎症反应；②诱导磷脂酶 A_2 抑制蛋白的产生，使炎性物质合成减少；③抑制 β 肾上腺素受体下调，增强 β 肾上腺素受体的敏感性等。

目前，常用的是吸入型糖皮质激素，如倍氯米松、丙酸氟替卡松、布地奈德、曲安奈德等。具有局部抗炎作用强大、起效较慢、全身不良反应较轻的特点，适用于对糖皮质激素依赖的慢性哮喘患者。对急性哮喘发作及其他药物不能控制的重症哮喘，也可短期使用全身给药的糖皮质激素，如可的松、氢化可的松、地塞米松等。

三、抗过敏平喘药

色 甘 酸 钠

色甘酸钠（cromolyn sodium）能稳定肥大细胞膜，抑制肥大细胞释放由抗原诱发的过敏介质，抑制由各种刺激引起的支气管痉挛，减轻气道高反应性等。本药口服吸收较少，临床常采用粉剂定量雾化器方式吸入。

主要用于预防各型哮喘的发作，对外源性哮喘疗效显著。也可用于过敏性鼻炎、春季角膜炎、结膜炎及溃疡性结肠炎等。

不良反应较少，偶有呛咳、胸闷，甚至诱发哮喘。

酮 替 芬

酮替芬（ketotifen）为口服强效过敏介质阻释剂。不仅能抑制肥大细胞释放过敏介质，还有 H_1 受体阻断作用。对各型支气管哮喘均有预防作用，尤其是对外源性哮喘和儿童哮喘疗效更佳。不良反应有短暂的嗜睡、口干、头晕等。

▮ 执考真题再现

用于预防运动和过敏源诱发的哮喘最有效的药物为

A. 氨茶碱　　　B. 地塞米松　　　C. 色甘酸钠　　　D. 氯苯那敏

E. 沙丁胺醇

第二节　镇 咳 药

咳嗽是机体清除呼吸道内分泌物或异物的保护性反射动作。轻度咳嗽一般不必应用镇咳药；严重咳嗽，尤其是剧烈的无痰干咳，不仅增加患者的痛苦，而且会加剧病情，引起多种并发症。及时合理地应用镇咳药有着积极的治疗意义。

根据镇咳药的作用机制不同，可将其分为中枢性镇咳药和外周性镇咳药。

一、中枢性镇咳药

中枢性镇咳药是指能够直接抑制延髓咳嗽中枢而产生镇咳作用的药物。

（一）依赖性中枢性镇咳药

可 待 因

可待因（codeine，甲基吗啡）能直接抑制延髓咳嗽中枢而产生较强的镇咳作用，镇咳强度约为吗啡的1/4，兼有镇痛作用。适用于各种原因引起的剧烈干咳，对胸膜炎干咳伴有胸痛者尤为适用。

长期应用有躯体依赖性。其他不良反应偶见恶心、呕吐、便秘等。大剂量可引起中枢兴奋。

（二）非依耐性中枢性镇咳药

喷 托 维 林

喷托维林（pentoxyverine，咳必清）能选择性抑制延髓咳嗽中枢，镇咳强度为可待因的1/3；尚有轻度的局部麻醉作用和阿托品样作用，能抑制呼吸道感受器及解除支气管平滑肌痉挛，均有助于镇咳。临床多用于上呼吸道感染引起的干咳、阵咳及小儿百日咳等。

偶有头晕、嗜睡、恶心、腹胀、便秘等不良反应。过量中毒则有中枢抑制作用。

右 美 沙 芬

右美沙芬（dextromethorphan，美沙芬）是目前应用较广的镇咳药，通过直接抑制延髓咳嗽中枢而产生镇咳作用，其镇咳强度与可待因相似。临床主要用于多种原因如上呼吸道感染、急慢性支气管炎、支气管哮喘、咽喉炎等所致的干咳。

偶见头晕、嗜睡、食欲不振、便秘等不良反应。

苯 丙 哌 林

苯丙哌林（benproperine）能直接抑制咳嗽中枢，并能阻断肺 - 迷走反射，镇咳作用强大，比可待因强2~4倍。适用于各种原因如感染、刺激物、过敏等引起的刺激性干咳。

偶见口干、头晕、胃部不适、皮疹等不良反应。

二、外周性镇咳药

外周性镇咳药是指通过抑制咳嗽反射外周途径中任何一个环节而止咳的药物。此类药物镇咳作用方式有以下几方面。

1. 局麻作用 苯佐那酯（benzonatate，退嗽）、那可丁等对呼吸道感受器、肺牵张感受器和支气管黏膜具有麻醉作用，可消除或减弱局部的刺激作用。

2. 缓和性作用 此类药物大多含糖，如甘草流浸膏和糖浆，口服后可减弱对咽黏膜的刺激，促进唾液分泌和吞咽动作，从而缓解咳嗽。

第三节 祛 痰 药

祛痰药是一类能使痰液变稀、黏稠度降低或能促进呼吸道黏膜纤毛运动，使痰液易于咳出的药物。按其作用机制的不同，可分为痰液稀释药和黏痰溶解药两类。

一、痰液稀释药

氯 化 铵

氯化铵（ammonium chloride），为酸性无机盐。

【药理作用和临床应用】

1. 祛痰作用 口服后可刺激胃黏膜引起恶心，从而反射性兴奋迷走神经，使呼吸道腺体分泌增加；少部分药物吸收后经呼吸道黏膜排出，因高渗作用而带出水分。两方面的作用可使痰液变稀而易于咳出。适用于急、慢性支气管炎痰液黏稠不易咳出的患者。

2. 酸化体液、尿液 本药吸收后能酸化血液和尿液，促进碱性药物排泄和纠正代谢性碱中毒。

【不良反应】

大剂量可刺激胃黏膜，引起恶心、呕吐及胃痛等。过量可致高氯性酸中毒。

二、黏痰溶解药

黏痰溶解药是指能破坏痰液中的黏性成分，使痰液液化、黏度降低，易于咳出的药物，详见表17-1。

表 17 -1 黏痰溶解药

药物名称	药理作用及应用	不良反应
乙酰半胱氨酸（acetylcysteine）	断裂痰液中黏蛋白的二硫键，降低痰液黏稠度。适用于大量黏痰、脓痰阻塞气道不易咳出者	有特殊蒜臭味，对呼吸道有刺激性
溴己新（bromhexine）	裂解黏痰中的酸性黏多糖纤维，降低痰液黏稠度。用于急慢性支气管炎、哮喘等有黏痰不易咳出者	偶有胃部不适，消化道溃疡、肝功能不良患者慎用
氨溴索（ambroxol）	裂解痰液中酸性黏多糖，促进黏痰黏度降低，易于咳出。用于痰液黏稠不易咳出、新生儿呼吸窘迫症等	有胃肠道反应，宜饭后服用。孕妇及哺乳期妇女慎用
羧甲司坦（carbocisteine，羧甲半胱氨酸）	作用机理类似乙酰半胱氨酸。适用于呼吸道炎症引起的痰液黏稠不易咳出者	偶有头晕、恶心、胃部不适，消化道溃疡者慎用

第四节　呼吸系统药物的用药护理

一、用药前进行护理评估及用药护理宣教

1. 用药前对患者进行护理评估，再次确认有无禁忌证及慎用情况。如青光眼、心功能不全伴有肺淤血、痰多者及孕妇禁用或慎用镇咳药喷托维林等；心功能不全、高血压、甲状腺功能亢进症患者禁用或慎用平喘药沙丁胺醇；消化道溃疡者慎用化痰药溴己新、羧甲司坦等；妊娠早期及婴儿慎用糖皮质激素等。

2. 向哮喘患者介绍哮喘的基本知识，帮助其寻找并尽量避开过敏源。与病人共同制订长期管理和防治计划，指导病人了解药物的名称、剂量、用法、注意事项及防治措施。帮助病人及家属掌握药物吸入技术，嘱哮喘病人随身携带支气管舒张气雾剂。出现哮喘发作先兆时，立即吸入并保持平静，以减轻哮喘的发作。

3. 指导患者在镇咳时尽量选择非成瘾性药；痰多者不宜用中枢性镇咳药，最好合用祛痰药。

二、正确的用量和用法

1. 色甘酸钠用粉剂定量雾化器吸入时、乙酰半胱氨酸用药时，最好同时气雾吸入异丙肾上腺素，可减轻因呼吸道刺激引起的呛咳、胸闷等症状。

2. 苯丙哌林口服时须整片吞服，切勿嚼碎，以免引起口腔麻木。

3. 氨茶碱、氯化铵口服时宜饭后服用。

4. 氨茶碱静脉给药应掌握安全剂量，且须稀释后缓慢注射。每次注射时间不小于 5~10 分钟。

5. 气雾吸入糖皮质激素后，须指导患者立即漱口，减少感染机会。

📖 执考真题再现

1. 氨茶碱通常用于支气管哮喘者，静脉注入此药，能获得显著的缓解。快速静注氨茶碱的主要不良反应有
   A. 口干和皮疹　　　　　　　　B. 耳鸣和高血压
   C. 头痛和眩晕　　　　　　　　D. 红斑和视力模糊
   E. 腹绞痛和腹泻

2. 患者，男，50岁，因支气管哮喘发作到某医院急诊就诊。因护士操作不当，快速静脉推注某药后，患者出现头晕、心悸、心律失常、血压剧降，此类药物可能是
   A. 沙丁胺醇　　　　　　　　　B. 氨茶碱
   C. 异丙阿托品　　　　　　　　D. 地塞米松
   E. 色甘酸钠

三、密切观察疗效和不良反应并及时报告和处理

1. 用氨茶碱期间，应密切关注心率、心律及中枢兴奋性等。

2. 长期用激素类平喘，应注意观察口腔、咽部是否有白色念珠菌感染等迹象。发现感染，立即报告医生停药处理。

四、注意药物的相互作用

1. 祛痰药乙酰半胱氨酸能降低青霉素、四环素、头孢菌素的抗菌效价，应避免合用。

2. 氨茶碱遇酸性药物易产生沉淀。

 本章小结

平喘药
├ 支气管扩张药
│ ├ 选择性 β_2 受体激动药
│ │ ├ ①沙丁胺醇等能选择性激动 β_2 受体，松弛支气管平滑肌
│ │ └ ②用于支气管哮喘和喘息性支气管炎
│ ├ 茶碱类
│ │ ├ ①氨茶碱能平喘、强心、利尿、利胆、抗炎
│ │ ├ ②用于支气管哮喘、喘息性支气管炎、心源性哮喘
│ │ └ ③严重的不良反应为心律失常、惊厥等。静脉给药应掌握安全剂量，稀释后缓慢注射
│ └ M 受体阻断药：异丙托溴铵能松弛支气管平滑肌，可防治支气管哮喘及喘息性支气管炎
├ 抗炎平喘药：糖皮质激素
│ ├ ①倍氯米松等有抗炎、抗过敏、抑制 PG 和 LT 合成、增敏 β_2 受体等作用
│ ├ ②气雾吸入用于哮喘持续状态及顽固性哮喘
│ └ ③用药后及时漱口，避免口腔真菌感染（鹅口疮）
└ 抗过敏平喘药
  ├ 色甘酸钠：能阻止肥大细胞脱颗粒，抑制组胺、白三烯的释放，预防支气管哮喘
  └ 酮替芬：抗炎、抗过敏，预防支气管哮喘

镇咳药：中枢性镇咳药（可待因、右美沙芬、喷托维林、苯丙哌林）
├ ①中枢性镇咳，用于剧烈干咳、刺激性咳嗽等
└ ②痰多者不宜用中枢性镇咳药，最好合用祛痰药

祛痰药
├ 痰液稀释药
│ ├ ①氯化铵口服后，促进呼吸道腺体分泌，稀释痰液
│ └ ②祛痰，酸化体液和尿液
└ 黏痰溶解药
  ├ ①乙酰半胱氨酸能破坏痰液中的黏性成分，使痰液液化，易于咳出
  ├ ②适用于大量黏痰、脓痰阻塞气道不易咳出者
  └ ③应避免与青霉素、四环素、头孢菌素合用

思 考 题

1. 试述氨茶碱的不良反应和应用注意事项。

2. 患儿，男，12岁。反复哮喘 3 年，每次持续数天，经输液（抗生素、激素等）治疗可以缓解，但不能剧烈运动，日常活动受限。查体：身材矮小，胸部饱满，因课间活动突发呼吸困难，紧急送往医院救治。诊断：支气管哮喘急性发作。请问该患者应选用何种药物治疗？同时还应采取哪些措施？

第十八章 消化系统药物

 知识要点

1. 熟悉抗消化性溃疡药、硫酸镁的药理作用、临床应用、不良反应及用药护理。
2. 了解其他消化系统药物的作用特点和用途。

消化系统药物包括助消化药、抗消化性溃疡药、胃肠运动功能调节药等，主要通过调节胃肠功能和影响消化液分泌而发挥疗效。

第一节 助 消 化 药

助消化药多数为消化液中的成分，主要用于消化不良或消化液分泌不足引起的消化功能减弱。常用助消化药的作用、应用、用药护理见表 18 – 1。

表 18 – 1 常用助消化药的作用、应用及用药护理

药名	作用	主要应用	用药护理
稀盐酸 （dilute hydro – chloric acid）	增加胃内酸度，提高胃蛋白酶活性，促进胰液分泌	胃酸缺乏症，如慢性萎缩性胃炎	饭前或水稀释后服用，以免刺激胃黏膜
胃蛋白酶 （pepsin）	分解蛋白质，亦水解多肽	胃蛋白酶缺乏症及食用蛋白质过多引起的消化不良	与稀盐酸同服
胰酶 （pancreatin）	含胰脂肪酶、胰蛋白酶及胰淀粉酶。能消化脂肪、蛋白质及淀粉等	食欲不振，特别适合胰腺疾病引起的消化不良	选用肠溶片
乳酶生 （biofermin）	在肠内分解糖类产生乳酸，抑制腐败菌繁殖，减少发酵和产气	消化不良、肠胀气及小儿消化不良性腹泻	不与抗酸药、抑菌药、吸附剂等合用；服药水温不超过40℃
干酵母 （dried yeast）	含多种 B 族维生素	食欲不振、消化不良和维生素 B 族缺乏症	嚼碎服

第二节　抗消化性溃疡药

消化性溃疡包括胃溃疡和十二指肠溃疡。消化性溃疡的发生与"损伤因素"（胃酸、胃蛋白酶、幽门螺杆菌、非甾体抗炎药等）作用增强，而"防御因素"（黏液 – 黏膜屏障等）作用减弱有关。

目前，治疗消化性溃疡的药物有抗酸药、抑制胃酸分泌药、增强胃黏膜屏障功能药和抗幽门螺杆菌药。

一、抗酸药

抗酸药为弱碱性无机化合物，口服到达胃内，中和胃酸，减少胃酸对溃疡面的刺激和腐蚀，降低胃蛋白酶活性，减弱其分解胃壁蛋白的能力，有利于缓解疼痛，促进溃疡愈合。

理想的抗酸药应作用迅速、持久，不吸收、不产气、不引起便秘或腹泻，对溃疡面和黏膜有保护作用。单一抗酸药很难达到这些目标，故很少单用，常被制成复方制剂，以增强疗效，减少不良反应。常用抗酸药及其作用特点见表 18 – 2。

表 18 – 2　常用抗酸药及作用特点

药物	抗酸特点	保护黏膜	收敛	影响排便	产生 CO_2	碱血症
碳酸氢钠（sodium bicarbonate）	强、快、短	-	-	-	+	+
碳酸钙（calcium carbonate）	强、快、久	-	+	便秘	+	-
氢氧化铝（aluminum hydroxide）	较强、缓慢、持久	+		便秘	-	-
氧化镁（magnesium oxide）	强、慢、久	-		轻泻	-	-
三硅酸镁（magnesium trisilicate）	弱、慢、久	+		轻泻	-	-

二、抑制胃酸分泌药

胃酸是由胃体部壁细胞合成、分泌的。组胺、乙酰胆碱和胃泌素可分别激动壁细胞膜上的 H_2 受体、M_1 受体和胃泌素（G）受体，通过 $H^+ - K^+ - ATP$ 酶（质子泵，H^+ 泵），将 H^+ 从壁细胞内转运至胃腔，增加胃酸分泌。

本类药物通过阻断以上受体和抑制质子泵，达到抑制胃酸分泌的作用（图 18 – 1）。

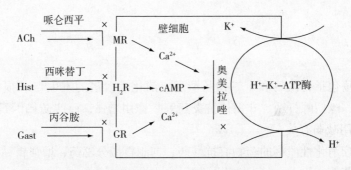

ACh：乙酰胆碱；Hist：组胺；Gast：胃泌素
MR：M 胆碱受体；H₂R：H₂ 受体；GR：胃泌素受体；×：阻断

图 18 - 1 抑制胃酸药的作用机制

（一）H₂ 受体阻断药

本类药物选择性阻断 H₂ 受体，拮抗组胺引起的胃酸分泌增多。常用的有西咪替丁（cimetidine）、雷尼替丁（ranitidine）、法莫替丁（famotidine）等。

西 咪 替 丁

西咪替丁（cimetidine，甲氰咪胍）高度选择性阻断 H₂ 受体，显著抑制胃酸的分泌，也能抑制食物、五肽胃泌素和咖啡因等诱导的胃酸分泌。还能促进胃黏液的分泌，有利于溃疡愈合。主要用于消化性溃疡、反流性食管炎、上消化道出血等，对十二指肠溃疡疗效优于胃溃疡，较大剂量用于治疗卓 - 艾综合征（胃泌素瘤）。

不良反应较多，主要有头痛、失眠、口干、便秘或腹泻、腹胀等。长时间大量服用，偶见转氨酶升高、严重肝损害。有抗雄激素作用，长时间大剂量服用还可引起内分泌紊乱。

雷 尼 替 丁

雷尼替丁（ranitidine，呋喃硝胺）具有速效、高效、长效等特点，抑酸作用强，是西咪替丁的 4 ~ 10 倍，作用持续 12 小时。临床应用与西咪替丁相似，远期疗效优于西咪替丁，且复发率低。不良反应与西咪替丁相似，但较轻，治疗量不引起内分泌紊乱，静注过快可减慢心率。

法 莫 替 丁

法莫替丁（famotidine）为强效、长效 H₂ 受体阻断药，抗酸作用比西咪替丁强 20 ~ 50 倍，作用维持 12 小时。应用及不良反应与西咪替丁相似。

执考真题再现

1. 对肝药酶活性抑制作用较强的是
   A. 雷尼替丁　　　　　　　B. 西咪替丁
   C. 法莫替丁　　　　　　　D. 尼扎替丁
   E. 奥美拉唑
2. 西咪替丁抑制胃酸分泌的机制是
   A. 阻断 H^+-K^+-ATP 酶　　B. 拮抗 H_2 受体
   C. 中和胃酸　　　　　　　D. 加速胃排空
   E. 延缓胃排空

（二）M_1 受体阻断药

哌仑西平和替仑西平

哌仑西平（pirenzepine）能选择性阻断胃壁细胞的 M_1 受体，抑制胃酸及胃蛋白酶分泌。对胰岛素、五肽胃泌素引起的胃酸分泌及基础胃酸分泌抑制作用较强，同时对胃肠道平滑肌有一定程度的解痉作用。临床用于胃、十二指肠溃疡的治疗，与西咪替丁合用可增效。

替仑西平（telenzepine）的作用与临床应用与哌仑西平相似，作用较强、持续时间较长，不良反应少而轻。

（三）胃泌素受体阻断药

丙　谷　胺

丙谷胺（proglumide）的化学结构与胃泌素相似，能竞争性阻断胃泌素受体，抑制胃酸和胃蛋白酶的分泌。同时可促进胃黏膜黏液的合成，增强胃黏膜屏障的作用，促进溃疡愈合。疗效不及 H_2 受体阻断药，常与其他药物合用，治疗胃、十二指肠溃疡和胃炎。

偶有口干、失眠、腹胀等不良反应。

（四）H^+-K^+-ATP 酶抑制药（质子泵抑制剂）

胃黏膜壁细胞的 H^+-K^+-ATP 酶（质子泵）可将 H^+ 泵入胃腔，通过 H^+/K^+ 交换，同时将胃内的 K^+ 转运到胃壁细胞。抑制 H^+-K^+-ATP 酶是抑制胃酸分泌最直接、有效的途径。

奥　美　拉　唑

奥美拉唑（omeprazole）为第一代质子泵抑制剂，能选择性抑制胃壁细胞上的 H^+-K^+-ATP酶，抑制基础胃酸和因各种刺激引起的胃酸分泌，作用强而持久。还可抑制幽门螺杆菌，增加胃黏膜血流量。临床用于胃及十二指肠溃疡、反流性食管炎和卓－艾综合征等。

不良反应较轻，少数患者会出现头痛、头晕、恶心、腹胀、失眠等反应。长期应用持续抑制胃酸分泌，使胃内细菌过度滋生、亚硝酸物质增多。

第二代质子泵抑制剂兰索拉唑（lansoprazole）抑制胃酸分泌及抗幽门螺杆菌作用均优于奥美拉唑，起效更快，用途及不良反应与奥美拉唑相似。

第三代质子泵抑制剂如泮托拉唑（pantoprazole）和雷贝拉唑（rabeprazole）在抗胃酸分泌能力和缓解症状、治愈黏膜损害方面的疗效均优于前两代药物，更加安全，不良反应轻微。

■ 执考真题再现

质子泵阻滞剂的作用机理是
A. 抑制 $H^+ - K^+ - ATP$ 酶
B. 与溃疡面结合形成防酸屏障
C. 可降低基础及刺激后胃酸分泌
D. 阻滞组胺与 H_2 受体相结合
E. 与盐酸作用形成盐和水

三、胃黏膜保护药

硫 糖 铝

硫糖铝（sucralfate）在胃液酸性环境中可聚合成胶冻状的氢氧化铝和硫酸蔗糖，可黏附于胃、十二指肠黏膜表面，与溃疡面的亲和力为正常黏膜的 6 倍，在溃疡表面形成保护屏障，阻止胃酸及胃蛋白酶对胃黏膜的刺激和腐蚀作用。还能抑制胃蛋白酶的活性、增强胃黏液和碳酸氢盐分泌、抑制幽门螺杆菌生长繁殖等，利于溃疡修复和愈合。临床用于胃及十二指肠溃疡、反流性食管炎等。

不良反应较轻，偶有胃肠道反应、皮疹及头晕等，久用可引起便秘。

枸橼酸铋钾

枸橼酸铋钾（bismuth potassium citrate）在酸性环境下形成氧化铋胶体，覆盖于溃疡表面和基底肉芽组织，阻隔胃酸、胃蛋白酶等对溃疡面的刺激和腐蚀；还能抑制胃蛋白酶活性，促进胃黏膜分泌，保护溃疡面，有利于溃疡修复和愈合。并对幽门螺杆菌有抑制作用。临床用于消化性溃疡及慢性胃炎，疗效与 H_2 受体阻断药相当，因兼有胃黏膜保护作用和抗幽门螺杆菌作用，复发率较低。

不良反应较少，可使口腔、舌及大便黑染，服药期间口中有氨味，偶有恶心、呕吐。

给患者进行用药指导时，应告知其服用以下何种药物可引起口腔金属味及舌炎

A. 阿莫西林　　B. 甲硝唑　　C. 黄连素　　D. 呋喃唑酮

E. 次枸橼酸铋

米索前列醇

米索前列醇（misoprostol）是一种合成前列腺素衍生物，能抑制胃酸及胃蛋白酶分泌，增厚胃和十二指肠黏膜的黏液层，增加黏膜血流量，有抑制胃酸分泌和保护胃黏膜的双重作用。临床主要用于胃、十二指肠溃疡，还可用于防治非甾体抗炎药引起的胃溃疡。

不良反应可见恶心、腹泻、腹痛等。

四、抗幽门螺杆菌药

幽门螺杆菌（helicobacter pylori，Hp）能分解黏液，破坏黏膜屏障的保护作用，与消化性溃疡的发生和复发都有密切关系。幽门螺杆菌对多种抗菌药物都非常敏感，但体内单一药物很难达到根除目的，临床多联合用药。常用药物有：①抗菌药物，如阿莫西林、甲硝唑、氨苄西林、呋喃唑酮、左氧氟沙星等；②含铋制剂；③质子泵抑制剂。

目前，临床最常用的方案是以质子泵抑制剂或铋剂为基础加两种抗菌药的三联治疗方案。典型治疗方案是奥美拉唑、克拉霉素、阿莫西林或甲硝唑联用，根除率最高。

1. 慢性胃炎的发病可能与哪种细菌有关

    A. 嗜盐杆菌　　　　　　　　　　B. 空肠弯曲菌

    C. 幽门螺杆菌　　　　　　　　　D. 沙门菌

    E. 大肠埃希菌

2. 慢性胃炎用抗生素治疗主要由于

    A. 有幽门螺杆菌感染　　　　　　B. 有军团菌感染

    C. 有痢疾杆菌感染　　　　　　　D. 有肺炎杆菌感染

    E. 有蛔虫感染

"隐藏"在胃肠中的诺贝尔医学奖（发现幽门螺杆菌Hp）

2005年10月3日，瑞典卡罗林斯卡医学院宣布，因为发现了导致胃炎和胃溃疡的细菌——幽门螺杆菌，澳大利亚科学家巴里·马歇尔和罗宾·沃伦获得2005年诺贝尔生理学或医学奖。

1979年，澳大利亚珀斯皇家医院研究人员沃伦用高倍显微镜在一份胃黏膜活体标本中，意外发现紧贴胃上皮有无数的细菌。后来发现，约50%的患者（多为慢性胃炎患者）胃腔下半部分都附生着这种微小又弯曲的细菌，且发炎部位总是接近十二指肠，沃伦意识到，这种细菌与慢性胃炎等疾病可能密切相关。然而，这项发现与当时的医学理念"胃酸能杀灭吞入胃内的细菌，健康的胃是无菌的"相违背。

他和研究团队对100个肠胃病患者的活组织切片进行研究，为获得证据，还亲自服食培养的细菌进行人体试验，结果都患了胃炎。1982年，他们证明该菌是导致胃炎、胃溃疡和十二指肠溃疡的罪魁祸首。

第三节 止 吐 药

呕吐是由多种因素引起的反射性保护反应。剧烈而持久的呕吐易导致水、电解质紊乱，应给予止吐药缓解症状。临床常用的止吐药有多种，如 H_1 受体阻断药、M 受体阻断药等（详见各有关章节）。本节主要介绍多巴胺（DA）受体阻断药和5-羟色胺(5-HT)受体阻断药。

多潘立酮

多潘立酮（domperidone）能选择性阻断外周 DA 受体，具有胃肠促动和高效止吐作用。可增强食管蠕动和食管下部括约肌张力，防止胃-食管反流；加强胃及肠道上部推动性蠕动，防止十二指肠-胃反流，

主要用于胃排空缓慢导致的功能性消化不良、反流性食管炎、慢性萎缩性胃炎、胆汁反流性胃炎及胃轻瘫等；还可用于多种原因（如偏头痛、颅脑外伤、颅内病灶、食管镜和胃镜检查、食物因素等）引起的恶心、呕吐。对术后、麻醉、肿瘤放化疗引起的呕吐效果较差。

不良反应偶见短暂腹痛、腹泻、口干、乏力等，持续用药可升高血清催乳素水平。

甲氧氯普胺

甲氧氯普胺（metoclopramide）能阻断外周 DA 受体，增强胃肠蠕动，加速胃排空，改善胃肠功能；阻断延髓催吐化学感受区多巴胺受体，产生较强的中枢性止吐作用；阻

断下丘脑 DA 受体，减少催乳素抑制因子释放，有一定的催乳作用。

临床用于慢性功能性消化不良、胆汁反流性胃炎、反流性食管炎及胃轻瘫等的治疗；对肿瘤放化疗、手术及药物等因素引起的呕吐也有效；可用于产后少乳症。

不良反应有嗜睡、疲倦等，大剂量或久用可引起锥体外系反应。

昂 丹 司 琼

昂丹司琼（ondansetron）是 5 – HT 受体阻断药，能选择性抑制 5 – HT 受体，产生强大的止吐作用，临床用于放疗、化疗引起的恶心、呕吐。对晕动病无效。不良反应有疲劳、头痛、便秘等。

同类药还有托烷司琼、格雷司琼、阿扎司琼等。

西 沙 必 利

西沙必利（cisapride）除阻断 DA 受体外，还能阻断 5 – HT 受体，促进食管、胃肠运动，产生强大的止吐作用。临床用于胃肠反流性疾病、功能性消化不良、轻度胃瘫等。

不良反应较少，主要为一过性腹部痉挛、腹痛、腹泻，偶见恶心、头痛。

第四节 泻药和止泻药

一、泻药

泻药是指促使肠内容物易于排出的药物。按作用方式分为容积性泻药、接触性泻药和润滑性泻药 3 类。

（一）容积性泻药

硫 酸 镁

【药理作用及临床应用】

硫酸镁（magnesium sulfate）不同的给药途径，可产生不同的药理作用。

1. 导泻　口服不易被肠道吸收，在肠内形成高渗透压，从而阻止肠内水分的吸收，增加肠容积，刺激肠壁使蠕动增加，产生迅速而强大的导泻作用。临床用于急性便秘、排除肠内毒物及寄生虫、肠道手术前清洁肠道。

2. 利胆　口服高浓度硫酸镁（33%）或用导管将其直接导入十二指肠，能刺激肠黏膜，反射性地松弛胆总管括约肌，使胆囊收缩，促进胆汁和小胆石的排出，产生利胆作用。临床用于慢性胆囊炎、胆石症和阻塞性黄疸。

3. 降压　注射给药后，镁离子可竞争性拮抗 Ca^{2+}，可抑制心脏和松弛血管平滑肌，降低外周阻力，使血压迅速下降。用于治疗妊娠高血压综合征、高血压脑病及高血压危象。

4. 抗惊厥 注射给药后，血 Mg^{2+} 浓度升高，可抑制中枢神经系统，并竞争性拮抗 Ca^{2+} 参与的神经－肌肉接头处乙酰胆碱的释放，使骨骼肌松弛，产生抗惊厥作用。临床多用于妊娠子痫和破伤风所致的惊厥。硫酸镁具有抑制子宫平滑肌收缩的作用，可用于防治早产。

5. 消炎、消肿、止痛 50% 的硫酸镁溶液外用于患处，通过高渗作用，可消除局部炎性水肿、止痛。

【不良反应】

反复口服易导致脱水、电解质紊乱，还可造成盆腔充血。静脉注射过量或过快，可引起镁中毒，表现为肌腱反射消失、血压急剧下降、呼吸抑制等。

硫 酸 钠

硫酸钠（sodium sulfate）导泻作用及用法与硫酸镁相似，作用稍弱，无中枢抑制作用。多用于中枢抑制药中毒时导泻，以加速排除肠内毒物。对肾功能不全者较安全。本药还是钡化合物中毒的特效解毒药，可与钡离子结合成无毒的硫酸钡。

（二）接触性泻药

酚 酞

酚酞（phenolphthalein，果导）在碱性肠液中形成可溶性钠盐，刺激结肠肠壁，加速肠蠕动，产生导泻作用。临床用于慢性便秘。不良反应偶有皮疹、肠炎。

（三）润滑性泻药

液 体 石 蜡

液体石蜡（liquid paraffin）为一种矿物油，在肠内不被吸收，起润滑肠壁、软化粪便的作用。适用于慢性便秘。久用影响脂溶性维生素和钙、磷的吸收。

开 塞 露

开塞露（enema glycerine）为 50% 甘油制剂。注入肛门后，润滑并刺激直肠壁，导泻作用快而温和，适用于轻度便秘，尤其适合儿童及老年患者。

二、止泻药

腹泻是消化系统疾病的常见症状，应以病因治疗为主。剧烈而持久的腹泻，可引起水、电解质紊乱，需适当予止泻药缓解症状。常用止泻药及其主要特点见表 18－3。

表 18－3　常用止泻药及其主要特点

类别	药物	作用	应用	不良反应及注意事项
抑制肠蠕动药	地芬诺酯（diphenoxylate）	人工合成的哌替啶衍生物，抑制肠蠕动并收敛	急、慢性功能性腹泻	长期大剂量服用有成瘾性
	洛哌丁胺（loperamide）	是氟哌啶醇衍生物，止泻作用强、快、久	急、慢性腹泻	较少
收敛和吸附药	双八面体蒙脱石（dioctahedral smectite）	天然蒙脱石提取物。可固定、抑制消化道内病毒、细菌及其毒素；覆盖于消化道黏膜，增强黏膜屏障的防御功能	①急、慢性腹泻，对儿童急性腹泻效果佳；②胃、食管反流性疾病及结肠炎；③功能性结肠病；④肠道菌群失调症	①偶见便秘；②如需服用其他药物，应间隔一段时间
	药用炭（medicinal charcoal）	吸附剂，能吸附肠内气体、毒物	各种腹泻	较少
	鞣酸蛋白（tannalbin）	分解释放鞣酸，凝固、沉淀肠黏膜表面蛋白，减少刺激及炎性渗出，收敛、止泻	各种腹泻	较少
	次碳酸铋（bismuth subcarbonate）	收敛和保护	各种腹泻	较少

第五节　消化系统药物的用药护理

一、用药前进行护理评估及用药护理宣教

1. 用药前询问患者病史及生理状况，确认是否有用药禁忌证。孕妇禁用米索前列醇、泻药；肾功能不全者、老人、幼儿、月经期妇女禁用硫酸镁；心功能不全者禁用硫酸钠导泻；婴儿禁用酚酞导泻。

2. 告知患者：①抗酸药应在餐后 1~2 小时服用，以使作用维持较长时间；避免同时服用奶制品；老年人不宜长期服用氢氧化铝凝胶以免诱发骨质疏松。②H_2 受体拮抗剂应在餐后立即服用；哺乳期用药应停止喂奶。③枸橼酸铋钾服药期间粪便可呈黑色，不用紧张。④奥美拉唑宜空腹服用，以免食物干扰其吸收。⑤习惯性便秘者不宜久用液体石蜡，以免妨碍脂溶性维生素及钙、磷的吸收。

二、正确的用量和用法

1. 硫酸镁导泻时，空腹服药可提高导泻效果，大量饮水可防止脱水等不良反应。
2. 注射硫酸镁，应严格控制剂量和给药速度，保持呼吸频率每分钟多于 12 次。
3. 甲氧氯普胺大剂量或久用可引起锥体外系反应，发现为帕金森症的表现，应立

即告知医生，用苯海索等中枢抗胆碱药对抗。

三、密切观察疗效和不良反应并及时报告和处理

1. 硫酸镁需稀释后缓慢静脉滴注，并严密观察患者的血压、脉搏、膝反射，监测呼吸、尿量，备好钙剂。一旦发生恶心、面部潮红、肌肉无力等中毒反应，应减慢滴速并通知医生，静脉注射钙盐、进行人工呼吸等。

2. 中枢抑制药中毒应选用硫酸钠导泻，硫酸镁可能增强中枢抑制药的作用。

3. 长期用奥美拉唑，应定期检查胃黏膜有无肿瘤样增生。

四、注意药物的相互作用

1. 枸橼酸铋钾、硫糖铝不宜与抗酸剂合用，以免干扰疗效。多潘立酮不宜与抗胆碱药合用，否则疗效降低。

2. 西咪替丁为肝药酶抑制剂，可减慢普萘洛尔、地西泮、苯巴比妥、苯妥英钠等的代谢，也可能减少酮康唑、四环素的吸收；奥美拉唑也是肝药酶抑制剂，可减慢地西泮、苯妥英钠、香豆素类、硝苯地平等的代谢，并能减少四环素及铁剂在肠道中的吸收。合用时注意调整这些药物的剂量，或分开用药。

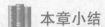 **本章小结**

消化系统药物
- 抗消化性溃疡药
  - 抑制胃酸分泌药
    - ①H$_2$ 受体阻断药：西咪替丁、雷尼替丁、法莫替丁
    - ②M 受体阻断药：哌仑西平
    - ③胃泌素受体阻断药：丙谷胺
    - ④质子泵抑制药：奥美拉唑、兰索拉唑
  - 胃黏膜保护药
    - ①硫糖铝、枸橼酸铋钾不宜与抗酸剂合用
    - ②米索前列醇：孕妇禁用
  - 抗幽门螺杆菌药：阿莫西林、甲硝唑、枸橼酸铋钾、奥美拉唑等
- 容积性泻药
  - ①硫酸镁：口服导泻、利胆；注射抗惊厥、降血压；外用消肿止痛
  - ②孕妇、月经期妇女禁用
  - ③宜空腹服药并大量饮水
  - ④静脉滴注速度应慢，严密观察患者的血压、脉搏、膝反射，监测呼吸、尿量，备好钙剂

思 考 题

1. 患者，女，38 岁。上腹部疼痛 3 年余，时轻时重，无明显诱因，近 10 余天加重，伴"烧心"，饥饿时疼痛明显，饭后缓解，常夜间痛醒。诊断为消化性溃疡。对此患者临床治疗原则是什么？应该选用何种药物？如何进行用药护理？

2. 某孕妇住院保胎期间突然发生惊厥，诊断为妊娠高血压综合征。医生给予硫酸镁静脉滴注进行抢救。滴注过程中患者突然出现头晕、冷汗、呼吸困难。查体：腱反射消失，血压急剧下降，已无法测得。此时应该如何抢救？

第十九章 血液和造血系统药物

1. 掌握铁剂、维生素 K、肝素的作用特点、临床应用、不良反应和用药护理。
2. 熟悉叶酸、维生素 B_{12}、链激酶、尿激酶、垂体后叶素的作用、临床应用、不良反应。
3. 了解抗血小板药、促白细胞增生药、血容量扩充剂、盐类和调节酸碱平衡药的作用和临床应用。

第一节 抗 贫 血 药

贫血是指循环血液中红细胞数量或血红蛋白浓度低于正常值。常见的贫血类型有小细胞低色素性贫血（缺铁性贫血）、巨幼红细胞性贫血和再生障碍性贫血。本节介绍用于小细胞低色素性贫血的铁剂、治疗巨幼红细胞性贫血的维生素 B_{12} 和叶酸等药物。

一、主要治疗小细胞低色素性贫血药

铁 制 剂

常用口服铁剂（chalybeate）有硫酸亚铁（ferrous sulfate）、葡萄糖酸亚铁（ferrous gluconate）、富马酸亚铁（ferrous fumarate）、枸橼酸铁胺（ferric ammonium citrate）和葡聚糖铁（iron dextran）；注射铁剂有右旋糖酐铁和山梨醇铁。

【药理作用和临床应用】

铁是体内红细胞成熟过程中合成血红蛋白的原料。当人体缺铁时，血红蛋白合成减少，红细胞体积缩小，故缺铁性贫血又称小细胞低色素性贫血。

正常人通过从食物中摄取铁即可满足机体的需要，但对于急慢性失血（如月经过多、消化性溃疡和痔疮出血等）患者、铁需要量增加而又补充不足者（如生长发育期的婴儿、儿童、青少年和孕妇等），可补充铁剂以满足机体的需要。

【不良反应】

1. 胃肠道反应　口服铁制剂可刺激胃肠道，引起恶心、呕吐、上腹部不适等。因 Fe^{2+} 与肠腔中的 H_2S 反应生成 FeS，减少了 H_2S 对肠蠕动的刺激，可出现便秘或黑便。

2. 过敏反应　注射用铁剂可引起局部刺激及皮肤潮红、发热、荨麻疹等过敏反应，严重者可发生心悸、血压下降等。

3. 过量中毒　小儿误服铁剂 1g 以上可发生急性中毒，表现为恶心、呕吐、血性腹泻、休克，甚至死亡。

执考真题再现

口服硫酸亚铁必有的副作用是

A. 黑便　　　　B. 便秘

C. 腹泻　　　　D. 恶心

E. 呕吐

二、主要治疗巨幼红细胞性贫血药

叶 酸 类

叶酸（folic acid）属于 B 族维生素，广泛存在于动、植物中，尤以酵母、肝及绿叶蔬菜中含量较多。人体自身不能合成叶酸，必须从食物中摄取获得。

【药理作用和临床应用】

叶酸为机体细胞生长和分裂所必需的物质。叶酸经人体吸收后，在体内被还原为活性的四氢叶酸，作为一碳单位（如 $-CH_3$，$-CHO$，$=CH_2$）的传递体，参与体内嘌呤核苷酸、嘧啶核苷酸的合成，并促进某些氨基酸互变。当叶酸缺乏时，其介导的一碳单位代谢障碍，核苷酸特别是脱氧胸腺嘧啶核苷酸（dTMP）合成受阻，细胞核中 DNA 合成减少，使增殖分裂快速的血细胞发育停滞，形成巨幼红细胞性贫血，并可伴随舌炎、腹泻、消化道上皮增殖受阻症状等。

叶酸主要用于营养性巨幼红细胞性贫血（如营养不良或婴儿期、妊娠期巨幼红细胞性贫血）。对于苯妥英钠、甲氨蝶呤、乙胺嘧啶等叶酸拮抗剂引起的巨幼红细胞性贫血，需用叶酸钙才能奏效。对维生素 B_{12} 缺乏导致的"恶性贫血"，叶酸可辅助纠正异常血象。

【不良反应】

毒性较小，偶见过敏反应。长期大量服用叶酸可出现厌食、恶心、腹胀等胃肠道症状。

维 生 素 B_{12}

维生素 B_{12}（vitamin B_{12}）是一类含钴的水溶性 B 族维生素的统称，因含钴而呈红色，又称红色维生素。须和内因子结合才能在回肠末端被吸收。

【药理作用和临床应用】

维生素 B_{12} 在人体内主要作为辅酶，通过参与 5 - 甲基四氢叶酸的甲基转换，促进叶酸的循环利用。当维生素 B_{12} 缺乏时，叶酸代谢循环受阻，导致巨幼红细胞性贫血。维生素 B_{12} 也辅助甲基丙二酰辅酶 A 代谢为琥珀酰辅酶 A，参与神经髓鞘磷脂的合成。当维生素 B_{12} 缺乏时，影响正常神经髓鞘磷脂的合成，导致神经系统症状。

临床主要用于恶性贫血和其他巨幼红细胞性贫血的治疗，也可作为神经系统疾病（如神经炎、神经萎缩等）、肝脏疾病、白细胞减少症、再生障碍性贫血等的辅助治疗。

【不良反应】

一般无毒性。少数患者可能出现过敏反应，偶见过敏史者休克。

三、其他治疗贫血药

红细胞生成素

红细胞生成素（erythrogenin）是一种糖蛋白激素，临床使用的是 DNA 重组技术合成的重组人红细胞生成素。

本药可作用于骨髓造血细胞，促进红系干细胞增生、分化、成熟，使红细胞数量增加，并能稳定红细胞膜、增强红细胞抗氧化能力。临床主要用于肾性贫血，也用于肿瘤化疗后贫血、早产儿贫血等。

第二节　止血药和抗血栓药

血液中存在凝血与抗凝血、纤溶与抗纤溶两种动态平衡的调节系统，保证了生理条件下血液保持流动状态且不出血。一旦该系统失衡，则可导致出血或血栓形成。

一、止血药

止血药通过影响血液凝固过程的不同环节而起作用。根据其作用机制的不同，分为促进凝血因子生成药、抗纤维蛋白溶解药和作用于血管的止血药 3 类。

（一）促凝血药

维 生 素 K

维生素 K（vitamin K）包括维生素 K_1、K_2、K_3、K_4。其中，K_1、K_2 为脂溶性，在人体内需要溶于脂肪后经胆汁协助才能被吸收；K_3、K_4 为水溶性，不需胆汁协助即可被人体吸收。

【药理作用和临床应用】

1. 促进凝血因子生成　维生素 K 在肝内作为辅酶，参与 Ⅱ、Ⅶ、Ⅸ、Ⅹ 的合成及活化。当维生素 K 缺乏时，内源性凝血过程发生障碍，凝血酶原时间延长，易出血。

维生素 K 主要用于维生素 K 缺乏性的出血，如慢性腹泻、梗阻性黄疸、胆瘘、早产儿及新生儿出血；长期使用香豆素类、水杨酸类、广谱抗菌药引起的出血也可用维生素 K 对抗。

2. 解痉止痛 维生素 K_1、K_3 肌内注射具有解痉止痛的作用，可用于缓解胃肠绞痛、胆绞痛等。

执考真题再现

严重肝病病人手术前，最需要补充的维生素是

A. 维生素 A   B. 维生素 B

C. 维生素 C   D. 维生素 K

E. 维生素 E

【不良反应】

维生素 K_1 静脉注射过快时，可引起皮肤潮红、呼吸困难、血压下降。口服维生素 K_3、K_4 常致胃肠道反应，引起恶心、呕吐等。较大剂量维生素 K_3 可致新生儿、早产儿溶血性贫血、高胆红素血症及黄疸。对红细胞缺乏葡萄糖 -6-磷酸脱氢酶的患者也可诱发急性溶血性贫血。

酚磺乙胺

酚磺乙胺（etamsylate）又名止血敏，能够增加血液中血小板数量，增强其聚集性和黏附性，促进凝血活性物质的释放，加速血液凝固。还可降低血管通透性，减少血浆渗出。

临床上用于防治术中出血过多、血小板减少性紫癜及其他原因引起的出血。

毒性较低，偶见头痛、恶心、皮疹等。

凝 血 酶

凝血酶（thrombin）是从猪、牛血液中提取的，能直接促使血液中的纤维蛋白原转变成难溶性的纤维蛋白而发挥其止血作用。

主要局部应用于创伤、手术、口腔、泌尿道及消化道等部位的出血。

少数人可见过敏反应。

（二）抗纤维蛋白溶解药

氨 甲 苯 酸

氨甲苯酸（aminomethylbenzoic acid）又名止血芳酸、对羧基苄胺，能竞争性抑制纤溶酶原激活因子，使纤溶酶原不能转变为纤溶酶，抑制纤维蛋白的溶解从而止血。

临床主要用于治疗纤溶亢进性的出血，如肺、肝、胰、前列腺、甲状腺、肾上腺、

子宫等的出血。

过量可致血栓，并可能诱发心肌梗死。

氨甲环酸

氨甲环酸（tranexamic acid）又名止血环酸，其止血原理与氨甲苯酸相同，但作用较强，主要用于纤溶亢进性的出血。浓度高时能直接抑制纤溶酶而止血，故亦可局部应用。

静脉注射常见胃肠道反应，如恶心、呕吐、腹泻等症状。静脉给药过快可致体位性低血压、心律失常、惊厥或肝脏损伤。

（三）作用于血管的止血药

垂体后叶素

垂体后叶素（pituitrin）内含缩宫素和加压素（抗利尿激素），能使血管及子宫平滑肌收缩。主要用于抢救肺咯血、肝硬化门静脉高压引起的上消化道出血、产后大出血等；也用于治疗中枢性尿崩症。

 执考真题再现

患者大咯血，首选给予的止血药为

A. 止血敏　　　B. 垂体后叶素

C. 安咯血　　　D. 维生素 K

E. 抗血纤溶芳酸

二、抗血栓药

抗血栓药是一类通过抑制凝血过程、促进纤溶过程不同环节及抗血小板而起作用的药物。

（一）抗凝血药

肝　素

肝素（heparin）最初从哺乳动物的肝脏中获得，故名肝素。现多从猪肠黏膜和猪、牛肺脏中提得。肝素是带大量负电荷的酸性的黏多糖硫酸酯。

【药理作用】

1. 抗凝作用　肝素通过激活抗凝血酶Ⅲ（AT-Ⅲ），使凝血酶、Ⅸa、Ⅹa、ⅪⅠ、ⅫⅠa 等凝血因子灭活，在体内、体外均有效，抗凝作用强。静脉注射后血液凝固时间、凝血酶时间及凝血酶原时间均明显延长，作用可维持 3 小时。

2. 其他 肝素还能抑制血小板凝集、降低血脂、抗炎、抑制血管内膜增生、保护动脉内皮细胞等。

【临床应用】

1. 血栓栓塞性疾病 防治静脉血栓、肺栓塞、心肌梗死、脑梗死、心血管手术及外周静脉术后血栓等。

2. 弥散性血管内凝血（DIC）早期 对于各种原因（如脓毒血症、胎盘早期剥离、恶性肿瘤溶解等）所致的DIC，早期应用肝素，可防止微小血栓形成，避免因纤维蛋白和凝血因子的过量消耗引起继发性出血。

3. 体外抗凝 用于血液透析、心导管检查、心血管手术时体外循环等。

知识链接

血栓形成的机理

1. 心血管内膜损伤　损伤的内膜可激活内源性凝血系统；还可释放组织凝血因子，激活外源性凝血系统；另外，由于内膜变粗糙，使血小板易于聚集。

2. 血流改变　血流变慢和血流产生漩涡等。

3. 血液性质改变　血液凝固性增高，血小板和凝血因子增多。

【不良反应】

1. 自发性出血 过量用药，易引起黏膜出血、关节腔积血和伤口出血等。

2. 其他 偶有过敏反应，如哮喘、荨麻疹、结膜炎和发热等。长期应用肝素可引起脱发、骨质疏松和骨折等。

香豆素类

香豆素类（coumarins）包括华法林（warfarin，又名苄丙酮香豆素）、双香豆素（dicoumarol）、新抗凝（acenocoumarol，又名醋硝香豆素）等。

【药理作用和临床应用】

香豆素类药物结构与维生素K相似，在肝脏中可竞争性拮抗维生素K，从而阻碍依赖于维生素K的凝血因子Ⅱ、Ⅶ、Ⅸ、Ⅹ的合成，产生体内抗凝血作用。对于已经合成的凝血因子无效，体外无抗凝作用。起效慢、维持时间长。

常口服用于防治血栓栓塞性疾病，一般先用肝素，再用香豆素类药物维持。

【不良反应】

过量易引起自发性出血，表现为牙龈出血、皮肤黏膜淤斑、血尿及胃肠道及呼吸和生殖系统的出血症状。

枸橼酸钠

枸橼酸钠（sodium citrate）又称柠檬酸钠，其药物分子中的枸橼酸根可络合血中

Ca^{2+}，使血液中游离的 Ca^{2+} 减少，阻止血液凝固。仅体外有抗凝作用。临床主要用于体外血液保存；输血时每 100ml 全血中加入 2.5% 的枸橼酸钠溶液 10ml，即可防止血液凝固。

大量输血可能引起低钙性抽搐、心功能不全、血压骤降、出血等。

（二）纤维蛋白溶解药

纤维蛋白溶解药简称溶栓药，此类药物可使纤维蛋白溶酶原转变为纤维蛋白溶酶，纤维蛋白溶酶水解纤维蛋白和纤维蛋白原，导致血栓溶解。

链 激 酶

链激酶（streptokinase）又名溶栓酶，是由丙组 β - 溶血性链球菌培养液中提取的一种蛋白质，现已用基因工程方法制备出重组链激酶。

【药理作用和临床应用】

链激酶通过使纤溶酶原激活因子前体物转变成激活因子，促使纤溶酶原转变为纤溶酶，进而水解血栓中的纤维蛋白，产生溶栓作用。

主要用于治疗急性血栓栓塞性疾病，如急性肺栓塞、急性心肌梗死等，对于形成已久的血栓疗效较差。

【不良反应】

过量易引起出血，注射局部也可出现血肿。具有抗原性，能引起过敏反应，出现寒战、发热、头痛等症状。

尿 激 酶

尿激酶（urokinase）是从健康人的尿液中提取的一种蛋白水解酶，可直接激活纤溶酶原使之转变为纤溶酶，发挥溶血栓作用。但尿激酶不引起过敏反应，适用于对链激酶过敏的急性血栓栓塞性疾病患者。

组织型纤溶酶原激活剂

组织型纤溶酶原激活剂（tissue type plasminogen activator）是由人体正常细胞培养获得的一种糖蛋白，也利用 DNA 重组技术合成获得。该药能选择性激活与纤维蛋白结合的纤溶酶原，产生溶栓作用，主要用于治疗肺栓塞和急性心肌梗死。对循环血液中的纤溶酶原激活作用弱，较少引起出血。

（三）抗血小板药

抗血小板药是指对血小板黏附、聚集及释放功能有抑制作用的药物，是防治心、脑急性缺血、梗死以及外周动、静脉血栓栓塞等疾病的常规治疗药物之一。包括影响血小板代谢的药物双嘧达莫、阿司匹林、利多格雷；干扰 ADP 介导的血小板反应的药物噻氯匹定、氯吡格雷；血小板糖蛋白受体拮抗剂以及川芎嗪等。

双嘧达莫

双嘧达莫（dipyridamole）是磷酸二酯酶抑制剂，通过增加血小板中 cAMP 浓度，抑制血小板的聚集和黏附，从而发挥抗栓作用。

双嘧达莫一般与口服抗凝药香豆素、阿司匹林合用，治疗血栓栓塞性疾病。

不良反应常见有胃肠不适，表现为恶心、呕吐及腹泻。此外，还可发生头痛、头晕、颜面潮红，可能与头面部血管扩张有关。过量或快速静脉注射可致血压下降。

阿司匹林

阿司匹林（aspirin）小剂量时可抑制血小板环氧化酶和血栓素 A_2（TXA_2）的合成，从而抑制血小板聚集，发挥抗凝血的作用。

临床上主要用于防治急性心肌梗死、暂时性缺血性中风及急性脑梗死。

噻氯匹定

噻氯匹定（ticlopidine）可选择性抑制 ADP 诱导的血小板聚集而发挥抗凝作用，主要用于预防急性心肌梗死、脑血管缺血症及肢体动脉闭塞性疾病。

常见不良反应为腹泻，可见骨髓抑制，此外有皮疹、红斑、鼻腔出血等。

同类还有氯吡格雷，不良反应较轻。

血小板膜糖蛋白 II_b/III_a 受体阻断药

血小板膜糖蛋白 II_b/III_a 受体（GP II_b/III_a receptor）阻断药有阿昔单抗（abciximab）、拉米非班（lamifiban）、替罗非班（tirofiban）等，是较新的抗血小板聚集药。通过阻断 GP II_b/III_a 受体，可有效抑制各种诱导剂激发的血小板聚集，对血栓形成、血管再闭塞有明显的治疗作用。

第三节　升白细胞药

各种原因如化学治疗、放射性损伤及某些疾病都可导致白细胞减少症，其中以中性粒细胞减少为主，故又称为粒细胞缺乏症。治疗主要是去除病因，同时应用升白细胞药。

升白细胞药除传统的维生素 B_4、肌苷等外，一些细胞因子因具有有效的促进白细胞增生作用而有很好的临床价值。各种升白细胞药见表 19 - 1。

表 19 – 1　升白细胞药

药名	作用和临床应用	不良反应及注意事项
重组人粒细胞 – 巨噬细胞集落刺激因子（rhGM – CSF，沙格司亭）	刺激骨髓粒细胞、单核细胞和 T 细胞的增殖、分化和成熟，间接促进红细胞增生。治疗因放疗、化疗、再生障碍性贫血及药物不良反应所引起的白细胞减少症	发热、皮疹、骨痛、肌痛、腹泻等。也可见心包炎、心力衰竭、呼吸困难等。应单独使用，用药期间应定期检查血象
重组人粒细胞集落刺激因子（G – CSF，非格司亭）	促进中性粒细胞增殖、分化和成熟，并促进中性粒细胞释放入血，且增强其趋化和吞噬功能。治疗因骨髓移植、放疗、化疗所引起的中性粒细胞减少症、先天性中性粒细胞缺乏症及再生障碍性贫血	不良反应较 rhGM – CSF 少和轻
维生素 B$_4$（vitamin B$_4$）	是核酸和某些辅酶的成分，参与 RNA 和 DNA 合成，促进白细胞生成。治疗因放疗、化疗、氯霉素等药物中毒所致的粒细胞减少症	治疗量未见明显不良反应
肌苷（inosin）	在体内转化为肌苷酸及磷酸腺苷，参与蛋白质合成，促进细胞能量代谢，提高多种酶的活性，促进缺氧状态下的细胞代谢。用于白细胞减少症及血小板减少症	口服不良反应较少，可见上腹部不适。静脉注射可引起颜面潮红
鲨肝醇（batylalcohol）	用于放疗、化疗及苯中毒所致的白细胞减少症	大剂量偶见口干、腹泻
升白新（cleistanthin – B）	促进骨髓增生，升高外周白细胞。用于放疗、化疗所致的白细胞减少症。其他升白细胞药物无效时，本药仍有一定作用	长期大剂量应用可致肝、肾损害，应定期检查肝、肾功能

<h2 align="center">第四节　血容量扩充药</h2>

　　当患者因大量失血或大面积烧伤导致血容量降低时，为防止发生休克，应迅速补充血容量。临床上补充血容量一般选择全血或血浆，除此之外，也可适量使用人工合成的血容量扩充药，常用药物为右旋糖酐。

<h3 align="center">右旋糖酐</h3>

　　右旋糖酐（dextran）是一种高分子葡萄糖聚合物。根据其葡萄糖分子数目的不同，分为右旋糖酐 70（中分子量右旋糖酐，分子量约 70000）、右旋糖酐 40（低分子量右旋糖酐，分子量为 40000）和右旋糖酐 10（小分子量右旋糖酐，分子量为 10000）3 种。

【药理作用和临床应用】

　　1. 扩充血容量　右旋糖酐静脉滴注可提高血浆胶体渗透压而扩充血容量。扩容作用，右旋糖酐 70 较强，右旋糖酐 40 次之，右旋糖酐 10 较弱；扩容作用维持时间反之。

主要用于因严重烧伤、手术出血等引起的低血容量性休克。

2. 改善微循环及抗凝 右旋糖酐可阻隔在红细胞、血小板表面，阻滞红细胞、血小板凝集，降低血液黏滞性，可改善微循环，防止血栓形成。以右旋糖酐 40、右旋糖酐 10 作用较好，常用于防治感染性休克、弥散性血管内凝血（DIC）后期、心肌梗死和脑血栓。

🗂 **执考真题再现**

为了改善病人的微循环，应选用的溶液是

A. 5% 葡萄糖溶液　　　　　　　　　B. 0.9% 氯化钠溶液

C. 低分子右旋糖酐　　　　　　　　　D. 10% 葡萄糖溶液

E. 5% 碳酸氢钠

3. 渗透性利尿 右旋糖酐 40 和右旋糖酐 10 因分子量较小，易自肾脏滤过而又不被肾小管重吸收，使小管液渗透压增高，加之扩容后肾血流量增加，呈现出渗透性利尿作用。可用于防治急性肾衰竭。

【不良反应】

偶见过敏反应，表现为发热、荨麻疹、哮喘等。连续应用时，少量较大分子的右旋糖酐蓄积可致凝血障碍和出血。

第五节　血液及造血系统药物的用药护理

一、抗贫血药的用药护理

（一）用药前进行护理评估及用药护理宣教

1. 询问过敏史、既往病史 确认患者有无铁剂的禁忌证，如消化性溃疡、铁剂过敏；是否有维生素 B_{12} 的慎用情况，如低钾血症、充血性心力衰竭等患者，因维生素 B_{12} 可促进 K^+ 进入细胞内，有引发低血钾的可能。

2. 用药宣教

（1）告知患者服用铁剂应坚持 1 个月以上的疗程。

（2）因食物中的铁及口服铁剂多以 Fe^{2+} 形式吸收，告知患者用药期间多摄入富含果糖、维生素 C 等还原性物质的饮食，少进食牛奶等高钙、高磷酸和茶叶等含鞣酸的饮食，以利于铁剂的吸收、利用；平时也多食用含铁量及吸收率都较高的动物性食品（如动物肝脏、血液、瘦肉、蛋黄等）和某些植物性食品（如黄豆、木耳、油菜、荠菜、苋菜等）；多食纤维性食物，以促进排便。

（3）告诉患者大量服用叶酸时可出现黄色尿，停药可消失，不影响治疗。

（二）正确的用量和用法

1. 注意用药方法　口服铁剂应在餐后半小时服用，肠溶片不要研碎或嚼服，以减轻其对胃部的刺激；最好用吸管服用铁的糖浆制剂，服药后立即漱口刷牙，以防牙齿变黑。注射铁剂应深部肌内注射，静脉注射则应在穿刺成功后再将药物注入瓶内，以免形成硬结和导致静脉炎。

2. 防治过量中毒　平时将铁剂放在幼儿不能触及的地方，以免其误服中毒。一旦中毒，立即催吐，用1%的碳酸氢钠洗胃，准备特殊解毒药去铁胺，同时做好抗休克准备。

（三）密切观察疗效和不良反应并及时报告和处理

1. 观察贫血改善情况　观察皮肤黏膜颜色，并向患者及其家属解释定期检查血红蛋白、网织红细胞、血清铁蛋白和血清铁的必要性。

2. 严密防范铁剂引起的过敏性休克　一旦发现过敏，立即报告医生，使用肾上腺素抢救。

（四）注意药物的相互作用

抗酸药、四环素类抗生素等会影响铁剂的吸收，应避免联合应用。

▌执考真题再现

1. 用铁剂治疗贫血时，可同时服用
   A. 牛乳　　　B. 茶水　　　　　C. 咖啡　　　　　D. 钙剂
   E. 维生素 C

2. 治疗贫血，口服铁剂的最佳时间是
   A. 餐前　　　B. 餐时　　　　　C. 餐后　　　　　D. 两餐之间
   E. 随意

3. 10 个月小儿，面黄来诊，诊断为营养性小细胞性贫血。下述处理哪项是不必要的
   A. 设法增进食欲　　　　　　　B. 口服铁剂
   C. 口服维生素 C　　　　　　　D. 肌注维生素 B$_{12}$
   E. 预防发生心功能不全

4. 患者，女，16 岁。诊断为缺铁性贫血入院。护士为其进行饮食指导时，最恰当的饮食组合是
   A. 鱼，咖啡　　　　　　　　　B. 瘦肉，牛奶
   C. 羊肝，橙汁　　　　　　　　D. 鸡蛋，可乐
   E. 豆腐，绿茶

二、止血药的用药护理

（一）用药前进行护理评估及用药护理宣教

1. 询问既往病史、过敏史　确认有无严重肝病、妊娠等维生素 K 禁忌证及 G－6－PD 缺乏等慎用维生素 K 的情况；确认有无过敏等凝血酶禁忌证。

2. 注意避光保存维生素 K　若维生素 K 制剂有油滴析出或分层则不可再用。

3. 凝血酶应临用时配制　因其遇热、酸、碱、重金属盐类及在溶解状态时迅速失活。

（二）正确的用量和用法

1. 静滴维生素 K 时可行遮光，以免失效；对于维生素 K 吸收障碍的患者，常肌内注射给药。

2. 凝血酶限局部外用。凝血酶切勿静脉、肌内或皮下注射，以免引起血栓形成及局部组织坏死

（三）密切观察疗效和不良反应并及时报告和处理

1. 维生素 K_1 静脉注射或滴注时注意滴速并严密监护，如有异常及时调整并报告医生。

2. 观察血液状态。观察有无血栓形成的征象，并向患者及其家属解释定期检查凝血酶时间的必要性。

（四）注意药物的相互作用

维生素 K 不宜与碱性药物配伍使用，以免降低疗效。

三、抗血栓药的用药护理

（一）用药前进行护理评估及用药护理宣教

1. 询问既往病史、用药史和过敏史　确认有否出血倾向、消化性溃疡、严重高血压、术后、先兆流产及产后、肝肾功能不全、过敏等禁忌证。

2. 用药宣教

（1）向患者介绍抗血栓药的目的、可能的不良反应。告知患者观察尿液的色泽、呕吐物的颜色，有无牙龈出血及淤斑、骨痛、眩晕等。出现异常应及时告知医护人员。

（2）嘱患者用软毛牙刷、不剔牙等，以免引起出血；告知患者月经量增多、时间延长不必紧张。

（3）建议患者用肝素期间，多饮水并多食含钾食品。

(二) 正确的用量和用法

1. 注意用药方法。肝素口服无效，肌内注射可发生局部血肿，一般采用深部皮下注射或静脉给药，临床多采用静脉给药的方式。皮下注射肝素要选择小针头，避开疤痕，注射后需告知患者准确按压针眼处 15~20 分钟，注射部位不宜按摩揉搓。

2. 肝素刺激性较大，多次注射，应注意更换注射部位。

3. 长期用肝素后不可突然停药。

4. 链激酶给药前，宜先给糖皮质激素以防过敏。

(三) 密切观察疗效和不良反应并及时报告和处理

1. 注意观察过敏反应。如发生皮肤瘙痒、寒战、发热等，应报告医生，及时处理。

2. 注意观察有无出血情况，备好解毒药。如皮肤、黏膜、牙龈有出血点，出现血尿、黑便等，应报告医生。肝素过量引起的出血，可静脉注射鱼精蛋白对抗，通常 1mg 鱼精蛋白可对抗 100 单位肝素，鱼精蛋白注射速度应小于 20mg/min，或 10 分钟内注射 50mg。华法林过量导致的出血可给予维生素 K 治疗。链激酶过量引起大出血时应立即停药，并给予氨甲苯酸、氨甲环酸等药对抗或输入新鲜全血。

3. 观察有无脱发、骨质疏松、血小板减少、转氨酶升高等症状。

(四) 注意药物的相互作用

1. 肝素不宜配伍香豆素类、阿司匹林等非甾体抗炎镇痛药、右旋糖酐、保泰松、双嘧达莫、尿激酶、链激酶、糖皮质激素、依他尼酸等，以免加大出血的危险。

2. 肝素避免和洋地黄、四环素类等合用，香豆素类避免与维生素 K、阿司匹林、保泰松、西咪替丁、甲硝唑、广谱抗生素等合用，以免降低药物的抗凝作用。药酶诱导剂如苯巴比妥、苯妥英钠、利福平等也可能使维生素 K 的抗凝作用减弱。

■ 本章小结

抗贫血药 {
　治疗缺铁性贫血 {
　　①常用的铁剂有硫酸亚铁、枸橼酸铁胺、富马酸亚铁、右旋糖酐铁
　　②用药期间多食用还原性药物和饮食，避免高钙、高磷、含鞣酸的饮食
　　③铁剂的特殊解毒药为去铁胺
　}
　治疗巨幼红细胞性贫血 {
　　①对叶酸抑制剂引起的巨幼红细胞性贫血，宜选用四氢叶酸制剂
　　②对内因子缺乏引起的恶性贫血及神经损伤，维生素 B_{12} 需注射给药
　}
}

促凝血药和抗凝血药 {

促凝血药 {

①促进凝血因子生成药：维生素 K 可促进凝血因子参与 II、VII、IX、X 的合成及活化，主要用于维生素 K 缺乏性的出血；凝血酶应临用时配制，限局部外用

②抗纤维蛋白溶解药：氨甲苯酸、氨甲环酸主要用于治疗纤溶亢进性的出血过量。可致血栓，并可诱发心肌梗死

③促进血小板生成药：酚磺乙胺

④血管收缩药：垂体后叶素主要用于抢救肺咯血、肝硬化门静脉高压引起的上消化道出血、产后大出血等

}

抗凝血药 {

①肝素：口服无效，多采用静脉给药；体内、体外均有效，抗凝作用强。易引起自发性出血，可注射鱼精蛋白解救

②双香豆素类：过量可导致出血，可给予维生素 K 治疗

③链激酶：过量引起大出血时应立即停药，并给予氨甲苯酸、氨甲环酸等药对抗或输入新鲜全血

}
}

思 考 题

1. 患者，女，19 岁。因月经量大，头晕、乏力、倦怠 4 月余，近半个月伴心慌。体检见面色、口唇和眼睑黏膜苍白，匙状指甲。实验室检查：血红蛋白 62g/L，红细胞 3.0×10^{12}/L，网织红细胞计数 2.1%，血清铁 8.5 μmol/L，总铁结合力 62.3 μmol/L，红细胞呈小细胞低色素。诊断为缺铁性贫血。医生处方：①硫酸亚铁，一次 0.3g，每日 3 次，饭后服；②维生素 C，一次 0.2g，每日 3 次，饭后服；③维生素 B_{12}，一次 0.25mg/ml，隔日 1 次，肌内注射。请分析该患者用药是否合理？

2. 简述右旋糖酐的药理作用和不良反应？

第二十章　抗高血压药

■ 知识要点

1. 掌握一线抗高血压药氢氯噻嗪、硝苯地平、卡托普利、氯沙坦、普萘洛尔的药理作用、临床应用、不良反应及用药护理。
2. 熟悉抗高血压药的分类；熟悉哌唑嗪、可乐定、肼屈嗪、硝普钠的降压特点和应用。
3. 了解其他抗高血压药的作用特点。

高血压是严重危害人类健康的常见病，是多种心脑血管疾病的重要病因和危险因素，高血压持续发展可累及重要脏器如心、脑、肾，最终导致这些器官的功能和结构异常，是心血管疾病死亡的主要原因之一。根据世界卫生组织和国际高血压学会制定的标准，成人在未用抗高血压药和静息状态的情况下，非同日 3 次测量，收缩压≥140mmHg（18.7kPa）和（或）舒张压≥90mmHg（12.0kPa），可诊断为高血压。

高血压患者中，90% ~95% 的患者病因尚未阐明，称为原发性高血压；5% ~10% 的患者为继发性高血压，其血压升高是某些疾病的一种表现，如继发于肾动脉狭窄、肾实质病变、嗜铬细胞瘤、妊娠等。

抗高血压药（antihypertensive drugs）是一类能降低血压、用于治疗高血压的药物，又称降压药。合理应用抗高血压药物并坚持配合非药物治疗，能有效控制血压并减少或防止心、脑、肾等并发症，降低致残率和死亡率，从而改善生活质量、延长寿命。

第一节　抗高血压药的分类

根据抗高血压药作用部位或机制的不同，可将其分为 5 类（表 20 - 1）。其中，肾素 - 血管紧张素系统抑制药、钙通道阻滞药、利尿药、β 受体阻断药为一线抗高血压药，其余药物较少单独应用。

表 20 – 1 抗高血压药的分类

药物分类	常用药物
1. 肾素 – 血管紧张素系统抑制药	
(1) 血管紧张素 I 转化酶抑制药（ACEI）	卡托普利、依那普利、雷米普利等
(2) 血管紧张素 II 受体阻断药（ARB）	氯沙坦、缬沙坦、厄贝沙坦等
2. 利尿药	氢氯噻嗪、吲达帕胺等
3. 钙通道阻滞药	硝苯地平、尼群地平、氨氯地平等
4. 交感神经抑制药	
(1) 中枢性交感神经抑制药	可乐定、甲基多巴等
(2) 神经节阻断药	美卡拉明、樟磺咪芬等
(3) 去甲肾上腺素能神经末梢阻滞药	利血平、胍乙啶等
(4) 肾上腺素受体阻断药	
α$_1$ 受体阻断药	哌唑嗪等
β 受体阻断药	普萘洛尔、美托洛尔等
α、β 受体阻断药	拉贝洛尔等
5. 扩血管药	
(1) 直接扩血管药	肼屈嗪、硝普钠等
(2) 钾通道开放药	米诺地尔、二氮嗪等

第二节 常用抗高血压药

一、肾素 – 血管紧张素系统抑制药

目前，临床常用的肾素 – 血管紧张素系统抑制药有两类：血管紧张素 I 转化酶抑制药（ACEI）和血管紧张素 II 受体阻断药（ARB）。

知识链接

肾素 – 血管紧张素 – 醛固酮系统

在血压调节及高血压发病中，肾素 – 血管紧张素 – 醛固酮系统（RAAS）起着重要作用。肾素可水解血管紧张素原成为血管紧张素 I，后者在血管紧张素转化酶（ACE）的作用下转化为血管紧张素 II，血管紧张素 II 作用于血管紧张素受体亚型 1（AT$_1$ 受体），可使血管收缩和醛固酮分泌增多，血压升高。还能促进心肌细胞、血管平滑肌细胞和成纤维母细胞生长增殖，引起心室重构（心肌肥厚）和血管重构（血管壁增厚）。ACE 尚有促进缓激肽降解失活的作用。

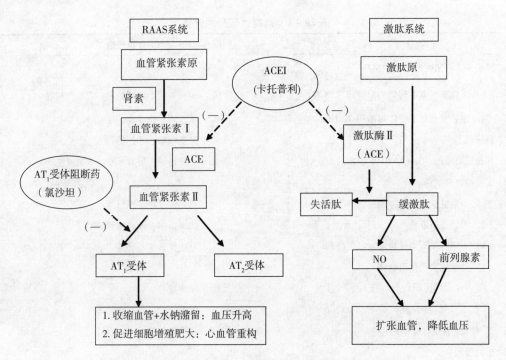

图 20 – 1　ACEI 及 AT$_1$ 受体阻断药降压作用机制示意图

（一）血管紧张素 I 转化酶抑制药（ACEI）

卡 托 普 利

卡托普利（captopril，巯甲丙脯酸）为第一代 ACEI。

【药理作用和临床应用】

本药可抑制血管紧张素 I 转化酶，减少血管紧张素 II 生成及醛固酮分泌，从而使血管扩张，血压下降。与其他降压药相比，具有以下特点：①降压作用迅速、显著，降压时不伴有反射性心率加快，不减少心输出量。②可抑制和逆转高血压患者的心室重构（心肌肥厚）和血管重构（血管壁增厚），保护靶器官，改善高血压患者的生活质量，降低死亡率。③长期服用无明显耐受性，增加机体对胰岛素的敏感性，不易引起电解质紊乱和脂质代谢障碍；可降低肾血管阻力、增加肾血流量，保护肾脏，能防止或减轻肾小球损伤。

目前，依然为抗高血压的一线药物。对肾素活性高的高血压患者尤为适宜，对合并糖尿病、左心室肥厚、慢性肾功能不全、充血性心力衰竭、急性心肌梗死等的高血压患者均有良效。对中、重度高血压，与 β 受体阻断药或利尿药合用可提高疗效。卡托普利还可用于慢性心功能不全，通过减轻心脏前、后负荷，改善心功能。

【不良反应】

1. 干咳　刺激性干咳是本药较常见的不良反应，常在用药后 1 周至 6 个月内出现，与缓激肽及前列腺素等物质蓄积有关。

2. **低血压** 首次应用卡托普利时可引起血压降低。

3. **血锌降低** 长期服用可致血锌降低而引起皮疹、味觉和嗅觉缺损、脱发等现象。

4. **其他** 少数人可发生高钾血症，偶有血管神经性水肿、中性粒细胞减少、蛋白尿等。

依 那 普 利

依那普利（enalapril，恩那普利）为第二代强效 ACEI。口服吸收迅速，且不受饮食影响，一次用药作用可维持 24 小时以上。作用缓慢、强而持久，降压作用约为卡托普利的 10 倍。主要用于各型高血压及慢性心功能不全。不良反应与卡托普利相似，但较轻。

其他血管紧张素 I 转化酶抑制药还有雷米普利（ramipril）、培哚普利（perindopril）、福辛普利（fosinopril）、贝那普利（benazepril）等。其共同特点是高效、长效，每日只需服药 1 次。药理作用及临床用途同依那普利。

🔲 执考真题再现

ACE 抑制剂最常见的副作用是

A. 立位性低血压   B. 咳嗽

C. 肝功能损害   D. 肾功能损害

E. 白细胞减少

（二）血管紧张素 II 受体阻断药（ARB）

血管紧张素 II 受体有 AT_1、AT_2 两种亚型。目前，较常用的血管紧张素 II 受体阻断药主要为 AT_1 受体阻断药，通过阻断 AT_1 受体以扩张血管、抑制醛固酮分泌，从而降低血压；逆转心血管重构；增加肾血流量和肾小球滤过率，保护肾脏。作用选择性较 ACEI 强，降压效果良好。且不抑制激肽酶，故无咳嗽等不良反应。

氯 沙 坦

氯沙坦（losartan）为强效选择性的 AT_1 受体阻断药。降压作用平稳、持久，降压作用可持续 24 小时，但起效缓慢，用药 3~6 周可达最佳效果。临床可用于治疗轻、中、重度高血压；也可用于心功能不全患者。不良反应与 ACEI 相似，但不引起咳嗽及血管神经性水肿。

该类药物还有缬沙坦（valsartan）、厄贝沙坦（irbesartan）、坎地沙坦（candesartan）等，其中坎地沙坦具有强效、长效、选择性高等特点，是目前此类药物之最优者。

二、利尿药

利尿药除具有利尿作用外，还具有良好的降压作用。其中最常用的是噻嗪类利尿药，如氢氯噻嗪等。

氢 氯 噻 嗪

氢氯噻嗪（hydrochlorothiazide，双氢克尿噻，双克）为临床常用的基础性利尿降压药。

【药理作用和临床应用】

氢氯噻嗪具有口服有效、作用温和而持久、可加强其他降压药的作用等特点。其降压的主要机制为：①用药初期，因排钠利尿、减少血容量而降压。②长期用药因排钠而降低小动脉壁细胞内 Na^+ 含量，通过 $Na^+ - Ca^{2+}$ 交换机制，使血管平滑肌细胞内 Ca^{2+} 减少，血管平滑肌松弛；降低血管平滑肌细胞对去甲肾上腺素等缩血管物质的敏感性；诱导动脉壁产生激肽、前列腺素等扩血管物质，使血管扩张，血压下降。

单独应用治疗轻度高血压，或作为基础降压药与其他抗高血压药合用治疗中、重度高血压。

【不良反应】

长期大剂量应用可致电解质紊乱，以低钾血症多见；也可引起高血糖、高脂血症、高尿酸血症。

执考真题再现

利尿药初期的降压机制可能是
A. 降低血管对缩血管物质的反应性
B. 增加血管对扩血管物质的反应性
C. 降低动脉壁细胞的 Na^+ 含量
D. 排钠利尿，降低细胞外液及血容量
E. 诱导动脉壁产生扩血管物质

吲 哒 帕 胺

吲哒帕胺（indapamide）具有利尿作用和钙拮抗作用，利尿作用较弱。临床适用于轻、中度高血压，尤其是伴肾功能不全、糖尿病及高脂血症的高血压患者。

可见上腹不适、恶心、食欲减退、头痛、嗜睡、皮疹等不良反应，长期应用可致低血钾。

三、钙通道阻滞药

钙通道阻滞药可选择性地阻滞钙通道，抑制 Ca^{2+} 内流，松弛血管平滑肌，扩张血管，降低血压。降压同时不降低重要器官的血流量，不引起脂质代谢紊乱及葡萄糖耐受性的改变。

硝 苯 地 平

硝苯地平（nifedipine）是目前临床应用最广的二氢吡啶类钙通道阻滞药。

【药理作用和临床应用】

硝苯地平能阻滞 Ca^{2+} 的内流，松弛血管平滑肌，主要扩张小动脉，降低外周血管阻力，使血压下降。其起效快速而维持时间较短，降压的同时伴有反射性心率加快、心输出量增多、血浆肾素活性增高，但不减少冠脉、肾、脑血流量。

用于各型高血压，可单独使用或与利尿药、β受体阻断药合用；采用缓释剂和控释剂可平稳降压，延长作用时间。

【不良反应】

硝苯地平的不良反应主要与快速扩张周围血管有关，如头痛、面部潮红、眩晕、心悸、体位性低血压、踝部水肿等。短效制剂长期大量应用可加重心肌缺血，增加心血管意外的发生率。

尼 群 地 平

尼群地平（nitrendipine）作用与硝苯地平相似，降压作用较硝苯地平温和、持久。适用于各型高血压，对高血压伴心绞痛者尤佳。不良反应较轻微。

氨 氯 地 平

氨氯地平（amlodipine）属长效钙通道阻滞药，口服起效慢，1～2 周呈现降压作用，作用持续时间较硝苯地平显著延长，每日口服 1 次，降压作用可持续 24 小时。对血管平滑肌选择性较高，对心率、房室传导和心肌收缩力无明显影响。

四、β 受体阻断药

普 萘 洛 尔

普萘洛尔（propranolol，心得安）是 β 受体阻断药的代表药物，为常用的抗高血压药。

【药理作用和临床应用】

本药降压作用缓慢而持久，不引起体位性低血压，长期应用不易产生耐受性，合用利尿药降压作用更显著。其降压机制主要为：①阻断心脏 $β_1$ 受体，抑制心肌收缩力并减慢心率、减少心输出量从而降低血压；②阻断肾小球近球小体 $β_1$ 受体，抑制肾素释放，干扰 RAAS 系统对血压的调节，从而降低血压；③阻断中枢 β 受体，抑制外周交感神经功能，降低外周血管阻力，使血管扩张，血压下降。

单用可治疗轻、中度高血压；也可与利尿药或血管扩张药联合应用治疗中、重度高血压。对伴有心输出量多、肾素活性偏高、心绞痛、心动过速及脑血管疾病的高血压患者效果较好。

【不良反应】

可引起头晕、乏力、低血压、心动过缓等。长期用药者突然停药可致"停药反应"，出现反跳性心动过速、心绞痛，甚至诱发心肌梗死或猝死。

该类药物用于治疗高血压的还有选择性 $β_1$ 受体阻断药，如美托洛尔（metoprolol）、阿替洛尔（atenolol）等，其作用优于普萘洛尔。

某高血压病病人，同时患有支气管哮喘，他不能使用哪种降压药物
A. 呋塞米　　　　　　　　　　B. 阿替洛尔
C. 硝苯地平　　　　　　　　　D. 卡托普利
E. 哌唑嗪

拉 贝 洛 尔

拉贝洛尔（labetalol）能同时阻断 α、β 受体，但阻断 β 受体的作用较阻断 α 受体的作用强 4~8 倍。降压作用温和，不引起心率加快。临床用于治疗各型高血压和心绞痛；静脉注射可治疗高血压危象。可引起眩晕、乏力等症状，一般能耐受，不需停药。支气管哮喘患者禁用。

第三节　其他抗高血压药

一、α₁ 受体阻断药

哌 唑 嗪

哌唑嗪（prazosin）可选择性地阻断突触后膜 α₁ 受体，扩张容量血管和阻力血管，发挥中等偏强的降压作用。降压时对心率、心输出量和血浆肾素活性无明显影响。适用于各型高血压，对重度高血压需与其他降压药合用以增强降压疗效。也可用于难治性心力衰竭的治疗。

不良反应主要为"首剂现象"，用药 30~90 分钟时可能出现体位性低血压、晕厥、心悸等，在立位、饥饿及与 β 受体阻断药合用时易发生。尚有鼻塞、口干、眩晕、嗜睡等副作用。

二、中枢性交感神经抑制药

可 乐 定

可乐定（clonidine）通过激动延髓腹外侧区的咪唑啉受体（ I₁ 受体），降低外周交感神经张力；也可激动外周交感神经突触前膜 α₂ 受体，反馈性减少去甲肾上腺素的释放，从而产生降压作用。降压作用中等偏强，起效快。此外，还有镇静、抑制胃肠道蠕动和胃酸分泌的作用。

可治疗中度高血压，常用于其他降压药无效时；对伴有溃疡病的高血压患者尤为适

用；还可用于阿片类镇痛药成瘾者的脱瘾治疗。

主要不良反应是口干、嗜睡、眩晕等；少数患者在突然停药后可出现交感神经功能亢进现象，如心悸、出汗、情绪激动、血压升高等，恢复给药或应用 α 受体阻断药可缓解，故长期用药后宜逐渐减量停药。

莫索尼定

莫索尼定（moxonidine）为第二代中枢性降压药，作用与可乐定相似，可激动延髓腹外侧区的咪唑啉受体。口服易吸收，血浆半衰期为 2 小时，但生物半衰期较长，可每日给药 1 次。临床可治疗轻、中度高血压。不良反应少见，无显著的镇静作用。

三、血管扩张药

（一）直接扩张血管药

肼屈嗪和双肼屈嗪

肼屈嗪（hydralazine）和双肼屈嗪（dihydralazine）可直接松弛血管平滑肌，降低外周阻力，使血压下降。降压时可反射性兴奋交感神经，出现心率加快、心输出量增加、肾素活性增高及水钠潴留等不良反应，一般不宜单用。

不良反应多，常见头痛、心悸、眩晕等，甚至诱发心绞痛和心力衰竭。大剂量应用可引起全身红斑狼疮样综合征及类风湿性关节炎。

硝 普 钠

硝普钠（sodium nitroprusside）降压起效快、作用强、维持时间短。对小动脉、小静脉及微静脉均有扩张作用。仅静脉滴注。用于抢救高血压危象、高血压脑病、恶性高血压，尤其伴有急性心肌梗死者或左室功能衰竭的严重高血压患者，也用于慢性心功能不全。

因过度地扩张血管和降压，可出现头痛、呕吐、出汗、心悸等症状。长期或大量应用可致血中氰化物蓄积中毒。

执考真题再现

高血压脑病首选治疗药物是
A. 利尿剂
B. 强心药
C. 硝普钠
D. 肾上腺皮质激素
E. 镇静剂

（二）钾通道开放药

二 氮 嗪

二氮嗪（diazoxide）为强效、速效降压药，能激活平滑肌细胞对 ATP 敏感的钾通道，促进钾外流、减少 Ca^{2+} 内流，使血管平滑肌舒张而降压。静脉注射用于治疗高血压危象及高血压脑病。不良反应多，常被硝普钠替代。

四、去甲肾上腺素能神经末梢阻滞药

利 血 平

利血平（reserpine）是从印度萝芙术中提取的生物碱；降压灵是从国产萝芙术中分离出的总生物碱，其主要成分为利血平。本品能使去甲肾上腺素能神经末梢递质 NA 耗竭，降压作用缓慢、温和、持久。用于治疗轻、中度高血压。但因不良反应多，长期应用可致抑郁、消化性溃疡，故很少单独应用，常与其他药物组成复方制剂，如复方降压片等。

第四节　抗高血压药的用药护理

一、用药前进行护理评估及用药护理宣教

知识链接

高血压患者的非药物疗法

1. 控制体重　控制总能量的摄入，积极参加体育锻炼。

2. 低盐饮食　正常人食盐摄入量宜 <6g/d；对轻度高血压或有高血压家族史者，每日以 <5g 为宜；中、重度高血压者摄入量宜更少。

3. 减少脂肪，限制胆固醇　建议多吃植物油，限制动物脂肪的摄入。脂肪供给量为 40~50g/d，胆固醇应为 300~400mg/d。

4. 多吃含钾、钙、镁、维生素 C 丰富的新鲜蔬菜和水果，多吃能保护血管和降压、降脂的食物，如芹菜、木耳、海带、山楂、香菇、大蒜、洋葱、海鱼、绿豆等。

5. 少饮浓茶、咖啡，戒烟限酒。

6. 节制饮食，定时定量进食，不暴饮暴食，不挑食偏食，饮食宜清淡。

1. 用药前对患者进行护理评估，询问患者既往病史、用药史及生活习惯等，确认其是否用过降压药物及降压药的种类、剂量、用法和时间、疗效、不良反应等情况，是否有药物禁忌证和慎用情况，并及时报告医生。高血压伴心肌缺血者不宜用硝苯地平；糖尿病、高脂血症及痛风患者慎用氢氯噻嗪；伴有重度窦性心动过缓、重度房室传导阻滞和支气管哮喘者禁用普萘洛尔；有消化性溃疡、抑郁症史者禁用利血平。

2. 向患者宣传高血压防治知识，纠正"尽量不用药"的错误认识，使其认识到非药物治疗只是药物治疗的辅助措施。应坚持长期规律用药、平稳降压，不宜追求过快、

过低降压，不可自行停药。

3. 教会患者进行用药自我监护，坚持每日测量血压，了解自己血压的变化，判断药物的疗效。用药后不要突然变换体位，以免发生体位性低血压。

4. 指导患者坚持低盐低脂饮食、戒烟限酒、控制体重、调节心理、保证足够睡眠和适度运动等，配合药物降压治疗。

二、正确的用量和用法

1. 降压药物应从小剂量开始给药，逐步调整剂量。如哌唑嗪最好首剂减半（第一次用量不超过 0.5mg），肼屈嗪每日剂量不超过 200mg。

2. 高血压危象患者静滴硝普钠时，应注意避光，并严格控制滴速，一般按每分钟 $3\mu g/kg$ 滴注，通过调整滴注速度，维持血压于所需水平。静注拉贝洛尔、二氮嗪时也不宜过快。

3. 卡托普利宜空腹服用，以免影响吸收。

执考真题再现

患者，男，70岁，高血压15年。昨受凉后出现剧烈头痛，头晕，呕吐。查：血压 200/130mmHg。遵医嘱给予硝普钠降压。用药护理正确的是

A. 提前配置　　　　　　B. 肌内注射

C. 静脉推注　　　　　　D. 快速滴注

E. 避光滴注

三、密切观察疗效和不良反应并及时报告和处理

1. 用药期间应注意监测血压变化，以防发生低血压。

2. 发现患者用卡托普利后出现皮疹、味觉、嗅觉缺损，可指导患者适当补锌以缓解。

四、注意药物的相互作用

1. 抗高血压药物长期单独使用后常会失败，所以临床常采用联合用药以增强降压效果、减少不良反应。不同作用机制的药物联合应用，多数可起协同作用。常用的联合用药配伍：①利尿药 + ACEI 或钙通道阻滞药或 β 受体阻断药或血管紧张素Ⅱ受体阻断药；②ACEI + 钙通道阻滞药；③α_1 受体阻断药 + β 受体阻断药；④ACEI + 血管紧张素Ⅱ受体阻断药。

2. 长期大剂量应用氢氯噻嗪，为防止低钾血症，应注意补钾或合用留钾利尿药。

3. 硝苯地平等与苯妥英钠、洋地黄毒苷、奎尼丁、双香豆素、西咪替丁等合用时应减少用量。卡托普利不宜与吲哚美辛、布洛芬、阿司匹林等非甾体抗炎药合用，以免减弱降压效果。

知识链接

高血压时间治疗学

人体血压呈现典型的昼夜节律性，昼高夜低，24小时血压表现为"双峰一谷"：清晨6~10时血压达高峰，下午4~8时为次峰值，凌晨3~5时达最低水平。这种血压升高，尤其是早晨血压陡然上升，可能导致心血管意外的发生。

高血压时间治疗学是选择适当的药物及给药时间，使降压药物作用效应与高血压发生节律一致，并能24小时全程稳定地控制血压，减少血压波动，安度血压晨峰，减轻靶器官损害。《中国高血压防治指南》指出，在选择降压药物时，应优先选择长效制剂，达到24小时恒速释放药量，体现了高血压时间治疗学原则。

本章小结

一线抗高血压药

ACEI
①卡托普利等能抑制血管紧张素Ⅰ转化酶，减少血管紧张素Ⅱ的生成，从而扩张血管，使血压下降
②用于原发性和肾性高血压患者，对合并糖尿病、左心室肥厚、慢性肾功能不全等的高血压患者效好
③不良反应为刺激性干咳等

血管紧张素Ⅱ受体阻断药
①氯沙坦等能阻断AT_1受体，从而扩张血管，降低血压；逆转心血管重构、保护肾脏。应用与ACEI相似
②不引起咳嗽

利尿药
①如氢氯噻嗪等基础降压药。单独应用治疗轻度高血压，与其他抗高血压药合用治疗中、重度高血压。注意低钾血症、高尿酸血症、高脂血症和血糖升高
②吲哒帕胺有类似氢氯噻嗪的降压效果。不升高尿酸、血脂和血糖

钙通道阻滞药
①硝苯地平等通过阻滞Ca^{2+}的内流，松弛血管平滑肌，降低外周血管阻力
②用于治疗轻、中、重度高血压，还可治疗变异型心绞痛
③久用可致踝关节水肿

β受体阻断药（普萘洛尔）
①减少心输出量、抑制肾素释放、降低外周交感神经活性而降低血压
②用于轻、中度高血压，尤其适用于伴有肾素活性偏高、心绞痛、心律失常者

其他
抗高血压药

α₁ 受体阻断药
（哌唑嗪）
① 选择性阻断突触后膜 α₁ 受体，扩张容量血管和阻力血管。降压作用中等偏强，适用于各级高血压
② 不良反应主要为"首剂现象"

中枢性交感神经
抑制药（可乐定）
① 激动延髓腹外侧区的咪唑啉受体（I₁ 受体），激动外周交感神经突触前膜 α₂ 受体，发挥降压作用
② 对伴有溃疡病的高血压患者尤为适用
③ 久用可致明显的水钠潴留

血管扩张药
（硝普钠）
① 扩张小动脉、小静脉及微静脉，速效、强效、短效降压
② 用于抢救高血压危象，治疗顽固性心功能不全
③ 静滴应避光，并严格控制剂量和滴速
④ 过量可致血压过低，长期应用可致血中氰化物蓄积中毒

去甲肾上腺素能
神经末梢阻滞药
（利血平）
① 耗竭去甲肾上腺素能神经末梢递质 NA，降压作用缓慢、温和、持久。与其他药物组成复方制剂用于轻、中度高血压
② 不良反应较多，长期应用可致抑郁、消化性溃疡

思 考 题

1. 简述一线抗高血压药有哪些，并列举其代表药物的降压特点及主要不良反应。

2. 患者，男，60 岁。有高血压病史 10 年。近日检查：血压 165/100mmHg，空腹血糖 9.4mmol/L，尿蛋白（+）。请分析该患者应首选何种降压药，并说明选药依据及该药常见的不良反应和用药护理。

第二十一章　抗心绞痛药

知识要点

1. 掌握硝酸甘油防治心绞痛的药理作用、临床应用、不良反应及用药护理。
2. 熟悉 β 受体阻断药、钙通道阻滞药的抗心绞痛作用与临床应用。
3. 了解其他抗心绞痛药物的作用特点。

心绞痛是因冠状动脉供血不足引起的心肌急剧、暂时性的缺血与缺氧综合征，其典型临床表现为阵发性胸骨后压榨性疼痛并向左上肢放射，持续心绞痛可致急性心肌梗死。世界卫生组织将心绞痛分为 3 类：①劳累性心绞痛：因劳累、情绪激动等增加心肌耗氧量的因素诱发，经休息或舌下含服硝酸甘油后可缓解。②自发性心绞痛：此类心绞痛多发生于安静状态，症状重且持续时间长，不易被硝酸甘油缓解。③混合性心绞痛：在心肌需氧量增加或无明显增加时都可能发生。

心肌组织氧的供需失衡是心绞痛发生的主要病理生理基础。心肌组织的氧供主要来自冠脉血流量，而心室壁张力、射血时间、心率和心肌收缩力，均会影响心肌组织的耗氧量。心肌组织供氧不足或耗氧增加均可导致心绞痛发作。降低心肌耗氧量、扩张冠状动脉、改善冠脉供血是缓解心绞痛的主要治疗对策。临床常用药物有 3 类：硝酸酯类、β 受体阻断药、钙通道阻滞药。

第一节　硝酸酯类药

此类药物以硝酸甘油最为常用，此外还有硝酸异山梨酯、单硝酸异山梨酯、戊四硝酯等。

硝 酸 甘 油

【药理作用】

硝酸甘油（nitroglycerin）的基本作用是松弛平滑肌，以对血管平滑肌的松弛作用最为显著。

1. 降低心肌耗氧量 小剂量硝酸甘油可明显舒张小静脉，减少回心血量，减轻心脏前负荷，使心脏容积缩小、室壁张力降低，心肌耗氧量减少；较大剂量时，舒张小动脉，降低心脏的射血阻力，减轻心脏后负荷，从而降低左室内压，降低心肌耗氧量。但较大剂量时因舒张小动脉，可反射性引起心率加快，反而不利于降低心肌耗氧量。

2. 改善缺血心肌的供血 硝酸甘油能选择性舒张冠状动脉较大的输送血管和侧支血管，而对小阻力血管的舒张作用弱。当冠状动脉粥样硬化或痉挛而发生狭窄时，缺血区的血管因缺氧而处于舒张状态，表现为非缺血区的血管阻力大于缺血区。所以，用药后可促使血液从输送血管经侧支血管流向缺血区，从而增加缺血区的血液供应。

3. 增加心内膜供血 硝酸甘油通过扩张外周静脉，减少回心血量，从而降低左心室舒张末期压力；舒张心外膜血管及侧支血管，有利于血液从心外膜向缺血的心内膜区流动。

4. 其他 硝酸甘油对心肌细胞有保护作用，还能抑制血小板聚集、黏附，防止血栓形成。

【临床应用】

1. 防治心绞痛 对各型心绞痛均有效。能迅速缓解心绞痛症状，有效中止发作，并可预防发作。

2. 治疗急性心肌梗死 对急性心肌梗死患者，及早、小量静脉给药，既能降低心肌耗氧量，增加缺血区供血，还能抑制血小板聚集和黏附，从而缩小梗死面积。

3. 治疗慢性充血性心力衰竭 通过扩张动静脉血管，降低心脏的前后负荷，有利于衰竭心脏功能的恢复。也可舒张肺血管，降低肺血管阻力，改善肺通气。

【不良反应】

1. 血管舒张相关反应 因硝酸甘油可舒张血管，常引起搏动性头痛、面红、心悸、颅内压增高等。过量可引起体位性低血压、晕厥甚至低血压休克等。

2. 快速耐受性 连续用药可出现快速耐受性。

3. 高铁血红蛋白症 大剂量或给药次数过频可出现发绀等高铁血红蛋白症。

知识链接

硝酸甘油背后的故事

1864 年，诺贝尔以三硝酸丙三醇脂（硝酸甘油）及硅藻土为主要原料，制造出了安全炸药。安全炸药的工业化生产给诺贝尔带来了荣誉和金钱，使他得以创立科学界的最高奖项——诺贝尔奖。诺贝尔晚年患有严重的心脏病，医生曾建议他服用硝酸甘油以缓解心绞痛的发作，但他拒绝了，因为在研制安全炸药的实验过程中，诺贝尔发现吸入硝酸甘油蒸气会引起剧烈的血管性头痛。1896 年，诺贝尔因心脏病发作而逝世。

硝酸异山梨酯和单硝酸异山梨酯

硝酸异山梨酯（isosorbide dinitrate）作用机制与硝酸甘油相似，但作用较弱、起效较慢、持续时间较长。主要用于心绞痛的预防和心肌梗死后心衰的长期治疗。单硝酸异山梨酯的作用及应用与硝酸异山梨酯相似。

第二节　β受体阻断药

常用于心绞痛的有非选择性β受体阻断药普萘洛尔（propranolol）、吲哚洛尔（pindolol）、噻吗洛尔（timolol）和选择性β_1受体阻断药阿替洛尔（atenolol）、美托洛尔（metoprolol）等。

普萘洛尔

【药理作用】

1. 降低心肌耗氧量　普萘洛尔可阻断心脏β_1受体，使心率减慢、心肌收缩力减弱，从而使耗氧量降低。但其抑制心肌收缩力的作用会延长心室射血时间、增加心脏容积，反而会导致心肌耗氧量增加，不利于降低心肌耗氧量。

2. 改善心肌能量代谢　普萘洛尔可改善缺血区心肌对葡萄糖的摄取，维持缺血区的能量供应；促进组织中氧合血红蛋白的分离，增加组织供氧；抑制脂肪分解，减少耗氧，改善心肌能量代谢。

3. 改善缺血心肌的供血　普萘洛尔可减慢心率，使舒张期及冠脉灌注时间延长，血液易于从心外膜向心内膜下输送，增加缺血区心肌的供血。

【临床应用】

用于劳累性心绞痛，可减少发作次数，对伴有高血压或快速型心律失常者最佳。因可诱发或加重冠脉痉挛，不适用于由冠状动脉痉挛引起的变异型心绞痛。

【不良反应】

详见第九章第二节。

第三节　钙通道阻滞药

常用于抗心绞痛的钙通道阻滞药有硝苯地平（nifedipine）、维拉帕米（verapamil）和地尔硫䓬（diltiazem）等。

硝苯地平

【药理作用】

1. 降低心肌耗氧量　硝苯地平能阻滞钙离子进入细胞内，从而舒张外周血管、降低心脏前后负荷、减慢心率，使心肌耗氧量降低。

2. 增加缺血心肌供血 硝苯地平能扩张冠状动脉，促使血液从心外膜向心内膜下输送；促进侧支循环，使血液从非缺血区向缺血区分配增多，改善缺血心肌的供血。

3. 保护缺血心肌 硝苯地平可抑制钙离子内流，减轻心肌细胞钙超载；加之降低心肌耗氧和增加缺血心肌的供养，可改善心肌能量代谢，发挥保护缺血心肌的作用。

4. 抑制血栓的形成 硝苯地平阻滞血小板上钙离子内流，能抑制血小板聚集，抑制心肌缺血时血栓的形成。

【临床应用】

硝苯地平可用于各型心绞痛，冠状动脉痉挛引起的变异型心绞痛首选止药，尤其适用于心肌缺血伴支气管哮喘者。对心绞痛伴心房纤颤、心房扑动和室上性心动过速的患者，选用维拉帕米和地尔硫卓则可减慢心率，安全性较高。

 执考真题再现

变异型心绞痛宜首选

A. 硝酸甘油　　　　　　　　B. 硝苯地平

C. 硝酸异山梨酯　　　　　　D. 普萘洛尔

E. 美托洛尔

第四节　抗心绞痛药的用药护理

一、用药前进行护理评估及用药护理宣教

1. 用药前对患者进行护理评估，再次确认患者有无禁用或慎用药物的情况。如有颅脑外伤、颅内出血、青光眼、低血容量等病症者禁用硝酸甘油；有支气管哮喘、重度房室传导阻滞、心动过缓等病症者禁用普萘洛尔。

2. 了解患者心绞痛发作频率、剧烈程度、疼痛部位以及诱发因素等，结合病史、症状及相关检查，明确心绞痛发作类型。询问患者是否用过抗心绞痛药物，所用药物的名称、剂量、次数、用法及疗效情况等。

3. 向患者讲解本类药物的用药知识，减少不良反应的发生。指导心绞痛患者：①选择最佳用药时机：稳定型心绞痛宜早晨用药，变异型心绞痛宜睡前用药；频繁发作的患者于排便前含服硝酸甘油可以预防发作。②一旦心绞痛发作，马上取坐位或半卧位，立即含服硝酸甘油或用硝酸甘油喷雾剂向口腔、舌下黏膜喷射，若5分钟内不见效，可隔5分钟再用一次，最多可连续使用3次，如疼痛仍不缓解，应立即报告医生处理。③硝酸甘油性质不稳定，有挥发性，应避光、密封、阴凉处保存，用后应立

即拧紧瓶盖，以防失效。有效期一般为 6 个月。舌下含化后，有灼热、舌麻等刺激感，不必惊慌，表明药物有效；如含服后无此反应，表明药物可能失效，应及时更换。

4. 要求患者生活中避免过劳、饱食、精神紧张及冷刺激等危险因子，改善生活方式。

5. 嘱咐患者药物应随身携带，放在随手可及的地方，以备急用；告之家属应知道硝酸甘油等抢救药物的存放地点，以便在紧急时帮助患者拿到药物。

知识链接

心绞痛的饮食原则

有心绞痛病史者，饮食要节制，不宜过饱；易食清淡、易消化食物，多食含纤维素的食物，避免摄入高热量、高胆固醇的饮食，应多吃豆类、鱼类、海鲜；糖、咖啡也应少吃，忌烟和烈性酒。

二、正确的用量和用法

1. 指导患者自行用药的正确方法。硝酸甘油口服首过消除明显，常采取舌下含服。舌下含服前最好先使口腔湿润以便于溶化，不可吞服；喷雾给药应将药物喷在口腔黏膜上或舌下；缓释制剂口服时不可嚼碎；贴膜剂宜贴在无毛的皮肤上，如胸前区。

2. 硝酸甘油抢救心绞痛时，不宜用药过量，以免导致血压过低引起心、脑器官灌注压降低，反而加重心肌缺血。

3. 硝酸异山梨酯属长效硝酸酯类，预防发作可口服，控制急性发作应舌下含服。

4. 普萘洛尔治疗心绞痛的有效剂量个体差异较大，宜从小剂量开始，每隔数日增加 10～20mg。久用停药时应逐渐减量，以免反跳，加剧心绞痛甚至引起心肌梗死。

5. 硝酸酯类药物与 β 受体阻断药合用，可取长补短、提高疗效。但应减少药物剂量，以免血压过度下降。

三、密切观察疗效和不良反应并及时报告和处理

严密观察用药后血压、心率变化及不良反应。若出现严重不良反应如剧烈头痛、重度头晕、晕厥及低血压等，或心绞痛较原来加重、持续时间延长，或出现特殊不适如心悸、心律失常、心动过速、心动过缓、气喘、水肿等，要立即报告医生处理。

本章小结

```
                    ┌ 硝酸甘油 ┬ ①舒张全身动、静脉血管，降低心肌耗氧量；舒
                    │         │   张冠状血管，增加缺血区和心内膜下区域血液
                    │         │   供应。舌下含服，用于防治各型心绞痛、急性
                    │         │   心肌梗死；治疗急、慢性心功能不全
          ┌ 硝酸酯类┤         ├ ②不良反应主要为血管舒张反应、高铁血红蛋白
          │         │         │   症、连续用药出现快速耐受性。
          │         │         └ ③与β受体阻断药合用，可取长补短、提高疗
          │         │             效。但应减少药物剂量，以免血压过度下降
          │         ├ 硝酸异山梨酯：口服用于预防心绞痛，舌下含服用于缓解
          │         │               心绞痛
          │         └ 单硝酸异山梨酯
          │
          │                    ┌ ①降低心肌耗氧量，改善缺血区心肌的供
          │                    │   血，改善心肌代谢
          │         ┌ 普萘洛尔 ┤ ②用于防治稳定型心绞痛，尤其适用于伴有
抗心绞痛药┤         │          │   心率快和高血压的患者
          │         │          └ ③普萘洛尔治疗心绞痛的有效剂量个体差异
          ├ β受体阻断药┤          较大，宜从小剂量开始。久用停药时应逐
          │         │            渐减量，以免反跳
          │         └ 吲哚洛尔、噻吗洛尔、美托洛尔、阿替洛尔、醋丁洛
          │           尔等均可用于心绞痛的治疗
          │                      ┌ ①降低心肌耗氧量，增加心肌供血，保护
          │                      │   缺血心肌细胞
          └ 钙通道阻滞药：硝苯地平┤ ②适用于变异型心绞痛，对稳定型心绞痛
                                 │   最好与普萘洛尔合用。用于急性心肌梗
                                 └   死，早期应用可缩小梗死范围
```

思 考 题

1. 为什么临床上对心绞痛患者经常联合使用硝酸甘油和普萘洛尔？

2. 当一稳定型心绞痛患者急性发作时，护理人员应如何应用所学药理学知识实施用药护理？

第二十二章　抗充血性心力衰竭药

■ 知识要点

　　1. 掌握强心苷类药物的药理作用、临床应用、不良反应及用药护理要点。
　　2. 熟悉 RAS 抑制药、利尿药、血管扩张药的作用特点及临床应用。
　　3. 了解 β 受体激动药、β 受体阻断药、磷酸二酯酶抑制药的作用特点。

　　充血性心力衰竭（congestive heart failure，CHF）又称慢性心功能不全，是由各种原因引起的心脏负荷过重、心肌收缩力减弱、心输出量不能满足机体的需要，以致全身动脉系统供血不足而静脉淤血的综合征。

　　CHF 是多病因、多病理变化、多症状的慢性综合征，其病死率高。治疗复杂 CHF 很难用一种药物统一治疗之。当前，临床应用强心苷类药、利尿药、新型正性肌力作用药、血管扩张药及 ACEI 等及其联合用药，从传统的强心、利尿、扩血管，转变为在缓解临床症状、改善血流动力学变化的基础上，预防并逆转心肌及血管重构，提高患者生活质量，降低病死率。

第一节　强心苷类药

　　强心苷（cardiac glycosides）是一类选择性作用于心脏，增强心肌收缩力的药物。代表药物有地高辛（digoxin）、洋地黄毒苷（digitoxin）、毛花苷 C（cedilanide）、毒毛花苷 K（strophanthin K）等，地高辛最为常用。常用药物分类及药动学参数见表22－1。

表 22－1　强心苷类药的分类及药动学参数表

分类	药物	给药途径	起效时间（min）	持续时间（d）	半衰期	主要消除方式
慢效	洋地黄毒苷	口服	240	4～7	5～7d	肝代谢
中效	地高辛	口服	60～120	1～2	36h	肾排泄
速效	毛花苷 C	静注	10～30	1～2	23h	肾排泄
	毒毛花苷 K	静注	5～10	0.5～1.5	12～19h	肾排泄

【药理作用】

1. 增强心肌收缩力（正性肌力作用）　治疗量的强心苷能选择性地增强心肌收缩

力，明显增加心输出量，缓解心衰症状。其特点为：①使心肌收缩敏捷，延长心脏舒张期，有利于心脏休息和静脉血液回流；②增加衰竭心脏输出量；③衰竭心脏心肌耗氧量降低或不增加。

强心苷正性肌力作用机制与其轻度抑制心肌细胞膜上的 $Na^+ - K^+ - ATP$ 酶（强心苷受体）有关：$Na^+ - K^+ - ATP$ 酶活性降低，细胞内 Na^+ 增多，使 $Na^+ - Ca^{2+}$ 交换增强，细胞内 Ca^{2+} 增加，心肌收缩力加强。中毒剂量可能严重抑制 $Na^+ - K^+ - ATP$ 酶，导致细胞内缺钾，使心肌自律性升高、传导改变、EPR 缩短和迟后除极等，引起各种心律失常。

2. 减慢心率（负性频率作用） 心功能不全时，由于心输出量减少，交感神经过度兴奋造成代偿性心率加快。应用强心苷后，心输出量增多，取消了这一代偿反应，迷走神经活性反射性增强，心率减慢。

3. 减慢传导（负性传导作用） 治疗量的强心苷通过兴奋迷走神经，减慢房室结和房室束的传导，较大剂量时可直接抑制窦房结和房室结传导，中毒量时可致房室传导阻滞。

4. 心电图改变 表现为 P–P 和 P–R 间期延长，T 波降低、低平或倒置，S–T 段下凹或呈鱼钩状。

5. 其他 强心苷增加心排出量，使肾血流量和肾小球的滤过率增加，有一定的排钠利尿作用。

【临床应用】

1. 治疗慢性充血性心力衰竭 强心苷是治疗 CHF 的主要药物。由于引起心功能不全的原因不一，强心苷的疗效也不一致。对心衰伴心房颤动疗效最佳；对高血压、瓣膜病、风湿性心脏病等（严重者除外）引起的心力衰竭效果好；对以心肌缺氧、能量代谢障碍以及舒张功能不全为主的心力衰竭疗效较差，如继发于贫血、甲状腺功能亢进、维生素 B_1 缺乏症及肺心病等的心力衰竭；对左心室充盈受限引起的心力衰竭几无作用，如缩窄性心包炎、重度二尖瓣狭窄等疾病引起的心力衰竭。

2. 治疗某些心律失常 ①心房纤颤：强心苷通过反射性提高迷走神经兴奋性，减慢房室传导，使心房较多纤细的冲动不能穿透房室结而隐匿在房室结中，从而降低心室率，改善循环障碍，但不能终止心房纤颤。②心房扑动：强心苷可缩短心房有效不应期，使心房扑动转变为心房纤颤，降低心室频率加快的风险。③阵发性室上性心动过速：强心苷通过兴奋迷走神经，减慢房室传导而终止房性或房室结性心动过速的发作。

知识链接

房颤的危害

房颤时心房丧失收缩功能，血液容易在心房内淤滞而形成血栓，血栓脱落后可随着血液到达全身各处，导致脑栓塞、肺栓塞和肢体动脉栓塞等。房颤时心房收缩功能丧失和长期心率增快也可导致心力衰竭，增加死亡率。

【不良反应】

强心苷安全范围较小，一般治疗量已接近中毒量的60%，且个体差异大，中毒反应发生率较高。主要表现在3个方面。

1. 胃肠道反应 是最常见的不良反应，表现为厌食、恶心、呕吐和腹泻等，应注意与心衰所致的胃肠道症状相鉴别，后者由胃肠道淤血所引起。

2. 中枢神经系统反应和视觉障碍 中枢神经系统反应有眩晕、头痛、乏力、失眠、谵妄等症状。视觉障碍有黄视、绿视症及视物模糊等，这是强心苷中毒的特异性表现。

3. 心脏毒性 是强心苷最严重的不良反应，可表现为心衰加重，或出现各种类型的心律失常：①快速型心律失常，如室性早搏，房性、房室交界性或室性心动过速；严重者可发生室颤。②房室传导阻滞。③窦性心动过缓。

▊▊ 执考真题再现

1. 心功能不全患者在使用洋地黄类药物治疗时，护士应该密切关注患者的
   A. 体温　　　　　　　　　　B. 尿量
   C. 血压　　　　　　　　　　D. 心率
   E. 呼吸

2. 下列哪一项不是常见的洋地黄中毒表现
   A. 食欲不振、恶心呕吐　　　B. 室性早搏二联律
   C. 头痛、头晕　　　　　　　D. 黄视或绿视
   E. 水肿、蛋白尿

【给药方法】

1. 传统给药法 传统的给药方法分两步进行，即先全效量基本控制心力衰竭症状，而后维持疗效。为获得全效，常在短期内给足量，所用剂量称为全效量又称"洋地黄化量"。获全效后，逐日给予维持量。全效量又分速给法和缓给法。速给法即在24小时内给足全效剂量，缓给法即在3~4天内给足全效剂量。此方法显效快，但易中毒，现临床已少用。

2. 逐日维持量给药法 对慢性心功能不全的轻度病人，给予中效的地高辛，可不必先给全效量，而是每天给予维持量，经过4~5个半衰期后，达到稳定血药浓度，而充分发挥疗效。这种给药方法既能达到治疗目的，又能明显减少药物的不良反应，是目前常用的给药法。

第二节　肾素 – 血管紧张素系统抑制药

交感神经活动过度增强和神经内分泌系统过度激活是慢性心衰发生发展的重要因素。心力衰竭时，外周循环和心脏组织中肾素 – 血素紧张素系统（RAS）过度激活，刺激血管紧张素转换酶（ACE），使血管紧张素 Ⅱ（Ang Ⅱ）明显增加。

血管紧张素转化酶抑制药（ACEI）除具有扩血管作用外，还可缓解 CHF 症状，并且可逆转心肌肥厚、心室重构及抑制心肌纤维化，从而改善预后，降低 CHF 的病死率。目前已成为 CHF 治疗的首选药物。

用于治疗 CHF 的血管紧张素转化酶抑制药有卡托普利（captopril）、依那普利（en-alapril）、培哚普利（perindopril）、雷米普利（ramipril）等，以及血管紧张素 Ⅱ 受体（AT$_1$ 受体）阻断药氯沙坦（losartan）、伊白沙坦（irbesertan）等（详见第二十章）。

血管紧张素转化酶抑制药临床主要用于 CHF，尤其是重度和难治性 CHF，可明显降低病死率；对于高血压并发 CHF，本类药是首选药。因咳嗽或光敏感而不能耐受的 CHF 患者，可改用血管紧张素 Ⅱ 受体阻断药。

第三节　减轻心脏负荷药

一、血管扩张药

这类药物通过扩张动脉和静脉，降低心脏前、后负荷，改善心脏功能，改善血流动力学变化，从而提高运动耐力和改善生活质量、缓解心力衰竭的症状。

1. 主要扩张小动脉药　如肼屈嗪主要作用于小动脉，降低后负荷。用药后心输出量增加，血压不变或略降，不引起反射性心率加快。

2. 主要扩张静脉药　硝酸酯类如硝酸甘油等主要作用于静脉，降低前负荷。用药后能明显减轻呼吸急促和呼吸困难。

3. 均衡扩血管药　如硝普钠能舒张静脉和小动脉，静脉注射给药后 2 ~ 5 分钟即见效，停药后 2 ~ 15 分钟即消退。用药后前、后负荷下降，对急性心肌梗死及高血压所致 CHF 效果较好。

二、利尿药

通过排钠利尿，减少血容量和回心血量。长期使用可降低血管壁张力，减轻心脏前、后负荷，减轻心力衰竭的症状。

轻度 CHF 可单独应用噻嗪类利尿药；中度 CHF 可合用强效利尿药与留钾利尿药；重度 CHF、慢性 CHF 急性发作或急性肺水肿，可静脉注射高效能利尿药，以迅速缓解肺淤血和肺水肿症状。

螺内酯可对抗中效、强效利尿药的排钾作用，减少强心苷中毒的发生。

第四节　其他治疗充血性心力衰竭的药物

一、磷酸二酯酶抑制药（PDEI）

磷酸二酯酶抑制药通过抑制磷酸二酯酶的活性，增加细胞内的 cAMP 含量，发挥正性肌力作用和舒张血管作用，增加心输出量，减轻心脏负荷，降低心肌耗氧量，缓解心力衰竭的症状。

代表药物有氨力农（amrrinone）和米力农（milrinone）。氨力农长期用药不良反应多，甚至有血小板减少致死等严重反应，现仅偶尔用于急性心功能不全短期静脉滴注。

二、β_1 受体激动药

多巴酚丁胺（dobutaminie）主要激动 β_1 受体，能增加心肌收缩力，增加心输出量，降低外周血管阻力，增加尿量，对心率影响较小。用于急性心肌梗死或心脏外科手术并发心功能不全及慢性难治性的心衰。

三、β 受体阻断药

β 受体阻断药可改善 CHF 的症状，提高射血分数。如在心肌状况严重恶化之前早期应用，可降低死亡率，提高生活质量。

可选用的 β 受体阻断药有比索洛尔（bisoprolol）、卡维地洛（carvedilol）、美托洛尔（metoprolol）、拉贝洛尔（labetalol）等。卡维地洛还有阻断 α 受体、抗氧自由基的作用，可使 CHF 患者病死率下降65%，是同类药中最优者。

第五节　抗充血性心力衰竭药的用药护理

一、用药前进行护理评估及用药护理宣教

1. 用药前对患者进行护理评估，了解患者的病史、用药史及机体基本情况。询问患者是否用过强心苷类药物，所用药物的名称、剂量、次数、用法及疗效情况等。

2. 向患者宣教有关强心苷的用药知识，与患者进行心理沟通，缓解其焦虑情绪：①嘱患者严格遵医嘱用药，不要自行停药，如有漏服不要自行补服或两次药合在一起服用，以免发生中毒。②教会患者自检心衰症状（如体重增加、呼吸困难、水肿等）和自测脉搏的方法。

3. 告知患者在用药期间避免劳累、精神刺激和呼吸道感染；调节饮食，少食多餐、低盐控酒、多食含钾食物；减少激烈的活动，保证充足的睡眠。

二、正确的用量和用法

1. 强心苷类药物使用时应遵循剂量个体化的原则。

2. 强心苷类静脉给药时，须以5%葡萄糖注射液稀释4倍以上，不可直接推注，以免引起血管刺激反应；静脉给药速度宜慢，每次注射时间应在5分钟以上；药液不要漏出血管外，以免产生局部刺激或组织坏死。

3. 以β受体阻断药治疗心衰时，须从小剂量开始，并与强心苷、利尿药等联合应用；调整剂量应缓慢，避免心功能降低。

三、密切观察疗效和不良反应并及时报告和处理

1. 用药期间，密切观察强心苷疗效。产生疗效的指征为临床症状的减轻和体征的改善，如过速的心率逐渐减慢至70~80次/分、肺淤血征象（呼吸困难、咳嗽和肺部啰音等）减轻或消失、水肿减轻、活动耐量增加、食欲增加、排尿增加、肿大的肝脏缩小、颈静脉怒张减轻、心律由不规则转为规则等。

2. 注意避免强心苷中毒的诱发因素，如低血钾、高血钙、低血镁等，定期检查血电解质水平，纠正酸碱平衡失调。

3. 严密监测血药浓度，监测患者的血压、脉搏、心率和心律、心电图。尽早发现中毒先兆，如出现频发室性期前收缩、心率每分钟低于50~60次、色视障碍，即为停药指征，立即报告医生采取相应措施：①轻度中毒者，停药后中毒症状自行消失。②对于快速型心律失常，可补钾纠正，轻者口服氯化钾、重者静脉滴注，也可选择苯妥英钠、利多卡因等抗心律失常药；对于心动过缓或房室传导阻滞者可用阿托品。③对危及生命的强心苷中毒，可用地高辛抗体Fab片段静脉注射，解除地高辛对心肌Na^+-K^+-ATP酶的抑制作用。

四、注意药物的相互作用

1. 糖皮质激素、利尿药等有排钾作用，可加剧强心苷中毒。合用时须注意。
2. 应用强心苷期间及停用强心苷两周内，不宜使用钙剂，以免增加中毒机会。

本章小结

抗充血性心力衰竭药

强心苷类药

①3 个作用：正性肌力、负性频率、负性传导作用

②正性肌力作用的 3 个特点：心肌收缩敏捷、降低衰竭心脏的耗氧量、增加衰竭心脏的输出量

③3 个应用：a. CHF：对 CHF 伴有心房颤动和心室率快的患者疗效最好，对心瓣膜病、先天性心脏病、高血压、动脉硬化所致的低排血量的 CHF 疗效良好；b. 心房扑动和心房纤颤；c. 阵发性室上性心动过速

④3 组不良反应：胃肠道反应、神经系统反应及视觉障碍、心脏毒性（心衰加重、室性早搏、窦性心动过缓）

⑤预防中毒的 3 个办法：避免中毒诱因（低血钾、高血钙、低血镁等）、关注中毒先兆、剂量个体化

⑥中毒的 3 个治疗措施：停用一切可能加剧中毒的药物；补钾；应用相应的抗心律失常药（如苯妥英钠、利多卡因、阿托品），必要时静脉注射地高辛抗体 Fab 片段

⑦给药方法：每日维持量疗法

肾素—血管紧张素系统抑制药：ACEI 与利尿药、地高辛合用作为治疗 CHF 的基础药物

醛固酮拮抗药：螺内酯通过拮抗醛固酮受体，对抗醛固酮造成的心脏功能障碍和心衰的恶化而治疗 CHF

血管扩张药

①肼屈嗪用于心排出量明显减少、外周阻力高者

②硝酸酯类用于肺静脉压明显升高、肺淤血症状明显者

③硝普钠、哌唑嗪用于心排出量低及有肺淤血的 CHF 患者

利尿药：中效利尿药噻嗪类用于轻度 CHF；强效利尿药呋塞米静脉注射用于严重 CHF，如急性左心衰竭合并肺水肿

非苷类正性肌力药

①β 受体激动药多巴酚丁胺、多巴胺、异布帕胺用于重症 CHF 应用强心苷类有困难者。需静滴给药，异布帕胺可口服

②PDEI 有氨力农、米力农，用于强心苷治疗无效的难治性 CHF。仅限于静脉滴注短期用药

β 受体阻断药：用于轻、中度 CHF 患者常规治疗无效时，或 CHF 合并高血压、心律失常、冠心病以及心肌梗死的二级预防

思 考 题

1. 强心苷的不良反应有哪些? 简述对应用强心苷的病人，临床护理要注意哪些问题?

2. ACEI 为何可治疗心衰?

第二十三章　抗心律失常药

知识要点

1. 掌握利多卡因、普萘洛尔、胺碘酮、维拉帕米的药理作用、临床应用、不良反应。
2. 熟悉抗心律失常药的基本作用和分类；抗心律失常药的用药护理要点。
3. 了解心律失常的电生理学基础。

心律失常是指心脏冲动的频率、节律、起源部位、传导速度或激动次序的异常。根据其速率的快慢分为快速型和缓慢型两类，本章主要讲述抗快速型心律失常药物。缓慢型心律失常可用阿托品、异丙肾上腺素、麻黄碱等药物治疗，不在本章节叙述。

第一节　抗心律失常药的作用机制和分类

一、抗心律失常药的作用

（一）心律失常的形成机制

心律失常病因多样，形成机制复杂。心律失常形成的主要机制包括以下几方面：

1. 冲动形成异常　心脏传导系统中窦房结的自律性最高，主导心脏节律，称为正常起搏点。其他部位的自律组织在正常情况下，不表现自身自律性，只起传导兴奋的作用，称为潜在起搏点。某些病理情况下，窦房结发出的冲动因传导阻滞等原因不能控制潜在起搏点，或潜在起搏点自律性增高，潜在起搏点可能主导心脏，形成心律失常。窦房结自律性增高，可发生窦性心动过速。潜在起搏点自律性增高，可发生期前收缩、异位心律等，如房颤、室性心动过速等。

2. 后除极　后除极是指继发于心肌细胞 0 相去极化之后，提前产生的去极化，由去极化引起的动作电位向周围心肌扩布，可形成异常冲动发放，引起心律失常。后除极可分为早后除极和迟后除极。

3. 折返　折返是指一次心脏冲动下传后冲动不消失，顺着环形通路再次兴奋已经兴奋的心肌，是快速型心律失常形成的重要机制之一。存在冲动折返的解剖学环路、环路中不同部位兴奋性不一致、环路中某些部位传导性下降（单向传导阻滞）是折返形成的 3 个基本因素。

（二）抗心律失常药的作用方式

抗心律失常药物主要通过影响心肌电生理特性，改善心脏冲动形成异常和传导异常，达到治疗和预防心律失常之目的。主要有以下几种方式：①降低自律性；②抑制后除极；③消除折返；④延长有效不应期。

二、抗心律失常药的分类

抗心律失常药众多，根据对心肌电生理影响的不同，可将抗心律失常的药物分为 4 类（表 23 - 1）。

表 23 - 1　抗心律失常药的分类

分类		代表药物
Ⅰ类	钠通道阻滞药	
	Ⅰa 类　适度阻滞钠通道	奎尼丁、普鲁卡因胺
	Ⅰb 类　轻度阻滞钠通道，并促进钾外流	利多卡因、苯妥英钠
	Ⅰc 类　明显阻滞钠通道	氟卡尼、普罗帕酮
Ⅱ类	β 受体阻断药	普萘洛尔、美托洛尔
Ⅲ类	延长动作电位时程药	胺碘酮、溴苄铵
Ⅳ类	钙通道阻滞药	维拉帕米

第二节　常用的抗心律失常药

一、Ⅰ类——钠通道阻滞药

（一）Ⅰa 类

奎 尼 丁

奎尼丁（quinidine）是从金鸡纳树皮中提取的一种生物碱，为奎宁的右旋体。为广谱抗心律失常药，奎尼丁可降低心肌兴奋性、自律性和传导速度，适用于心房纤颤、心房扑动、室上性和室性心动过速的转复和预防，以及频发室上性和室性期前收缩的治疗。

常见的不良反应有眩晕、耳鸣、精神失常等金鸡纳反应，胃肠道反应以及药热、皮疹等过敏反应。奎尼丁晕厥多发生在用药最初数天内，可能与低钾、心功能不全或对本药敏感有关。

普鲁卡因胺

普鲁卡因胺（procainamide）的作用与奎尼丁相似，但强度和毒性较小。主要用于室性心律失常，如室性期前收缩和室性心动过速，尤其是急性心肌梗死的室性心律失常，也可用于复律治疗。

长期口服可出现胃肠道反应，如恶心、呕吐、腹泻等；用量过大可引起白细胞减少；长期应用可致红斑狼疮样综合征。

（二）Ib 类

利 多 卡 因

利多卡因（lidocaine）轻度阻滞钠通道，促进钾外流。主要作用于心室肌和浦氏纤维系统，使其自律性降低，改变其传导速度，延长有效不应期。对多种室性心律失常均有效，包括心脏手术、强心苷类等药物引起的室性心动过速、心室颤动、室性期前收缩等心律失常。急性心肌梗死诱发的室性心动过速、心室颤动首选本药。

治疗量不良反应较少，剂量加大或给药速度过快，可致心律失常、低血压、呼吸抑制；超大剂量可致惊厥、心脏停搏。眼球震颤是利多卡因中毒的早期征象。

苯 妥 英 钠

苯妥英钠（phenytoin sodium）既有抗癫痫作用，也是常用的抗心律失常药。其抗心律失常作用与利多卡因相似，主要用于强心苷类药物中毒引起的室性心律失常，也可用于心脏手术、心脏介入、心肌梗死等引起的室性心律失常。

📖 **执考真题再现**

室性心律失常首选
A. 苯妥英钠　　　　　　　　　B. 利多卡因
C. 普鲁卡因胺　　　　　　　　D. 胺碘酮
E. 奎尼丁

（三）Ic 类

普 罗 帕 酮

普罗帕酮（propafenone）临床主要用于室性及室上性心动过速、预激综合征伴发的心动过速或心房纤颤。常见不良反应有恶心、呕吐、味觉改变、眩晕、头痛等，需减量应用，停药后可消失。

二、Ⅱ类——β受体阻断药

本类药临床常用药物有普萘洛尔、美托洛尔、索他洛尔、艾司洛尔等。

普 萘 洛 尔

普萘洛尔（propranolol）通过阻断 β_1 受体，降低窦房结、心房、浦氏纤维自律性，亦可抑制儿茶酚胺诱发的后除极。主要用于室上性心律失常，如窦性心动过速、心房颤动及心房扑动、室上性阵发性心动过速等。对交感神经过度兴奋引起的窦性心动过速效果尤佳，对甲状腺功能亢进、嗜铬细胞瘤、运动和情绪激动引起的室性心律失常亦有效。

可引起窦性心动过缓、房室传导阻滞、诱发心力衰竭和支气管哮喘等，突然停药可出现反跳现象。

三、Ⅲ类——延长动作电位时程药

本类药突出的特点是明显延长动作电位时程和有效不应期，尚兼有其他类型抗心律失常药的特性。药物有胺碘酮、索他洛尔、溴苄胺等。

胺 碘 酮

胺碘酮（amiodarone）通过阻滞钾、钠、钙通道，降低自律性，减慢传导，延长不应期。亦可阻断 α、β 受体，降低外周血管阻力、扩张冠状动脉、保护缺血心肌等。

为广谱抗心律失常药，可用于心房颤动、心房扑动、室上性和室性心律失常。对危及生命的室性心动过速和心室颤动，静脉给药用于急救，口服给药能降低其复发的风险。

不良反应可见食欲减退、恶心、呕吐、便秘等胃肠道反应。长期应用可见角膜褐色微粒沉着，停药后微粒可逐渐消失。最为严重的是引起间质性肺炎，形成肺纤维化。少数患者发生甲状腺功能亢进或低下。

四、Ⅳ类——钙通道阻滞药

本类药主要阻滞钙通道，作用于慢反应细胞，可降低自律性、减慢传导速度、延长有效不应期。其中用于抗心律失常的有维拉帕米和地尔硫卓。

维 拉 帕 米

维拉帕米（verapamil）通过阻滞 Ca^{2+} 内流而抑制窦房结、房室结 4 相的除极速度，降低自律性，同时也抑制窦房结、房室结的传导，延长 EPR，有利于消除折返。

临床用于防治阵发性室上性心动过速。对室上性和房室结折返引起的心律失常疗效好，对急性心肌梗死、心肌缺血、强心苷中毒引起的室性早搏有效，和奎尼丁合用可减慢心房颤动患者的心室率。

不良反应常见腹胀、腹泻、便秘、头痛、瘙痒等。静脉给药，可发生血压下降、心动过缓、房室传导阻滞、心力衰竭等。

执考真题再现

维拉帕米的首选适应证是

A. 室性心动过速
B. 室性期前收缩
C. 心房扑动
D. 心房颤动
E. 阵发性室上性心动过速

第三节 抗心律失常药的用药护理

一、用药前进行护理评估及用药护理宣教

1. 用药前对患者进行护理评估，了解患者病史及血常规、心肝肾功能、电解质、心电图、血压等临床资料；详细询问患者是否服用过抗心律失常药物，所用药物的名称、剂量、次数、用法及疗效情况等，有无不良反应。

2. 再次确认患者是否有药物使用禁忌证。严重肝、肾功能不全者及对金鸡纳生物碱过敏者禁用奎尼丁；病态窦房结综合征、系统性红斑狼疮、低钾血症、重症肌无力、地高辛中毒患者禁用普鲁卡因胺；Ⅱ度及以上房室传导阻滞患者禁用利多卡因；Ⅱ度及以上房室传导阻滞患者、孕妇禁用苯妥英钠。

3. 向患者讲解本类药物的用药知识，减少不良反应的发生：①告诉患者要有接受长期治疗的思想准备；遵医嘱定时服药，不可自行随意加减药量及服用其他药物。②嘱患者低盐、低脂饮食；饮食不过冷或过热，排便不过分用力等，避免迷走神经刺激因素影响心率。

二、正确的用量和用法

1. 仔细核对包装，选用"抗心律失常利多卡因"，不能选用"供局麻用利多卡因"，以免诱发心律失常。

2. 利多卡因抗心律失常应采用静脉给药，稀释液避免用0.9%氯化钠溶液，以减少钠盐的摄入。

3. 静脉滴注要严格控制剂量、浓度和滴速，最好使用微滴管及输液泵，以使输入的药量精确，防止过量。

三、密切观察疗效和不良反应并及时报告和处理

1. 加强用药监护，确保安全有效用药。用药期间应严密监测血压、心率和心律、心电图、血常规、肝肾功能等。注意观察某些抗心律失常药的特殊不良反应，如奎尼丁的金鸡纳反应和奎尼丁晕厥，普鲁卡因胺的红斑狼疮样综合征，胺碘酮的肺纤维化、角膜及皮下微粒沉着等，应及时报告医生，采取相应措施处理，以提高用药安全性。

2. 用胺碘酮期间，定时检测T_3、T_4，防止甲状腺功能亢进或低下。

四、注意药物的相互作用

维拉帕米不宜与 β 受体阻断药合用，因均可抑制心肌收缩力、减慢心率和传导，合用有导致心脏停搏的危险。与地高辛合用可致房室传导阻滞，并使地高辛的血药浓度升高，合用时需减少地高辛的用量。

 本章小结

抗心律失常药
- I 类 钠通道阻滞药
  - Ia 类轻度阻滞 Na^+ 通道，促进 K^+ 外流：奎尼丁为广谱抗心律失常药，适用于房性、室性及房室结性心律失常。不良反应有胃肠道反应、心血管反应及中毒，可发生奎尼丁晕厥、金鸡纳反应、过敏反应
  - Ib 类适度阻滞 Na^+ 通道，抑制 K^+ 外流
    - ①利多卡因用于室性心律失常，如室性早搏、室性心动过速、心室颤动等，是急性心肌梗死诱发各种室性心律失常的首选药。也用于心脏手术、全身麻醉、强心苷中毒、电复律等引起的室性心律失常。不良反应主要是中枢神经系统症状，大剂量偶见心脏毒性
    - ②苯妥英钠主要用于强心苷中毒引起的各种心律失常，是室性心律失常的首选药
  - Ic 类明显阻滞 Na^+ 通道：普罗帕酮为广谱抗心律失常药，适用于室性或室上性心律失常
- II 类 β 受体阻断药：普萘洛尔主要用于室上性心律失常，对于交感神经兴奋性过高、甲状腺功能亢进以及嗜铬细胞瘤等引起的窦性心动过速尤为有效。可致窦性心动过缓、房室传导阻滞，并可能诱发心力衰竭和哮喘。长期应用对脂质和糖代谢有不良影响，突然停药可产生反跳现象
- III 类 延长动作电位时程药：胺碘酮为长效广谱抗心律失常药。用于各种室上性和室性心律失常。其不良反应与剂量大小、用药时间长短有关，最为严重的是引起间质性肺炎，形成肺纤维化。还有胃肠反应、心血管反应、角膜微结晶沉淀等；因含碘，可致甲状腺功能亢进或低下
- IV 类 钙通道阻滞药：维拉帕米主要用于治疗室上性心律失常。对室上性和房室结折返激动引起的心律失常效果好。可减慢房性心动过速、心房颤动或心房扑动的心室率。也用于治疗急性心肌梗死和心肌缺血及强心苷中毒引起的室性早搏和室性心动过速。口服较安全，可有胃肠道症状及头痛、头晕等。静脉给药可致血压降低、暂时窦性停搏
- 用药护理

思 考 题

1. 普萘洛尔对哪些类型心律失常效果好，为什么？
2. 试述利多卡因抗心律失常的应用及用药护理。

第二十四章　调血脂药

![知识要点]

1. 熟悉他汀类药物的作用特点、临床应用、不良反应及用药护理要点。
2. 了解其他调血脂药的作用特点。

血脂是血浆或血清中所含的脂类，包括胆固醇（TC）、甘油三酯（TG）、磷脂（PL）和游离脂肪酸（FFA）等，它们在血液中与不同的蛋白质结合在一起，以"脂蛋白"的形式存在。调脂药通过调节血浆脂质或脂蛋白的紊乱，治疗高脂血症及产生抗动脉粥样硬化作用。常用的调血脂药有羟甲基戊二酰辅酶 A 还原酶抑制药、胆汁酸结合树脂、苯氧酸类药、烟酸及烟酸衍生物、普罗布考等。

第一节　主要降低 TC 和 LDL 的药物

知识链接

高脂血症的分型

1976 年，WHO 建议将高脂血症分为 6 型：

1. Ⅰ型高脂蛋白血症　血浆中乳糜微粒浓度增加，此型在临床上较为罕见。
2. Ⅱ型高脂蛋白血症　又分为Ⅱa 型和Ⅱb 型。Ⅱa 型高脂蛋白血症血浆中 LDL 水平单纯性增加，此型临床常见；Ⅱb 型高脂蛋白血症血浆中 VLDL 和 LDL 水平增加，此型临床相当常见。
3. Ⅲ型高脂蛋白血症　血浆中乳糜微粒残粒和 VLDL 残粒水平增加，此型临床上很少见。
4. Ⅳ型高脂蛋白血症　血浆 VLDL 增加。
5. Ⅴ型高脂蛋白血症　血浆中乳糜微粒和 VLDL 水平均升高。

他 汀 类

他汀类调血脂药即 3 - 羟基 - 3 - 甲基戊二酰辅酶 A（HMG - CoA）还原酶抑制药，是目前主要的治疗高胆固醇血症的药物。临床应用的有洛伐他汀（lovastatin）、普伐他汀（pravastatin）、氟伐他汀（fluvastatin）、辛伐他汀（simvastatin）、美伐他汀（mevastatin）、阿伐他汀（atorvastatin）等。

【药理作用和临床应用】

1. 调血脂作用 本药能竞争性抑制细胞内胆固醇合成早期阶段的限速酶（HMG - CoA 还原酶），并反馈性增加细胞低密度脂蛋白（LDL）受体数目和活性，加速清除血浆低密度脂蛋白（LDL）和极低密度脂蛋白（VLDL）。大剂量时降低血浆 TG 和升高 HDL - C（高密度脂蛋白 - 胆固醇）水平，有明显的调血脂作用。洛伐他汀作用最强，普伐他汀作用较弱。

2. 对血管平滑肌细胞的作用 能抑制血管平滑肌细胞的增殖、迁移，改善血管内皮功能。长期服用，可促进动脉粥样硬化斑块的消退，减轻动脉粥样硬化的狭窄。

适用于以胆固醇升高为主的高脂血症，尤其对杂合子家族性和非家族性Ⅱa、Ⅱb 和Ⅲ型高脂血症、多基因性高胆固醇血症效果好，对于 2 型糖尿病及肾病综合征引起的高脂血症均可作为首选。对病情严重者可与胆汁酸结合树脂合用。

【不良反应】

本类药物不良反应轻，大剂量应用时少数患者有胃肠道反应、头痛或皮疹。个别患者可有无症状性转氨酶升高，偶有磷酸肌酸激酶（CPK）增高和横纹肌溶解症，停药后可恢复正常。

胆汁酸结合树脂

本类药物为碱性阴离子交换树脂，常用的有考来烯胺（colestyramine）、考来替泊（colestipol）等。

【药理作用和临床应用】

药物在肠道中与胆汁酸络合，阻断胆汁酸的肝肠循环及肠道重吸收。能明显降低血浆 TC、LDL 水平，且呈剂量依赖性；对 TG 和 VLDL 的影响较小；对 HDL 几无影响。与 HMG - CoA 还原酶抑制药合用，可增强其降脂作用。该类药是治疗Ⅱa 型高脂蛋白血症的首选药，对Ⅱb 型高脂蛋白血症需配合降低甘油三酯的药物如氯贝丁酯、烟酸等，对纯合子家族性高脂血症无效。

【不良反应】

可有恶心、腹胀、便秘等胃肠道刺激症状，长期应用可导致高氯性酸血症和脂溶性维生素缺乏。

执考真题再现

降低总胆固醇和低密度脂蛋白最明显的药物是

A. 烟酸
B. 多烯脂肪酸
C. 普罗布考
D. 乐伐他汀
E. 非诺贝特

第二节　主要降低 TG 和 VLDL 的药物

苯氧酸类

苯氧酸（fibrieacid）类药又称为贝特（fibrates）类药，目前有吉非贝齐（gemfi-brozil）、苯扎贝特（bezafibrate）、非诺贝特（fenofibrate）等。

贝特类能增强脂蛋白脂酶活性，促进血中极低密度脂蛋白的分解，还能抑制肝脏中极低密度脂蛋白的合成和分泌。降甘油三酯作用较强，主要用于治疗以 TG 升高为主的高脂血症，如原发性高 TG 血症，对 Ⅲ 型高脂血症和混合型高脂血症有较好的疗效。

不良反应较轻，耐受性较好。有轻度恶心、腹痛等消化道症状，偶有皮疹、脱发、视物模糊、阳痿及血象异常。长期应用可能诱发类似 I 型自身免疫性慢性肝炎。

烟酸类

本类药包括烟酸（nicotinic acid）、阿昔莫司（acipimox）。

烟酸属于 B 族维生素，是广谱调血脂药。大剂量使用能使 VLDL 和 TG 明显降低。降低甘油三酯作用较强，降低 LDL 作用慢而弱，与胆汁酸结合树脂合用作用增强。其调血脂作用与抑制脂肪组织中的脂肪分解、抑制肝脏 TG 酯化等有关。还有抑制血小板、扩张血管、升高血浆 HDL 的作用，对 Ⅱ、Ⅲ、Ⅳ、Ⅴ 型高脂血症及低 HDL 血症均有效，也可用于心肌梗死。

不良反应为腹胀、腹泻等胃肠道刺激症状，头、胸部皮肤潮红及瘙痒，大剂量可致皮肤干燥、色素沉着、血糖升高、肝功能异常等。

阿昔莫司是烟酸衍生物，作用类似烟酸而不良反应较轻。可替代烟酸用于 Ⅱ、Ⅲ、Ⅳ、Ⅴ 型高脂血症。

第三节　其他调血脂药

一、多烯脂肪酸类药

多烯脂肪酸也称多烯不饱和脂肪酸（PUFAs），包括来自海洋生物的鱼油制剂如二十碳戊烯酸（EPA）、二十二碳六烯酸（DHA）和来自植物油的亚油酸（LA）、亚麻酸（LNA）。降脂的机理尚不清楚。能一定程度地降低 TG、稍升高 HDL – C，适用于高 TG 性高脂血症，对心肌梗死患者的预后有明显的改善作用，亦可用于糖尿病并发高脂血症等。

渔民与心脑血管疾病

1970年，两位丹麦的医学家研究发现，格陵兰岛上居住的爱斯基摩人心脑血管疾病的发病率要比丹麦本土的居民小得多。格陵兰岛位于北冰洋，由于天气寒冷，他们极难吃到新鲜的蔬菜和水果。一般而言，常吃动物脂肪而少食蔬菜和水果的人易患心脑血管疾病，寿命会缩短；但事实上，爱斯基摩人不但身体健康，且高血压、冠心病、脑血栓等病的发病率也极低。这种现象也发生在日本北海道和浙江舟山地区的渔民身上。其实，这些渔民的膳食是以鱼类为主，鱼类富含的长链不饱和脂肪酸是他们保持心血管健康的因素之一。

二、抗氧化药

氧自由基在动脉粥样硬化的发生和发展过程中影响较大，可损伤血管内皮，导致血小板聚集和血栓形成，氧化 HDL。因此，抗氧化药具有抗动脉粥样硬化的作用。

普罗布考

普罗布考（probucol）是强力抗氧化剂。可渗入到 LDL 颗粒核心中，改变 LDL 的结构，使 LDL 易被清除；也能增加肝细胞 LDL 受体活性、抑制胆固醇吸收，能降低血胆固醇、低密度脂蛋白。临床上主要用于治疗高胆固醇血症。

不良反应以恶心、腹泻、消化不良等消化道反应为主，偶有嗜酸性粒细胞增多、肝功能异常、高尿酸血症、血小板减少等。

泛硫乙胺

泛硫乙胺（pantethine）是辅酶 A（CoA）的组成成分，可促进血脂正常代谢，并抑制过氧化脂质形成。能降低胆固醇、甘油三酯，升高高密度脂蛋白。用于高甘油三酯血症。副作用少而轻。

三、保护动脉内皮药

血管内皮损伤是导致动脉粥样硬化的一个危险因素。肝素（heparin）、硫酸软骨素 A（chondroiein sulfate A）、藻酸双酯钠（polysaccharide sulfate）等药物，均具有保护动脉内皮的作用。

第四节　调血脂药的用药护理

一、用药前进行护理评估及用药护理宣教

1. 用药前合理评估病情。评估患者有无高血压、痛风、糖尿病等代谢性疾病，明确调血脂药的禁忌证及慎用情况。有活动性肝病（或转氨酶持续升高）、肾功能不全者和孕妇禁用他汀类、贝特类；严重高甘油三酯血症患者禁用胆汁酸合成树脂；消化性溃

疡、糖尿病患者禁用烟酸。

2. 告知患者应合理饮食，控制胆固醇摄入，加强运动，注意生活规律。

3. 向患者讲解本类药物的用药知识，提高患者用药依从性。

二、正确的用量和用法

1. 他汀类药物宜空腹服用，睡前服用疗效较好。

2. 用他汀类药时不能骤然停药，宜小剂量维持治疗，以免增加发生心血管意外的风险。

三、密切观察疗效和不良反应并及时报告和处理

密切观察用药后反应，长期用药应监测血常规、血脂、血糖、血尿酸及肝功能变化。观察患者有无胃肠道反应、皮肤潮红、瘙痒等，有无肌痛、背痛或全身乏力等，如血清磷酸肌酸激酶显著增高应及时停药。

四、注意药物的相互作用

他汀类与香豆素类同时使用，应监测凝血酶原时间。他汀类严禁与贝特类合用，以防骨骼肌溶解和肾衰竭。长期服用他汀类、胆汁酸结合树脂应补充脂溶性维生素。

 本章小结

调血脂药
- 主要降低 TC 和 LDL 的药物
  - 他汀类：降低血浆 TC 和 LDL–C 水平。适用于以胆固醇升高为主的高脂血症，尤其对杂合子家族性和非家族性Ⅱa、Ⅱb 和Ⅲ型高脂血症、多基因性高胆固醇血症效果好，对于 2 型糖尿病及肾病综合征引起的高脂血症均可作为首选
  - 胆汁酸结合树脂：降低血浆 TC、LDL 水平，是治疗Ⅱa 型高脂蛋白血症的首选药
- 主要降低 TG 和 VLDL 的药物
  - 贝特类：用于以 TG 或 VLDL 升高为主的高脂血症，亦可用于伴 2 型糖尿病的高脂血症
  - 烟酸：降甘油三酯作用较强，降低 LDL 作用慢而弱，与胆汁酸结合树脂合用作用增强；对Ⅱ、Ⅲ、Ⅳ、Ⅴ型高脂血症及低 HDL 血症均有效；也可用于心肌梗死
- 其他调血脂药
  - 多烯脂肪酸：适用于高 TG 性高脂血症，对心肌梗死患者的预后有明显的改善作用，亦可用于糖尿病并发高脂血症等
  - 抗氧化药：降低 TC、LDL、HDL 水平，防止氧化修饰的 LDL 形成，适用于 LDL 升高的高胆固醇血症。也可缓解心绞痛，预防动脉粥样硬化的形成
  - 保护动脉内皮药：用于高脂蛋白血症，对心绞痛、动脉粥样硬化、高血压等也有效

思 考 题

患者，女，65 岁，有原发性高胆固醇血症。服用烟酸，近日体检又查出血糖升高，医生给予口服洛伐他汀治疗。请问用药是否合理？并说明理由。

第二十五章　利尿药和脱水药

知识要点

1. 掌握呋塞米、氢氯噻嗪、螺内酯的药理作用、临床应用、不良反应及用药护理。
2. 熟悉甘露醇的作用、应用和不良反应。
3. 了解其他利尿药、脱水药的作用特点和应用。

第一节　利　尿　药

利尿药（diureties）是作用于肾脏，促进电解质及水的排泄使尿量增多的药物，主要用于治疗各种水肿。

一、利尿药作用的生理学基础

尿液的生成是通过肾小球滤过、肾小管和集合管的重吸收及分泌 3 个环节而实现的，利尿药通过作用于不同环节而产生利尿作用（图 25-1）。

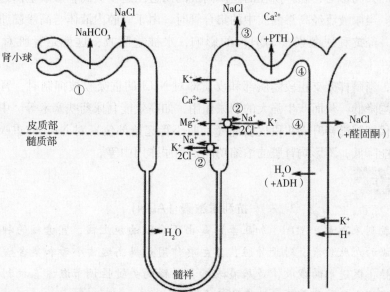

①乙酰唑胺；②袢利尿药；③噻嗪类；④醛固酮拮抗药
PTH：甲状旁腺激素；ADH：抗利尿激素
图 25-1　肾小管转运系统及利尿药作用部位

（一）肾小球滤过

正常人每日原尿量180L，排出的终尿每日仅1～2L，约99%的原尿在肾小管被重吸收。由于肾脏有"球管平衡"的特点，通过增加肾小球滤过而利尿的意义不大。

（二）肾小管和集合管的重吸收及分泌

从原尿到终尿，尿液量和质的变化主要经过肾小管、集合管的重吸收和分泌完成。目前，临床常用的利尿药主要作用于肾小管，通过减少对电解质及水的重吸收而发挥利尿作用。

1. 近曲小管 原尿中约65%～70%的Na^+在近曲小管起始段被重吸收。药物抑制近曲小管对Na^+的重吸收所产生的利尿作用并不明显，原因是近曲小管Na^+的主动重吸收被抑制后，近曲小管本身及以下各段肾小管可出现代偿性重吸收增多，作用于该段的碳酸酐酶抑制药乙酰唑胺仅有弱的利尿作用。

2. 髓袢升支粗段 原尿中约30%～35%的Na^+在此部位被重吸收，髓袢升支粗段对Na^+的重吸收主要由该段管腔膜上存在的$K^+ - Na^+ - 2Cl^-$共同转运系统完成，这也是高效利尿药的作用部位，此段不伴水的重吸收。该转运系统可将1个K^+、1个Na^+和2个Cl^-同向转运到细胞内，K^+还驱动Ca^{2+}、Mg^{2+}的重吸收。因此，作用于髓袢升支粗段的利尿药可以增加NaCl及K^+、Ca^{2+}、Mg^{2+}的排泄。

当原尿流经髓袢升支时，随着NaCl的重吸收，管腔内渗透压逐步降低，这就是肾脏对尿液的稀释功能。同时，NaCl被重吸收到髓质间液后，由于髓袢的逆流倍增作用以及尿素的共同参与，髓袢所在的髓质间液的渗透压逐步提高，形成呈渗透压梯度的髓质高渗区。当尿液流经高渗髓质中的集合管时，由于管腔内液体与高渗髓质间存在着渗透压差，并经抗利尿激素（ADH）的影响，水被重吸收，这就是肾脏对尿液的浓缩功能。

因此，当髓袢升支粗段髓质部和皮质部对NaCl的重吸收被抑制时，肾脏的浓缩和稀释功能均降低，从而产生强大的利尿作用，如高效能利尿药呋塞米等。中效能利尿药噻嗪类等仅抑制髓袢升支粗段皮质部（远曲小管起始部位）对NaCl的重吸收，使肾脏的稀释功能降低，不影响肾脏的浓缩功能，利尿作用中等。

知识链接

抗利尿激素（ADH）

抗利尿激素（ADH，加压素）是由下丘脑的视上核、室旁核的神经细胞所分泌的九肽激素。对于肾脏，其主要作用是提高远曲小管和集合管对水的通透性，促进水的吸收，是尿液浓缩和稀释的关键性调节激素。抗利尿激素还能增强内髓部集合管对尿素的通透性。

3. 远曲小管和集合管 原尿中约5%～10%的Na^+在此部位被重吸收，其重吸收

的方式除继续进行 $Na^+ - H^+$ 交换外，也有 $Na^+ - K^+$ 交换过程，这是在醛固酮调节下进行的。螺内酯、氨苯蝶啶等能阻断此部位的醛固酮受体或直接抑制 $Na^+ - K^+$ 交换，呈现弱的留钾利尿作用。

二、常用利尿药

常用利尿药按其作用强度分为高效能、中效能和低效能利尿药 3 类。

（一）高效能利尿药

本类药主要有呋塞米（furosemide，呋喃苯胺酸）、依他尼酸（etacrynic acid）、布美他尼（bumetanide）。三药的药理作用相似；依他尼酸不良反应较多且严重；布美他尼比呋塞米利尿作用更强大，不良反应相似而较轻。

【药理作用】

1. 利尿作用　主要作用于髓袢升支粗段皮质部和髓质部，干扰 $Na^+ - K^+ - 2Cl^-$ 共同转运系统，抑制肾脏的稀释与浓缩功能，利尿作用迅速、强大而短暂，尿中 Na^+、K^+、Ca^{2+}、Cl^-、Mg^{2+} 的排泄也增加。

2. 扩张血管作用　呋塞米能迅速降低全身静脉血容量，使回心血量减少，减轻肺淤血，还能扩张肾血管，增加肾血流量。

【临床应用】

1. 治疗各种水肿　对心、肝、肾性水肿均有效。主要用于其他利尿药无效的水肿。呋塞米静脉注射可迅速缓解急性左心衰竭引起的急性肺水肿，是治疗急性肺水肿的首选药；因利尿作用强大，使血液浓缩、血浆渗透压升高，还有助于消除脑水肿。

2. 防治肾衰竭　呋塞米静脉注射能改善急性肾衰竭的少尿和肾缺血；强大的利尿作用可使尿量增加，冲洗肾小管，防止肾小管的萎缩和坏死，可用于急性肾衰竭的防治。大剂量呋塞米还用于慢性肾衰竭。

3. 加速毒物排泄　配合大量输液，可促进药物、毒物从尿中排出，是常用的非特异性解救药。

【不良反应】

1. 水、电解质紊乱　因过度利尿导致低血容量、低钾血症、低钠血症、低氯性碱血症等。低钾血症最常见，主要症状为恶心、呕吐、腹胀、肌无力及心律失常等。长期应用还可引起低镁血症。

2. 耳毒性　长期大量用药，表现为眩晕、耳鸣、听力减退或暂时性耳聋，肾功能不全者或与其他耳毒性药物联用时尤易发生。依他尼酸耳毒性最强，布美他尼较轻。

3. 高尿酸血症　本类药和尿酸竞争有机酸分泌途径，长期用药可出现高尿酸血症，可诱发痛风。

4. 其他　胃肠道反应表现为恶心、呕吐、上腹部不适，重者可出现胃肠出血。偶见过敏反应，磺胺药过敏者对呋塞米、布美他尼可发生交叉过敏。少数病人可发生血小板减少、粒细胞减少、溶血性贫血等。

（二）中效能利尿药

噻嗪类和噻酮类

噻嗪类是临床常用口服利尿药，包括氢氯噻嗪（hydrochlorothiazide，双氢克尿噻）、氢氟噻嗪（hydrochlorothiazide）、苄氟噻嗪（bendroflumethiazide）、环戊噻嗪（cyclopenthiazide），其中以氢氯噻嗪最常用。噻酮类主要有氯噻酮（chlortalidone），其药理作用与噻嗪类相似。

【药理作用】

1. 利尿作用　主要作用于髓袢升支粗段皮质部和远曲小管起始部，抑制 $Na^+ - K^+ - 2Cl^-$ 同向转运系统，同时轻度抑制碳酸酐酶，减少 Na^+、Cl^-、K^+ 的重吸收，增加尿量。利尿作用温和、持久。

2. 抗利尿作用　噻嗪类能明显减少尿崩症患者的尿量，减轻口渴感。其抗利尿机制目前尚未完全阐明，可能与其促进 Na^+ 排泄，降低血浆渗透压，改善烦渴，减少饮水量有关。

3. 降压作用　本类药物是常用的基础降压药。用药早期通过利尿、减少血容量而降压，长期用药还能扩张外周血管而降压。

【临床应用】

1. 治疗各种水肿　可用于消除各种原因引起的水肿。对心性水肿疗效较好；对肾性和肝性水肿的疗效与肾、肝功能损害的程度有关，损害轻者效果好，损害重者效果差。

2. 治疗高血压病　为常用的基础降压药（详见第二十章第二节）。

3. 治疗尿崩症　主要用于肾性尿崩症及加压素无效的中枢性尿崩症。

知识链接

尿崩症

尿崩症（diabetes insipidus，DI）是因缺乏抗利尿激素（中枢性），或肾脏对 ADH 不敏感（肾性），肾小管对水的重吸收功能障碍，引起的以多尿、多饮和低比重低渗尿为特征的临床综合征。

尿崩症可见于任何年龄，以青少年多见。治疗多采用激素替代疗法，首选去氨加压素。氢氯噻嗪可以减少尿崩症患者的尿量。

【不良反应】

1. 水、电解质紊乱　如低钾血症、低钠血症、低镁血症、高钙血症等。其中，以低钾血症最常见。

2. 代谢异常　本类药物可干扰糖代谢，升高血糖，可诱发或加重糖尿病。长期应用也可引起高尿酸血症、高脂血症。

3. 过敏反应　如发热、皮疹等，偶见血小板减少、粒细胞减少等。

（三）低效能利尿药

螺 内 酯

螺内酯（spironolactne，安体舒通）化学结构与醛固酮相似，是醛固酮竞争性拮抗剂，与远曲小管和集合管靶细胞的醛固酮受体结合，对抗醛固酮调节的 $Na^+ - K^+$ 交换，排钠排水保钾。主要用于与醛固酮增多有关的顽固性水肿，如血性心力衰竭、肝硬化、肾病综合征等引起的水肿。常与排钾利尿药合用，以增效并预防低钾血症。

不良反应较轻，久用可致高钾血症，肾功能不全时更易发生；还有性激素样副作用，可引起男子乳房女性化发育、性功能障碍和妇女多毛症等，停药后可消失。

氨苯蝶啶和阿米洛利

氨苯蝶啶（triamterene）和阿米洛利（amiloride）可直接抑制远曲小管和集合管的 $Na^+ - K^+$ 交换，减少 Na^+ 的重吸收，产生排钠排水保钾作用。常与中效或高效能利尿药合用。此外，能促进尿酸的排出，适用于水肿伴有痛风的患者。

不良反应较少。长期服用可引起高钾血症，肾功能不全、糖尿病及老人较易发生。

乙 酰 唑 胺

乙酰唑胺（acetazoamide）是碳酸酐酶抑制剂，通过减少 H^+ 的生成，减少 $H^+ - Na^+$ 交换而产生弱的利尿作用，现已较少用做利尿药。因其也可抑制眼睫状肌上皮细胞的碳酸酐酶，可减少房水生成而降低眼压，临床上用于青光眼的治疗。长期使用可引起代谢性酸血症和粒细胞缺乏症。

执考真题再现

1. 可增加卡那霉素耳毒性的利尿药是
   A. 氨苯蝶啶　　B. 螺内酯　　C. 呋塞米　　D. 氢氯噻嗪　　E. 环戊噻嗪
2. 中度水肿，给予降压利尿药治疗，应首选
   A. 氢氯噻嗪　　B. 利血平　　C. 胍乙啶　　D. 硝普钠　　E. 螺内酯
3. 下列药物中属于保钾利尿药的是
   A. 呋塞米　　B. 依他尼酸　　C. 氨苯蝶啶　　D. 氢氯噻嗪　　E. 环戊噻嗪

第二节 脱 水 药

脱水药又称渗透性利尿药。静脉注射给药后可提高血浆渗透压，产生组织脱水作用；因不易被肾脏重吸收，可渗透性增加水和部分离子的排泄，产生利尿作用。常用药物有甘露醇、山梨醇、高渗葡萄糖等。

甘露醇

甘露醇（mannitol）为白色结晶粉末，临床常用20%的高渗水溶液静脉注射或静脉点滴。

【药理作用和临床应用】

1. 脱水作用　静脉注射后不易从毛细血管渗入组织，能迅速提高血浆渗透压，使组织间液向血浆转移而产生组织脱水作用。可降低颅内压、眼内压，是脑水肿的首选药，对脑肿瘤、脑外伤、脑组织炎症及缺氧引起的脑水肿均有效。短期用于急性青光眼或青光眼术前。

2. 利尿作用　静脉注射甘露醇后，血浆渗透压升高，血容量增加，使肾小球滤过增加，而该药从肾小球滤过后，几乎不被肾小管重吸收，由于渗透压的作用，阻止水的重吸收，产生利尿作用。临床可用于防治急性肾衰竭。

【不良反应】

静脉注射过快可引起一过性头痛、眩晕、视力模糊及注射部位疼痛。

山 梨 醇

山梨醇（sorbitol）是甘露醇的同分异构体，常用25%的高渗溶液。作用与应用同甘露醇。因进入体内后易在肝内转化为果糖而失去脱水作用，疗效较弱。

高渗葡萄糖

50%的高渗葡萄糖（glucose）有脱水及渗透性利尿作用，但作用较弱、持续时间短。因其易被代谢，并能部分从血管弥散到组织中，若单独用于脑水肿，停药后可有"反跳"现象，常与甘露醇交替使用。

第三节　利尿药和脱水药的用药护理

一、用药前进行护理评估及用药护理宣教

1. 用药前对患者进行护理评估，了解心、肝、肾功能，血压，体重，水肿及药物过敏史。提醒医生有糖尿病、痛风、高脂血症的患者慎用噻嗪类利尿药；活动性颅内出血者、慢性心功能不全者禁用脱水药。

2. 建议患者多食深色蔬菜、海带、香蕉等含钾丰富的食物，不可过分限制食盐的摄入。

二、正确的用量和用法

1. 利尿药应从小剂量给起，每日根据体重、尿量变化，调整剂量。

2. 高效能利尿药不宜加入酸性溶液中；肌内注射易引起局部刺激，应深部注射；静脉注射前宜用氯化钠注射液稀释，缓慢注入。

三、密切观察疗效和不良反应并及时报告和处理

1. 用药期间要做好出入水量记录，监测血钠、血钾、血糖、血尿酸、听力等，及时发现并阻止严重不良反应。

2. 用药期间如有恶心、呕吐、腹胀、肌无力、心律失常等，提示血钾过低，应报告医生，及时补钾。如静脉补钾，注意按规定比例稀释，慢速静注。与 ACEI 或保钾利尿药合用也可减少失钾。并注意补镁，当低血钾与低血镁同时存在时，只有纠正了低血镁，低血钾才易被纠正。

3. 警惕高效能利尿药的耳毒性，如患者出现耳鸣、耳内胀满、听力下降，应立即提醒医生停药。

四、注意药物的相互作用

高效利尿药避免与氨基苷类抗生素及第一、二代头孢菌素等有耳毒性的药物合用。

📚 本章小结

利尿药
- 高效能利尿药
  - ① 呋塞米能抑制髓袢升支粗段皮质部和髓质部电解质等重吸收，排钾利尿作用强；还能扩张血管。作用强、快、短
  - ② 用于严重水肿如急性肺水肿和脑水肿、急性肾衰竭，加速毒物排出
  - ③ 主要不良反应有水电解质紊乱、听力损害等
  - ④ 注意补钾补镁，或与保钾利尿药、ACEI 合用。避免与氨基苷类抗生素及第一、二代头孢菌素等有耳毒性的药物合用
- 中效能利尿药
  - ① 氢氯噻嗪能抑制髓袢升支粗段皮质部与远曲小管始端电解质等的重吸收。排钾利尿药、降压、抗利尿
  - ② 用于心源性水肿、高血压、尿崩症
  - ③ 主要不良反应有水电解质紊乱、代谢异常等
  - ④ 糖尿病、痛风、高脂血症患者慎用。注意补钾或与保钾利尿药合用
- 低效能利尿药
  - ① 螺内酯能竞争性拮抗醛固酮，抑制远曲小管和集合管 $Na^+ - K^+$ 交换，保钾利尿，作用慢、弱、久。常与排钾利尿药合用于与醛固酮增多有关的顽固性水肿
  - ② 氨苯蝶啶直接抑制远曲小管和集合管 $Na^+ - K^+$ 交换

脱水药
- 甘露醇
  - ① 两个作用：脱水、渗透性利尿
  - ② 两个应用：防治急性肾衰竭、脑水肿及青光眼
  - ③ 两个禁忌证：颅内活动性出血者、慢性心功能不全及其引起的全身水肿
- 山梨醇：脱水和渗透性利尿作用与甘露醇相似但较弱
- 高渗葡萄糖：作用、应用似甘露醇。与甘露醇交替用于脑水肿，以免停药反跳

思 考 题

1. 呋塞米的主要不良反应和用药护理要点有哪些?
2. 甘露醇的药理作用、临床应用、禁忌证有哪些?

第二十六章　子宫兴奋药和子宫抑制药

📖 **知识要点**

1. 熟悉缩宫素对子宫平滑肌的作用特点、临床应用、主要不良反应及用药护理。
2. 了解麦角制剂、前列腺素类及子宫抑制药的作用、应用。

第一节　子宫兴奋药

子宫平滑肌兴奋药是一类选择性兴奋子宫平滑肌，促进子宫平滑肌收缩的药物。它们的作用可因子宫生理状态及药物的品种、剂量的不同而有明显差异。常用药物包括缩宫素、麦角生物碱和前列腺素等。

缩　宫　素

缩宫素（oxytocin，催产素）是肽类激素，可自牛、猪的垂体后叶提取，也可人工合成。缩宫素的效价单位以 U 计算，1U 相当于 $2\mu g$ 纯缩宫素。口服易被破坏，须注射给药。

【药理作用】

1. 兴奋子宫　缩宫素直接兴奋子宫平滑肌，加强其收缩。其作用特点为：①收缩性质取决于剂量大小。小剂量缩宫素（2~5U）加强子宫（特别是妊娠末期子宫）的节律性收缩，其收缩的性质与正常分娩相似；随着剂量加大（5~10U），肌张力持续增高，可引起子宫强直性收缩。②收缩强度受女性激素的影响。雌激素可提高其敏感性，孕激素则降低其敏感性；在妊娠早期，孕激素水平高，敏感性低，妊娠后期雌激素水平高，敏感性高。临产时子宫最为敏感，分娩后子宫的敏感性又逐渐降低。缩宫素对子宫体的兴奋作用强，对子宫颈的兴奋作用弱，使子宫颈被动扩张，以促进胎儿娩出。③作用快，持续时间短。肌内注射 3~5 分钟起效，维持 20~30 分钟。静脉注射起效更快，持续时间更短，故需采用静脉滴注以维持疗效。

2. 其他　缩宫素能使乳腺腺泡周围的肌上皮细胞收缩，促进排乳。大剂量还能短暂地松弛血管平滑肌，引起血压下降，并有抗利尿作用。

【临床应用】

1. 催产、引产　小剂量缩宫素用于宫缩无力而产前检查一切正常的产妇催产；也用于因为死胎、过期妊娠或妊娠合并肺结核、心脏病等严重疾病而需要提前终止妊娠者的引产。

2. 产后止血　产后出血时应迅速皮下或肌内注射较大剂量缩宫素，利用其能使子宫产生强直性收缩的作用，压迫子宫肌层内血管而止血。但缩宫素作用时间短，临床上常合用作用持久的麦角制剂以维持子宫收缩状态。

3. 催乳　在哺乳前 2～3 分钟，枸橼酸缩宫素经鼻腔喷雾吸入或应用滴鼻剂量滴鼻给药（3 滴/次），经咽部黏膜吸收后，有促进乳汁排出的作用，也可用 2～5U 缩宫素肌内注射给药。

【不良反应】

1. 一般反应　偶见恶心、呕吐和心律失常、血压下降等。

2. 对子宫的影响　过量可引起子宫高频率甚至持续性强直性收缩，可导致胎儿宫内窒息或子宫破裂。

麦角生物碱

麦角中含多种生物碱，包括麦角胺（ergotamine）、麦角毒（ergotoxine）和麦角新碱（ergometrine）等。

【药理作用】

1. 兴奋子宫　麦角新碱能选择性地兴奋子宫平滑肌，作用迅速、强大、持久，其特点为：①作用强度取决于子宫的功能状态，对妊娠子宫比未孕子宫作用强，对临产时和新产后子宫最强；②作用强于缩宫素且时间持久，剂量稍大即可引起子宫强直性收缩；③对子宫体和子宫颈的兴奋作用无明显差异，故不能用于引产和催产。

2. 收缩血管　麦角胺能直接作用于动、静脉血管，使其收缩；也能收缩脑血管，可降低脑动脉搏动幅度，用于缓解偏头痛。

3. 阻断 α 受体　麦角毒的衍生物海得琴（laydergine）有中枢抑制作用和阻断 α 肾上腺素受体的作用，后者可使肾上腺素的升压作用翻转。

【临床应用】

1. 治疗子宫出血　用于产后、剖宫术后、月经过多等原因引起的子宫出血。常肌内注射麦角新碱，利用其能使子宫平滑肌产生强直性收缩的作用，进行机械性压迫肌层内血管而止血，必要时 30 分钟后重复给药一次。

2. 产后子宫复原　产后的前 10 天子宫复原进行很快，如果复原缓慢易发生子宫出血或感染。利用麦角新碱兴奋子宫的作用，尤其是对新产后子宫敏感的特点，加速子宫收缩和复原。常应用麦角流浸膏。

3. 治疗偏头痛　主要应用麦角胺，与咖啡因合用可产生协同作用，咖啡因也具有收缩脑血管的作用，并能促进麦角胺的吸收。治疗偏头痛不可大剂量久用，否则会损伤血管内皮细胞，引起肢端坏死。服用 2～4 天为限。

【不良反应】

注射麦角新碱可致恶心、呕吐、血压升高等，偶可致过敏反应。

前 列 腺 素

前列腺素（prostaglandins，PGs）中用于产科的有前列腺素 E_2（PGE_2）、前列腺素 $F_{2\alpha}$（$PGF_{2\alpha}$）和 15 – 甲基前列腺素 $F_{2\alpha}$等。前列腺素对各期的妊娠子宫都有显著兴奋作用，临产子宫尤为敏感。故可用于足月引产、早期或中期妊娠人工流产，还可用于抗早孕。

不良反应主要为恶心、呕吐、腹痛等胃肠道兴奋症状。

知识链接

中医妇科药

益母草（leonurus heterophyllus，益母蒿）为唇形科植物，药用全草，一年或两年生草本，夏季开花，生于山野荒地、田埂、草地等处。有效成分为生物碱（如益母草碱等），能兴奋子宫平滑肌，增加子宫收缩频率，提高其张力，作用较脑垂体后叶制剂弱。临床用于产后止血和促使产后子宫复原。

当归（angelica sinensis）为伞形科植物，药用其根。当归对子宫有双向调节作用：其所含挥发油成分对子宫有抑制作用，其水溶性非挥发性碱性成分则对子宫具有兴奋作用。可用于治疗痛经和月经不调。

第二节　子宫抑制药

子宫抑制药亦称抗分娩药。人体子宫平滑肌以 β_2 受体占优势，当 β_2 受体兴奋时子宫舒张。

沙丁胺醇、利托君（ritodrine）对子宫平滑肌上的 β_2 受体有选择性激动作用，对非妊娠和妊娠子宫都有松弛作用，可用于防治早产。

硫酸镁可明显抑制子宫平滑肌收缩，对于不宜应用 β_2 受体激动药的妊娠期妇女可选用硫酸镁防止早产和妊娠高血压中毒症。

硝苯地平等钙通道阻滞药也可拮抗缩宫素所致的子宫兴奋作用，松弛子宫平滑肌，临床上可用于防治早产。

第三节　子宫兴奋药和子宫抑制药的用药护理

一、用药前进行护理评估及用药护理宣教

1. 对孕、产妇进行护理评估，了解其产前检查的有关结果，如妊娠史、胎位、心肺功能等，确认其没有催产、引产药物的禁忌情况。如产道异常、胎位不正、头盆不

称、前置胎盘、有剖宫产手术史或 3 次以上妊娠者禁用缩宫素；合并妊娠高血压综合征、动脉硬化、冠心病、心功能不全患者禁用麦角新碱。

2. 嘱咐产妇注意调整饮食，鼓励其进食、放松。

二、正确的用量和用法

1. 缩宫素用药须严格掌握剂量。通常催产、引产的剂量为每次 2～5U，并严格控制静脉滴注的滴速，先以 8～10 滴/分钟的速度静滴，之后根据子宫收缩和胎心情况调整滴注速度，最快不超过 40 滴/分钟；用于产后止血，剂量可为每次 5～10U。

2. 前列腺素用于抗早孕时，除静脉滴注外，也可阴道内、宫腔内或羊膜腔内给药。

▮ 执考真题再现

胎位正常、无头盆不称的协调性子宫收缩乏力妊娠足月产妇，拟静滴催产素增强宫缩，在 5% 葡萄糖 500ml 中应加入催产素

A. 2.5U   B. 10U   C. 15U   D. 20U   E. 25U

三、密切观察疗效和不良反应并及时报告和处理

1. 应用缩宫素时，必须密切监测血压、胎心、宫缩情况。

2. 用药期间如出现恶心、呕吐、心悸、面色苍白、腹痛及过敏等，应及时报告医生，立即停药。

四、注意药物的相互作用

1. 缩宫素与麦角新碱虽有协同作用，但不能混合注射，以免减弱缩宫素的作用。

2. 缩宫素与去甲肾上腺素、肾上腺素、间羟胺等合用，升压作用更明显，应注意。

▮ 本章小结

子宫兴奋药和子宫抑制药

缩宫素
①兴奋末期子宫，小剂量使子宫产生节律性收缩，用于催产或引产；大剂量使子宫出现强直性收缩，用于产后止血
②过量可导致胎儿宫内窒息或子宫破裂。必须严格掌握剂量和适应证
③催产、引产的剂量为每次 2～5U，静脉滴注速度不超过 40 滴/分

麦角新碱：兴奋子宫，作用快、强，用于治疗子宫出血和产后子宫复原

麦角胺：收缩血管，配伍治疗偏头痛

前列腺素：兴奋妊娠各期的子宫，用于妊娠中期和足月流产或引产；还可用于停经 49 天内的早孕者，可催经止孕

思 考 题

1. 为什么大剂量缩宫素不可以用于引产或催产，它有什么用途？

2. 同样能兴奋子宫平滑肌，为什么缩宫素可用于引产和催产，而麦角生物碱却不能？

3. 患者，女，28 岁。上午 10 时左右剖宫产下一男婴，术中顺利，术后查子宫恢复良好，血压、脉搏正常，返回病房。中午 12 时左右，阴道出血超过经量，伴有大血块。查体：患者一般状态良好，神志清晰，无贫血貌。腹部切口辅料无渗出，宫底脐上一指，轮廓清晰。T37℃，P72 次/分，BP110/70mmHg。被诊断为产后出血。针对此患者，临床治疗原则是什么？应该选用什么药物？

第二十七章 抗组胺药

📖 知识要点

1. 熟悉常用抗组胺药的作用特点、临床应用、不良反应及用药护理。
2. 了解组胺对机体的作用及其受体阻断药的分类。

组胺（histamine）是组氨酸的脱羧产物，在体内主要以无活性的结合形式贮存在肥大细胞和嗜碱性粒细胞的颗粒中。当组织损伤、炎症、神经刺激及变态反应时，这些细胞脱颗粒释放出组胺。释放的组胺与靶细胞上的特异性组胺受体结合，并激动该受体产生特定的生物效应（表27-1）。

表27-1 组胺受体分布及效应

受体类型	分布	效应	阻断药
H_1	支气管、胃肠道、子宫平滑肌	收缩	苯海拉明、氯苯那敏、阿司咪唑、特非那定
	皮肤血管	扩张、通透性增加	
	房室结	传导减慢	
	心房肌	收缩增强	
	中枢神经	维持觉醒	
H_2	胃壁细胞	胃酸分泌增加	西咪替丁、雷尼替丁、法莫替丁
	血管	扩张	
	窦房结、心室肌	心率加快、收缩加强	
H_3	中枢与外周神经末梢	负反馈性调节组胺的合成与释放	硫丙咪胺

抗组胺药是能竞争性拮抗组胺作用的药物。根据其对组胺受体选择性的不同可分为 H_1、H_2、H_3 受体阻断药。

第一节 H₁ 受体阻断药

目前，临床常用的 H₁ 受体阻断药有第一代药物苯海拉明（diphenhydramine）、异丙嗪（promethazine）、氯苯那敏（chlorphenamine）、曲吡那敏（tripelennamine）、赛庚啶（cyproheptadine）等，第二代药物阿司咪唑（astemizole）、西替利嗪（cetirizine）、氯雷他定（loratadine）、特非那定（terfenadine）等。其作用特点比较见表 27 - 2。

【药理作用】

1. 抗 H₁ 受体作用 能拮抗由组胺引起的支气管、胃肠道和子宫平滑肌的收缩；对组胺引起的毛细血管扩张、通透性增高、局部渗出水肿有较强的抑制；能部分对抗组胺所致的血管扩张和血压下降，需同时应用 H₁ 和 H₂ 受体阻断药才能完全对抗。

2. 中枢抑制作用 多数第一代 H₁ 受体阻断药可阻断中枢 H₁ 受体，拮抗组胺的觉醒反应，产生不同程度的镇静、嗜睡作用，以异丙嗪、苯海拉明作用最强，曲吡那敏、赛庚啶次之。第二代 H₁ 受体阻断药，因不易透过血脑屏障，几乎无中枢抑制作用。

3. 抗胆碱作用 中枢抗胆碱作用表现为防晕止吐，以异丙嗪、苯海拉明作用最强；外周可产生阿托品样作用，能减少唾液腺和支气管腺体分泌。

表 27 - 2 常用 H₁ 受体阻断药作用特点比较

药物	H₁ 受体阻断	镇静催眠	防晕止吐	抗胆碱	持续时间（h）
第一代					
苯海拉明	＋＋	＋＋＋	＋＋	＋＋＋	4～6
异丙嗪	＋＋＋	＋＋＋	＋＋	＋＋＋	6～12
氯苯那敏	＋＋＋	＋	－	＋＋	3～6
赛庚啶	＋＋＋	＋＋	＋	＋＋	6～8
第二代					
阿司咪唑	＋＋＋	－	－	－	10（d）
特非那定	＋＋＋	－	－	－	12～24
氯雷他定	＋＋＋	－	－	－	10
西替利嗪	＋＋＋	－	－	－	12～24
左卡巴斯汀	＋＋＋				12

注：＋＋＋强；＋＋中等；＋弱；－无

【临床应用】

1. 治疗变态反应性疾病 对荨麻疹、花粉症、过敏性鼻炎等由组胺引起的皮肤黏膜的变态反应性疾病疗效好，可作为首选药，现多选用第二代 H₁ 受体阻断药；对虫咬性皮炎、药疹、接触性皮炎等引起的皮肤瘙痒和水肿也有良效；对过敏性哮喘疗效差；对过敏性休克单独应用几乎无效。

2. 治疗晕动病和呕吐 用于晕动病、妊娠及放射病等所致的呕吐，常选用苯海拉明、异丙嗪。

3. 镇静催眠 常用异丙嗪、苯海拉明，可短期用于治疗失眠症，尤其适用于变态反应性疾病引起的烦躁、失眠。

4. 其他 氯丙嗪、异丙嗪、哌替啶组成冬眠合剂，用于人工冬眠。异丙嗪可轻度松弛支气管平滑肌，与氨茶碱合用可治疗支气管哮喘。

▊ 执考真题再现

麻醉前用药中异丙嗪属于

A. 抗胆碱药　　　　B. 抗组胺药　　　　C. 镇痛药　　　　D. 镇静药　　　　E. 催眠药

【不良反应】

1. 中枢抑制症状 第一代 H_1 受体阻断药的不良反应常见头晕、嗜睡、乏力等。过量中毒可表现为中枢先兴奋后抑制及抗胆碱作用，出现口干、心动过速、尿潴留、惊厥等，严重者因呼吸麻痹而致死。

2. 胃肠道反应 可出现口干、恶心、呕吐、腹泻或便秘等。

3. 其他 有致畸性，偶见粒细胞减少及溶血性贫血；阿司咪唑、特非那定过量可致严重的心律失常，应予注意。

知识链接

H_1 受体阻断药的心脏毒性

近年来，某些第二代 H_1 受体阻断药，如特非那定、阿司咪唑引起心脏毒性反应的报道陆续出现，其引起的心脏毒性反应主要是各种心律失常，如会产生致死性 TDP，即尖端扭转型室性心动过速，心电图表现为 Q - T 间期延长。

因此，在第二代 H_1 受体阻断药基础上开发的第三代 H_1 受体阻断药已进入临床研究阶段。

第二节 H_2 受体阻断药

H_2 受体阻断药是一类通过选择性地阻断胃壁细胞 H_2 受体，从而显著抑制组胺引起的胃酸分泌的药物，主要用于治疗消化性溃疡。临床常用的药物有西咪替丁（cimetidine）、雷尼替丁（ranitidine）、法莫替丁（famotidine）、尼扎替丁（nizatidine）等。详见第十八章。

第三节 抗组胺药的用药护理

一、用药前进行护理评估及用药护理宣教

1. 用药前询问患者的既往病史、工作性质等，再次确认有无用药禁忌证及慎用情况。严重肝肾功能不全、器质性心脏病、心律失常、青光眼、尿潴留、前列腺增生患者及孕妇、哺乳期妇女、儿童禁用；重症肌无力、癫痫、哮喘、甲亢、糖尿病患者、老年人慎用。

2. 告知患者在服药期间不宜从事高速、高空、高精密度要求的工作，以免嗜睡、头晕、反应迟钝等药物不良反应引发意外或影响工作效率。同时不宜饮酒。

3. 指导患者避免或减少接触过敏源。

二、正确的用量和用法

1. 口服给药宜餐后服用　本类药物多数口服，为减轻胃肠道反应，应嘱患者餐后服药。

2. 不宜皮下注射　苯海拉明、异丙嗪、氯苯那敏因刺激性较强，不宜皮下注射，可以选择大肌群深部肌内注射。

三、密切观察疗效和不良反应并及时报告和处理

用药期间密切观察药物有无过量中毒。一旦发生中毒，及时进行人工呼吸，并立即报告医师。惊厥时静脉注射地西泮解救。

四、注意药物的相互作用

1. 避免与具有心脏不良反应的药物合用，以免加剧心律失常等。

2. 不宜与镇静催眠药、镇痛药等中枢神经抑制药合用，以免加剧中枢抑制。

3. 不宜与阿托品、三环类抗抑郁药、单胺氧化酶抑制剂合用，以免加剧其抗胆碱副作用。

4. 可干扰口服抗凝药的活性，减低其抗凝疗效。

■ 本章小结

H₁ 受体
阻断药

第一代
①异丙嗪等具有抗 H₁ 受体、中枢抑制及防晕止吐的作用
②临床用于防治皮肤黏膜的变态反应性疾病、防晕止吐、镇静催眠
③主要不良反应为嗜睡、致畸、急性中毒等
④宜餐后服药或深部肌内注射。服药期间不宜驾驶车船、操纵机器或从事高空作业

第二代
①阿司咪唑等具有抗 H₁ 受体作用，用于防治皮肤黏膜的变态反应性疾病
②无中枢抑制副作用，过量可致心律失常

思 考 题

1. 简述 H₁ 受体阻断药的药理作用及临床应用。

2. 患者，男，22 岁。吃对虾后，全身皮肤散在出现大小不等的红色风团，剧痒，诊断为"荨麻疹"。可使用什么药物治疗？用药护理应注意哪些方面？

第二十八章　肾上腺皮质激素类药

1. 掌握糖皮质激素的药理作用、临床应用、不良反应和用药护理。
2. 了解糖皮质激素的用法。
3. 了解盐皮质激素的作用与应用。

　　肾上腺皮质激素是肾上腺皮质分泌的各种激素的总称，包括 3 类：①糖皮质激素：由束状带分泌，如氢化可的松、可的松，主要影响糖、蛋白质和脂肪代谢；②盐皮质激素：由球状带分泌，如醛固酮和去氧皮质酮，主要影响水、盐代谢；③性激素：由网状带分泌，如雄激素、雌激素和孕激素。临床常用的肾上腺皮质激素类药主要是指糖皮质激素，因其都具有甾核化学结构，又称甾体类激素。

第一节　糖皮质激素

　　根据半衰期及用法，糖皮质激素可分为 4 类：①短效类：包括氢化可的松（hydro-cortisone）、可的松（cortisone）等；②中效类：包括泼尼松（prednisone）、泼尼松龙（prednisolone）、曲安奈德（triamcinolone acetonide）和曲安西龙（triamcinolone）等；③长效类：包括倍他米松（betamethasone）、地塞米松（dexamethasone）等；④外用类：包括氟氢可的松（fludrocortisone）、氟轻松（fluocinolone）等。后 3 类多为人工合成品。

【药理作用】

　　生理量的糖皮质激素是维持机体正常的生理生化功能所必需的。超生理剂量的糖皮质激素则在生理作用的基础上产生药理作用。其中，合成的糖皮质激素与天然糖皮质激素相比，抗炎等作用较强、作用维持时间较长、对水盐代谢的副作用较小。

　　1. 抗炎　糖皮质激素对各种原因（物理、化学、生物、免疫等）所致的炎症均具有强大的抑制作用。在炎症早期，通过收缩血管、降低毛细血管的通透性，可减少渗出，减少各种致炎物质的释放，抑制炎性细胞的浸润和吞噬反应，从而改善红、肿、热、痛等症状。在炎症后期，抑制成纤维细胞的增生，延缓肉芽组织生成，防止粘连及瘢痕的形成，减轻炎症后遗症。但抗炎的同时也降低了机体的防御功能，易致感染扩散及延缓伤口愈合，从而对机体产生不利影响。

2. 抗毒 糖皮质激素能提高机体对细菌内毒素的耐受力，缓解革兰阴性菌感染的毒血症状，减轻机体损害。但不能中和或破坏内毒素，对细菌外毒素无效，也无抗菌作用。

3. 抗免疫 糖皮质激素对免疫过程的多个环节有抑制作用。小剂量主要抑制细胞免疫，大剂量可抑制体液免疫，并可以减轻因免疫反应造成的炎性损伤。糖皮质激素的抗免疫作用也降低机体正常的免疫保护功能。

4. 抗休克 大剂量糖皮质激素可对抗各种原因引起的休克，特别是感染性休克。其抗休克作用可能与下列因素有关：①通过抗炎、抗毒、抗免疫作用减轻休克症状；②稳定溶酶体膜，减少心肌抑制因子（MDF）的形成，增强心肌收缩力，增加心输出量；③降低血管对某些缩血管活性物质（NA、加压素、血管紧张素）的敏感性，解除小血管痉挛，改善微循环。

5. 对血液和造血系统的影响 糖皮质激素能刺激骨髓造血功能，使红细胞、血红蛋白、血小板和中性粒细胞增多，但抑制中性粒细胞的游走、吞噬及消化等功能；同时，加速血中淋巴细胞的破坏和解体，促使其移行至血管外组织，使血中淋巴细胞减少；嗜酸性粒细胞和嗜碱性粒细胞也减少。

6. 对物质代谢的影响 ①糖代谢：促进糖原异生，减少葡萄糖的分解和利用，升高血糖。②蛋白质代谢：促进蛋白质分解，抑制蛋白质合成，引起负氮平衡。故用药后可引起生长减慢、肌肉萎缩、皮肤变薄和伤口愈合迟缓等。③脂肪代谢：促进脂肪分解，抑制其合成。长期用药可使脂肪重新分布，形成向心性肥胖，且升高胆固醇和甘油三酯。④水和电解质代谢：糖皮质激素有较弱的盐皮质激素样作用，长期应用可致水钠潴留，并促进钾、钙、磷排泄，长期应用可能导致低钾血症、骨质疏松等。

7. 其他 可促进胃酸及胃蛋白酶的分泌，增强食欲，促进消化；可提高中枢神经系统的兴奋性，表现欣快感、失眠、易激动等；能抑制体温调节中枢对致热原的反应性，减少内热原的释放，能迅速退热。

【临床应用】

1. 治疗严重感染 用于中毒症状严重的感染或伴有感染性休克的患者，如中毒性菌痢、中毒性肺炎、流行性脑脊髓膜炎、脓毒血症等，可迅速缓解毒血症状，防止心、脑等重要脏器损害。因无抗菌作用并降低机体防御能力，须合用足量、有效的抗菌药物，以免感染病灶扩散。

因目前尚无有效的抗病毒药物，病毒性感染一般不用糖皮质激素。但当发生严重传染性肝炎、重症传染性非典型性肺炎等危及生命的疾病时，为了迅速控制症状、防止并发症，可酌情使用糖皮质激素。

知识链接

SARS 后综合征

2003 年春，中国及世界多地发生了由 SARS 冠状病毒引起的传染性非典型性肺炎。全球累计发病例数为 8422 例，平均病死率为 9.3%。为了抢救生命、控制疫情，大剂量激素被用于紧急治疗方案中。一些患者"痊愈"数月后，出现腿疼、脚冷等症状，确诊为股骨头坏死，是"SARS 后综合征"之一。之后，我国迅速反应，将多家三甲医院设为公费治疗"非典"后遗症的定点医院，使患者得到免费的治疗。

2. 防止某些炎症后遗症　对于某些特殊的炎症，如结核性脑膜炎、胸膜炎、风湿性心瓣膜炎、心包炎、损伤性关节炎、虹膜炎、角膜炎、严重烧伤等，早期应用糖皮质激素，可减少炎性渗出，减轻愈合过程中组织过度增生及粘连，如防止胸膜粘连、关节粘连、角膜混浊、疤痕挛缩等后遗症。

3. 治疗自身免疫性疾病和变态反应性疾病　应用糖皮质激素后可缓解风湿热、风湿性心肌炎、风湿性及类风湿性关节炎、系统性红斑狼疮、结节性动脉周围炎、皮肌炎和肾病综合征等自身免疫性疾病的症状，但不宜单用。对于荨麻疹、血清病、血管神经性水肿和支气管哮喘等变态反应性疾病，在其他药物无效或病情严重时，也可应用糖皮质激素辅助治疗。对于异体器官移植手术后所产生的排异反应，糖皮质激素常需与其他免疫抑制药合用。

执考真题再现

1. 患儿，男，8 岁。因高度水肿，尿蛋白（＋＋＋＋）入院，诊断为肾病综合征。
   治疗用药可首选
   A. 青霉素　　　　　　　　B. 肾上腺皮质激素
   C. 环磷酰胺　　　　　　　D. 白蛋白
   E. 利尿剂

2. 患者，女，28 岁，因患系统性红斑狼疮两次住院。本次住院，面部红斑明显，有少许鳞屑，尿常规阴性，肾功能正常，血抗核抗体阳性，抗双链 DNA 抗体阳性。治疗本病的主要药物是
   A. 糖皮质激素　　　　　　B. 乙酸水杨酸
   C. 布洛芬　　　　　　　　D. 免疫抑制剂
   E. 苯妥英钠

4. 治疗各种休克　适用于各种原因引起的休克。在综合治疗的同时，早期大剂量使用糖皮质激素有利于度过危险期。对感染性休克，配合使用有效的抗菌药，及早、短时间突击使用大剂量糖皮质激素；对过敏性休克，在使用肾上腺素的同时，给予糖皮质

激素；对心源性休克，需结合病因治疗；对低血容量性休克，在补足血容量后效果不佳时，可合用大剂量糖皮质激素。

5. 治疗某些血液病 用于治疗儿童急性淋巴细胞性白血病、过敏性血小板减少性紫癜和再生障碍性贫血等，但停药后易复发。

6. 替代疗法 用于急、慢性肾上腺皮质功能减退症，如肾上腺危象、脑垂体前叶功能减退和肾上腺次全切除术后等。

7. 局部外用 氟氢可的松、氟轻松等外用可治疗接触性皮炎、湿疹、牛皮癣等皮肤病；对天疱疮及剥脱性皮炎等严重病例仍需全身用药。醋酸氢化可的松或醋酸泼尼松龙混悬液加入1%普鲁卡因，将注射液注入韧带压痛点或注入关节腔内，可缓解肌肉韧带或关节劳损。

【不良反应】

1. 长期大量应用引起的不良反应

(1) 医源性肾上腺皮质功能亢进综合征 又称类肾上腺皮质功能亢进综合征，因过量激素引起物质代谢和水盐代谢紊乱所致，表现为满月脸、水牛背、向心性肥胖、皮肤变薄、痤疮、多毛、浮肿、低血钾、高血压、糖尿等。

(2) 诱发或加重感染 因糖皮质激素减弱机体防御功能，长期应用可诱发感染或使体内潜在病灶扩散，常见的有金黄色葡萄球菌、真菌、病毒感染和结核的扩散。

(3) 诱发或加重溃疡 使胃酸、胃蛋白酶分泌增加，抑制胃黏液分泌，降低胃肠黏膜的抵抗力，故可诱发或加剧胃、十二指肠溃疡，甚至造成消化道出血或穿孔。

(4) 心血管系统并发症 糖皮质激素有保钠排钾作用，长期应用可引起高血压和动脉粥样硬化。

(5) 骨质疏松、肌肉萎缩、伤口愈合迟缓 糖皮质激素增加蛋白质分解，抑制肉芽组织生成，也可促进排钙，故可致骨质疏松、肌肉萎缩、自发性骨折及伤口不易愈合等，并可抑制儿童生长发育。

(6) 其他 糖皮质激素有中枢兴奋作用，可诱发精神失常和癫痫；大剂量偶可引起儿童惊厥；可引起血糖升高，诱发糖尿病。

2. 停药反应

(1) 医源性肾上腺皮质功能不全 经长期大量用药，多数患者停药后可无表现，少数患者在停药后若遇应激情况如感染、创伤、手术等，可能发生肾上腺危象，表现为恶心、呕吐、乏力、低血压、低血糖、休克等。

知识链接

肾上腺皮质激素分泌的调节

肾上腺皮质激素的合成和分泌受下丘脑分泌的促肾上腺皮质激素释放激素（CRH）和垂体分泌的促肾上腺皮质激素（ACTH）的调节。当血中肾上腺皮质激素浓度较低时，反馈性激发 CRH 和 ACTH 分泌，促进肾上腺皮质激素分泌。

　　长期用药时，患者体内激素水平持续维持在较高水平，则反馈性抑制CRH 和 ACTH 分泌。肾上腺皮质因持续得不到 CRH 和 ACTH 的刺激而失用性萎缩、功能减退。一旦突然停药，肾上腺皮质激素来不及合成、分泌，表现出功能不全的症状。

　　（2）反跳现象　因患者对激素产生了依赖性或病情尚未完全控制，若突然停药或减量过快，可致原病复发或恶化。

【用法】

　　根据患者病情、药物的作用和不良反应特点确定制剂、剂量、用药方法及疗程。可分为以下几种：

　　1. 大剂量突击疗法　适用于急性危重患者，以迅速控制症状并度过危险期，如严重感染性休克等。可短期大剂量使用，疗程一般不超过 3 天。

　　2. 一般剂量长程疗法　适用于反复发作的慢性病，目的在于较长时期内控制症状、防止疾病急性发作，如肾病综合征、顽固性支气管哮喘、淋巴细胞性白血病、各种恶性淋巴瘤等。

　　3. 小剂量替代疗法　适用于慢性肾上腺皮质功能减退症、腺垂体功能减退症及肾上腺次全切除术后。常选用可的松或氢化可的松，需长期使用。

　　4. 隔日疗法　肾上腺皮质激素的分泌具有昼夜节律性，每日上午 8 时左右达到分泌高峰，随后逐渐下降，午夜 12 时为低潮。在长程疗法中对某些慢性病可将两日的总量在隔日早晨 8 时左右一次给予，此时恰逢皮质激素正常分泌高峰，对肾上腺皮质反馈性抑制最小，可减小停药反应。

　　5. 局部应用　将糖皮质激素的软膏、霜剂或洗剂涂抹于皮肤、黏膜，或将糖皮质激素混悬液注入韧带压痛点或关节腔内。

第二节　盐皮质激素

　　盐皮质激素包括醛固酮和去氧皮质酮，能促进肾小管和远曲小管对 Na^+、Cl^- 的重吸收和对 K^+、H^+ 的排出，产生保钠排钾作用。在生理状态下参与维持水、电解质平衡。临床主要用于替代治疗慢性肾上腺皮质功能减退症（爱迪生病）和治疗低钠血症。用药过量可引起水钠潴留，导致高血压、水肿、低血钾，严重者可致心力衰竭。

第三节 肾上腺皮质激素类药的用药护理

一、用药前进行护理评估及用药护理宣教

1. 用药前应全面了解患者的病史和用药情况 再次评估患者是否有禁忌证和慎用情况，如抗菌药物不能控制的感染（如水痘、真菌感染等）、活动性肺结核、严重高血压、精神病、糖尿病、骨折或创伤修复期、肾上腺皮质功能亢进症、活动性溃疡、妊娠期或哺乳期。

2. 指导患者合理饮食 用药期间应摄入低盐、低糖、高蛋白、高维生素和含钾丰富的饮食；忌酒和咖啡。

3. 提醒长期用药者应注意的问题 告知患者向心性肥胖等是常见的不良反应，停药后可逐渐恢复正常，不必担忧。并向患者解释定期检查血压、体重、血糖或尿糖、血常规、大便潜血、血电解质、眼科及胸透、骨骼 X 线的必要性，以增加其依从性。

二、正确的用量和用法

1. 口服宜于餐时给药，以减少胃肠道反应。

2. 肌内注射宜深部注射于臀大肌，并经常更换注射部位，以免肌肉萎缩。

3. 局部用药宜少量、短时。

4. 长期大量用药者，按医嘱隔日清晨给药，不可任意增减或停服，如需停药，宜逐渐减量。必要时向患者解释停药前注射 ACTH 的原因。

三、密切观察疗效和不良反应并及时报告和处理

1. 用药期间，仔细观察患者的血压、体重、食欲改变、液体出入量、大小便性状等，注意有无感染迹象，发现异常及时报告医生。

2. 如发现患者肝功能异常，提醒医生不宜用可的松、泼尼松，宜直接选用氢化可的松、泼尼松龙。因可的松、泼尼松需经肝脏还原代谢后才能活化成有药理活性的氢化可的松、泼尼松龙。

四、注意药物的相互作用

1. 糖皮质激素不宜合用非甾体类抗炎药（NSAID），以免加剧溃疡等胃肠道不良反应。

2. 不宜合用胰岛素或口服降糖药，以免降糖效果受影响。

3. 与强心苷、利尿药合用时应注意补钾。

本章小结

糖皮质激素
├─作用——"四抗 一无一促进"
│　├─①抗炎、抗毒、抗免疫、抗休克
│　├─②无抗菌作用
│　└─③促进骨髓造血（增加红细胞、血红蛋白、血小板、白细胞数）
├─用途——严重感染、炎症后遗症防治、自身免疫性疾病和变态反应性疾病、各种休克、某些血液病（如贫血和急性淋巴细胞性白血病）、替代疗法
└─不良反应——"一进一退五诱发"
　　├─①长期用药导致医源性肾上腺皮质功能亢进，诱发或加重感染、溃疡、高血压、糖尿病、精神失常和癫痫等
　　└─②突然停药可致医源性肾上腺皮质功能减退和反跳现象

思　考　题

1. 糖皮质激素的主要药理作用有哪些？有何临床用途？
2. 长期应用糖皮质激素可引起哪些不良反应？应如何进行用药护理？

第二十九章　甲状腺激素和抗甲状腺药

知识要点

1. 掌握硫脲类药物、碘和碘化物的药理作用、临床应用、不良反应和用药护理。
2. 熟悉其他抗甲状腺药物的作用特点与应用。
3. 了解甲状腺激素的作用与应用。

甲状腺激素是由甲状腺合成、分泌的激素，是维持机体正常生长发育、控制基础代谢的重要激素。甲状腺激素分泌过少引起甲状腺功能低下症，需补充甲状腺激素；分泌过多引起甲状腺功能亢进症，需使用抗甲状腺药物。

第一节　甲状腺激素

机体甲状腺具有摄取碘的能力，在过氧化物酶作用下，碘被氧化成活性碘，经酪氨酸碘化、碘化酪氨酸的偶联，最终合成甲状腺素：三碘甲状腺原氨酸（triiodothyronine，T_3）和四碘甲状腺原氨酸（tetraiodo thyronine，T_4）。T_3、T_4 与甲状腺球蛋白（TG）结合，储存于甲状腺滤泡上皮细胞内，经甲状腺球蛋白水解酶的作用，T_3、T_4 释放入血，发挥生理作用。

临床用的甲状腺激素类药多由猪、牛、羊等动物的甲状腺制得。

【药理作用和临床应用】

T_3 作用快而强，维持时间短。T_4 需经脱碘转变成 T_3 才能发挥作用，作用慢而弱，维持时间长。

1. 促进机体生长发育　促进蛋白质合成，促进骨骼及中枢神经系统的生长发育。如甲状腺激素不足，躯体与智力发育均受影响，婴幼儿出现呆小病，成人则出现黏液性水肿。

2. 促进机体新陈代谢　促进糖、蛋白质、脂肪等物质分解、氧化，提高基础代谢率，使产热增多。甲亢患者有怕热、多汗、消瘦等表现。

3. 提高机体对儿茶酚胺的敏感性　甲状腺激素对儿茶酚胺类物质有激素敏化作用。甲亢时，机能表现一系列交感神经兴奋的症状，如焦虑、易激动、心率加快、血压升高等。

甲状腺激素主要用于治疗甲状腺功能减退症，如呆小病、黏液性水肿，也用于治疗单纯性甲状腺肿。

【不良反应】

过量可引起甲状腺功能亢进的临床表现，如心悸、手震颤、怕热、多汗、消瘦、失眠等，重者可出现腹泻、呕吐、发热、脉搏快而不规则。对于老人和心脏病患者，可能诱发心绞痛和心肌梗死。

第二节　抗甲状腺药

抗甲状腺药是指能抑制甲状腺激素的合成与释放，减轻或消除甲亢症状的药物，常用药物有硫脲类、碘及碘化物、放射性碘（^{131}I）及 β 受体阻断药。

一、硫脲类

根据化学结构的不同，硫脲类又分为两类：①硫氧嘧啶类：包括甲硫氧嘧啶（methylthiouracil）、丙硫氧嘧啶（propylthiouracil）；②咪唑类：包括甲巯咪唑（thiamazole，他巴唑，tapazole）、卡比马唑（carbimazole，甲亢平）。

【药理作用】

1. 抑制甲状腺激素合成　通过抑制过氧化物酶阻止酪氨酸碘化及偶联，使甲状腺激素的合成受阻。对已合成的甲状腺激素无拮抗作用，需待已合成的激素耗竭后才显效，故起效较慢，一般用药后 2~3 周症状开始改善，需要 1~2 个月基础代谢率逐步恢复正常。

2. 抑制外周组织 T_4 转化为 T_3　丙硫氧嘧啶能抑制外周组织的 T_4 转化为 T_3，可迅速降低血中 T_3 水平。

3. 抑制免疫　硫脲类能轻度抑制免疫球蛋白的生成，使血中甲状腺刺激性免疫球蛋白下降。由于甲亢的发病与自身免疫机制异常有关，因此，硫脲类药物有一定的病因性治疗作用。

【临床应用】

1. 甲亢的内科治疗　适用于轻症和不宜进行手术及放射性碘治疗的患者，如儿童、青少年、年迈体弱、甲亢术后复发或合并严重心、肝、肾疾病等的患者。

📖 执考真题再现

患者，女性，28 岁，甲状腺功能亢进病史半年，妊娠 3 个月后，甲状腺功能亢进症状加重。治疗宜选

　A. 甲巯咪唑　　　　　　　　B. 卡比马唑

　C. 甲硫氧嘧啶　　　　　　　D. 丙硫氧嘧啶

　E. 普萘洛尔

2. 甲亢手术前准备　手术前先用硫脲类药物，使患者的甲状腺功能恢复或接近正常水平，可以减少手术并发症，防止术后甲状腺危象的发生。因用药后血清甲状腺激素水平下降，可能使甲状腺反馈性增生，腺体肿大、充血而不利于手术，故常在手术前两周还需加服大剂量的碘剂，以利于手术和减少出血。

3. 甲亢危象的辅助治疗　在外伤、感染或精神刺激等诱因下，甲亢患者体内的甲状腺激素短时间内大量释放入血，导致病情恶化，出现高热、虚脱、心力衰竭、肺水肿等一系列表现，可危及生命。大剂量硫脲类药物可阻止新的甲状腺激素的合成，并抑制 T_4 转变为 T_3，可迅速控制症状。须与大剂量碘剂合用，同时采取综合治疗措施以控制病情。

【不良反应】

1. 过敏反应　常见皮肤瘙痒、药疹、发热等过敏反应。

2. 粒细胞缺乏症　为硫脲类最严重的不良反应，多发生在治疗后的 2~3 个月内，年老体弱者较易发生，表现为易乏力、感染等。以甲硫氧嘧啶和甲亢平为多见。

3. 甲状腺肿和甲状腺功能减退症　长期用硫脲类药物可使血清甲状腺激素水平显著下降，出现甲状腺功能减退症状，且反馈性引起促甲状腺激素（TSH）分泌增多，从而引起甲状腺体代偿性增生、充血。

4. 其他　有时可见消化道反应如恶心、呕吐等，还可见肝脏损害如转氨酶升高等。

二、碘及碘化物

碘（iodine）是人体内必需的微量元素之一。临床常用包含碘 5 及碘化钾的复方碘口服液（卢戈液），也可单用碘化钾（potassium iodide）或碘化钠（sodium iodide）。

【药理作用和临床应用】

不同剂量的碘剂对甲状腺功能可产生不同的药理作用和临床应用。

1. 小剂量碘作为合成甲状腺激素的原料，可促进甲状腺激素的合成，主要用于防治单纯性（地方性）甲状腺肿。

2. 大剂量碘有抗甲状腺作用，主要通过抑制蛋白水解酶，阻止甲状腺激素的释放；也可抑制过氧化物酶而减少甲状腺激素的合成。临床主要用于甲亢危象的治疗，常在使用大剂量碘后，再用硫脲类。此外，还可对抗 TSH 致腺体增生的作用，使甲状腺组织退化，腺体缩小变韧，有利于手术进行及减少术中出血。用于甲亢术前准备，常先用硫脲类，再用大剂量碘剂。

【不良反应】

1. 过敏反应　可于用药后立即或几小时后发生，主要表现为血管神经性水肿、上呼吸道水肿及严重喉头水肿。

2. 慢性碘中毒　表现为口腔及咽喉烧灼感、口内铜腥味、唾液分泌增多、眼刺激症状等。

3. 诱发甲状腺功能紊乱　长期服用碘化物可诱发甲亢。大剂量碘可透过胎盘屏障或经乳汁分泌，引起新生儿甲状腺肿。

三、放射性碘

甲状腺具有高度摄碘能力，¹³¹I 可被甲状腺摄取，产生的 β 射线在组织内的射程约 2mm，其辐射作用仅限于甲状腺内，可破坏甲状腺实质，产生类似切除部分甲状腺的作用。¹³¹I 作用缓慢，一般用药后 1 个月见效，其 $t_{1/2}$ 为 8 天，3～4 个月后甲状腺功能恢复正常。临床用于不宜手术、术后复发及对硫脲类过敏或无效的甲亢患者。

¹³¹I 还产生 γ 射线，穿透力强，通过体表 γ 射线的测定，可了解甲状腺摄碘功能，辅助诊断甲状腺疾病。

易致甲状腺功能低下是其主要不良反应。

四、β 受体阻断药

β 受体阻断药如普萘洛尔、美托洛尔等，通过阻断 β 受体，竞争性对抗儿茶酚胺对甲状腺素的增敏作用；并能抑制外周组织 T_4 转变为 T_3，从而控制甲亢患者心动过速、出汗、震颤、焦虑等症状。临床可用于甲状腺功能亢进症的对症治疗，也可用于甲亢手术前准备和甲亢危象的辅助治疗。

第三节　甲状腺激素及抗甲状腺药的用药护理

一、用药前进行护理评估及用药护理宣教

1. 用药前对患者进行护理评估　询问患者年龄、特殊生理状况、现病史、用药史、过敏史等。20 岁以下患者及妊娠期、哺乳期妇女禁用抗甲状腺药；活动性肺结核、对碘过敏的患者禁用碘及碘化物。

2. 对患者进行用药宣教　嘱患者遵医嘱按时服药，不可随意漏服、改变剂量或改变间隔时间，不因症状消失而自动停药。并解释定期检查血象和肝功能的必要性，以取得患者的配合。

二、正确的用量和用法

1. 甲状腺激素宜清晨空腹时服用；左甲状腺素只能静脉注射，且现用现配。

2. 对长期用药的患者，关注其甲状腺功能定期检查的结果，并及时提醒医生，便于医生随时根据病情调整剂量，以免发生甲状腺功能亢进或减退症。

3. 甲状腺激素、碘剂等应避光保存。

三、密切观察疗效和不良反应并及时报告和处理

1. 应用硫脲类药物期间　密切观察患者是否有发热、咽痛、乏力等感染症状和体征，若白细胞降至 3×10^9/L 或出现感染征象，应立即建议医生停药，并给予支持疗法。

2. 应用碘及碘化物期间　注意观察患者有无过敏反应，一旦发现应建议停药，同

时指导患者加服食盐或大量饮水，以加快碘的排泄。

四、注意药物的相互作用

1. 甲状腺激素可能降低降糖药的效果，若两药合用，应注意观察血糖及尿糖的变化。

2. 抗甲状腺药物与锂盐合用后，可能加剧甲状腺功能减退和甲状腺肿大。

 本章小结

抗甲状腺药
{
硫脲类
{
①抑制过氧化物酶，减少甲状腺激素的合成，发挥抗甲状腺作用

②用于轻度甲亢的治疗，与大剂量碘或碘化物合用于甲亢术前准备和甲亢危象的治疗

③不良反应主要有粒细胞减少，用药期间应定期检查血象
}

碘和碘化物
{
①小剂量：参与甲状腺激素合成，用于治疗单纯性甲状腺肿

②大剂量：抑制蛋白水解酶，减少甲状腺激素释放。与硫脲类合用于甲亢危象及甲亢术前准备

③对碘过敏者禁用
}

放射性碘
{
①释放 β 射线，破坏甲状腺组织，适用于药物治疗无效又不能手术治疗者

②易导致甲状腺功能低下，20 岁以下患者禁用
}
}

思 考 题

比较硫脲类、碘及碘化物的抗甲状腺作用和临床应用。

第三十章　胰岛素及口服降糖药

📗 知识要点

1. 掌握胰岛素的药理作用、临床应用、不良反应和用药护理。
2. 熟悉口服降糖药的作用特点与应用。

　　糖尿病是由多种原因引起的一种代谢性疾病，由于机体胰岛素分泌绝对或相对不足，导致糖、蛋白质、脂肪、水和电解质等代谢紊乱，以高血糖为主要特点，有多尿、多饮、多食、消瘦（即"三多一少"）等表现。临床分为 1 型糖尿病和 2 型糖尿病。其中，1 型糖尿病多发生于青少年，其胰岛功能几乎丧失，胰岛素分泌缺乏，必须用胰岛素治疗；2 型糖尿病占糖尿病总数的 90% 以上，多见于中老年人，其胰岛功能尚存，病因主要是机体对胰岛素不敏感（即胰岛素抵抗），可通过调控饮食、适度运动及口服降糖药综合治疗。

第一节　胰　岛　素

　　胰岛素（insulin）是由胰岛 β 细胞分泌的激素。药用胰岛素可从猪、牛等家畜胰腺中提取，也可通过重组 DNA 技术人工合成。根据胰岛素不同制剂作用时间的不同，可将胰岛素制剂分为 3 类：速效类、中效类和长效类（表 30 - 1）。

表 30 - 1　常用胰岛素制剂分类及作用时间

分类	制剂名称	给药途径	作用时间（h）			给药时间
			开始	高峰	维持	
速效类	普通胰岛素	静脉	立即	0.5	0.5 ~ 1	急救
		皮下	0.5 ~ 1	6 ~ 8	5 ~ 10	餐前半小时，3 ~ 4 次/日
中效类	低精蛋白锌胰岛素	皮下	2 ~ 4	8 ~ 12	18 ~ 24	早、晚餐前 1 小时
	珠蛋白锌胰岛素	皮下	2 ~ 4	6 ~ 12	12 ~ 18	早、晚餐前 1 小时
长效类	精蛋白锌胰岛素	皮下	4 ~ 6	16 ~ 18	24 ~ 36	早餐或晚餐前 1 小时

【药理作用】

1. **降低血糖** 胰岛素可增加葡萄糖的转运，加速葡萄糖的有氧氧化和无氧酵解过程，促进糖原的合成和贮存，抑制糖原分解和异生，从而降低血糖。

2. **调节脂肪代谢** 胰岛素能增加脂肪酸的转运，促进脂肪合成并抑制其分解，减少游离脂肪酸和酮体的生成。

3. **调节蛋白质代谢** 胰岛素可增加氨基酸的转运和蛋白质的合成，同时又抑制蛋白质的分解，对人体生长有促进作用。

4. **促进血钾向细胞内转移** 胰岛素促进 K^+ 进入细胞内，增加细胞内 K^+ 浓度，从而降低血钾水平。

【临床应用】

1. **治疗各型糖尿病** 包括：①胰岛素依赖型糖尿病（1型糖尿病）；②经饮食控制及口服降糖药治疗无效的非胰岛素依赖型糖尿病（2型糖尿病）；③糖尿病伴严重并发症如酮症酸中毒、高渗性昏迷；④糖尿病合并感染、妊娠、分娩、创伤及手术等应激情况。

2. **纠正细胞内缺钾** 胰岛素、葡萄糖与氯化钾组成极化液（GIK），促进钾内流，纠正细胞内缺钾，以防治心肌梗死或其他原因引起的心律失常。

3. **其他** 与ATP及辅酶A组成能量合剂用于肝炎、肝硬化、肾炎、心衰等疾病的辅助治疗。

【不良反应】

1. **低血糖** 是胰岛素治疗时最常见的不良反应，多数为胰岛素过量所致，出现饥饿感、出汗、心跳加快、焦虑、震颤等症状，严重者出现昏迷、惊厥及休克，甚至脑损伤及死亡。长效胰岛素降血糖作用较慢，不出现上述症状，而以头痛和精神情绪、运动障碍为主要表现。

📖 **执考真题再现**

患者，女，患糖尿病，胰岛素治疗期间突然心悸、饥饿、出汗，随即意识不清。首要的措施为

A. 加大胰岛素剂量　　　　　　B. 加用优降糖

C. 静脉注射50%葡萄糖　　　　D. 静脉滴注碳酸氢钠

E. 应用呼吸兴奋剂

2. **过敏反应** 常见皮疹、血管神经性水肿等，偶见过敏性休克，可用抗组胺药拮抗。

3. **胰岛素抵抗（耐受性）** 患者血中胰岛素含量正常或高于正常，但胰岛素的生物效应明显降低。急性抵抗多因机体的应激状态所致；慢性抵抗是因产生了抗胰岛素受体的抗体等拮抗胰岛素的物质、胰岛素与受体结合减少、血中游离脂肪酸和酮体增加而妨碍葡萄糖的摄取和利用等所致。

4. **局部反应** 皮下长期注射部位出现脂肪萎缩或硬结。

第二节 口服降糖药

目前，常用的口服降糖药包括促胰岛素分泌剂、胰岛素增敏剂、α-葡萄糖苷酶抑制剂和双胍类。

一、促胰岛素分泌剂

（一）磺酰脲类

常用的磺酰脲类药物有第一代甲苯磺丁脲（tolbutamide，D860）、氯磺丙脲（chlor-propamide）；第二代格列本脲（glibenclamide）、格列吡嗪（glipizide，吡磺环己脲）、格列波脲（glibornuride）、格列喹酮（gliquidone）等；第三代格列苯脲（glimepiride）、格列齐特（gliclazide，甲磺吡脲）等。目前，已发展到第四代。常用磺酰脲类药物作用特点见表30-2。

表30-2 常用磺酰脲类药物作用特点比较

药物	$t_{1/2}$（h）	达峰时间（h）	作用持续时间（h）	每日给药次数（次）
甲苯磺丁脲	8	3~5	6~12	3
氯磺丙脲	36	10	60	1
格列本脲	10~16	2~6	16~24	1~2
格列吡嗪	2~4	1~2	6~10	1~2
格列齐特	10~12	2~6	12~24	1~2

【药理作用和临床应用】

1. 降低血糖 主要通过刺激胰岛素 β 细胞释放胰岛素，并增强内源性胰岛素的作用而降低血糖，对正常人及胰岛功能尚存的糖尿病患者均有效。临床主要用于经饮食控制无效的轻、中度 2 型糖尿病。

2. 抗利尿 氯磺丙脲、格列本脲可促进抗利尿激素（ADH）的分泌，并增强抗利尿激素的作用而减少尿量。格列本脲或氯磺丙脲可与氢氯噻嗪合用于尿崩症。

3. 其他 第三代磺酰脲类如格列齐特可抑制血小板聚集、降低血小板黏附力、恢复纤溶酶活性，有利于防治糖尿病患者并发的微血管病变。

 执考真题再现

磺脲类降糖药主要适合于哪种病人
A. 饮食控制无效的 2 型糖尿病　　B. 1 型糖尿病伴眼底病变
C. 糖尿病酮症酸中毒　　D. 1 型糖尿病
E. 肥胖、饮食控制无效者的糖尿病

【不良反应】

1. 胃肠反应 较常见，表现为上腹部不适、恶心、呕吐、腹泻等症状，饭后服或加服抗酸药可减轻。

2. 低血糖 较严重的不良反应为持久性的低血糖症，老人及肝、肾功能不全者较易发生。以氯磺丙脲较为多见。

3. 过敏反应 出现皮疹、粒细胞减少、血小板减少、再生障碍性贫血、黄疸和肝损害。

4. 神经系统反应 大剂量氯磺丙脲引起精神错乱、嗜睡、眩晕、共济失调。

（二）非磺酰脲类

瑞格列奈（repaglinide）和那格列奈（nateglinide）等是新型促胰岛素分泌药，通过刺激胰岛素 β 细胞释放胰岛素使血糖迅速降低。其特点是起效快，餐时用药能有效控制餐后高血糖，故称为餐时血糖调节剂。

适用于治疗 2 型糖尿病。老年糖尿病患者及糖尿病肾病患者均可应用，对磺酰脲类药物过敏者亦可使用。

二、胰岛素增敏剂

目前，临床常用的为噻唑烷二酮类，包括罗格列酮（rosiglitazone）、吡格列酮（pioglitazone）、曲格列酮（troglitazone）、环格列酮（ciglitazone）、恩格列酮（englitazone）等。其主要作用是增强靶细胞对胰岛素的敏感性，改善胰岛素抵抗，降低过高的血糖；还能纠正脂质代谢紊乱，降低血浆中游离脂肪酸、甘油三酯水平，增加高密度脂蛋白水平。

临床用于胰岛素抵抗的糖尿病和其他降糖药效果不佳的 2 型糖尿病的治疗。对 2 型糖尿病及其心血管并发症有明显疗效。

不良反应较少，低血糖发生率低。对肝脏有一定损害作用，应慎用。

三、α - 葡萄糖苷酶抑制剂

本类药物包括阿卡波糖（acarbose）、伏格列波糖（voglibose）、米格列醇（miglitol）等。

α - 葡萄糖苷酶抑制剂能竞争性抑制小肠黏膜上皮细胞上的 α - 葡萄糖苷酶的活性，阻滞淀粉、蔗糖等在肠道分解为葡萄糖，延缓葡萄糖吸收，降低餐后血糖。

主要用于 2 型糖尿病，尤其适用于空腹血糖正常而餐后血糖明显升高者，可与其他降糖药合用以治疗各型糖尿病。

主要不良反应为腹胀、腹泻、肠鸣音亢进等胃肠道反应。

四、双胍类

本类药物有甲福明（metformin，二甲双胍）、苯乙福明（phenformin，苯乙双胍），前者较为常用。

本类药物对胰岛功能丧失的糖尿病患者有效，对正常人无降糖作用。主要通过促进组织对葡萄糖的摄取和利用，减少葡萄糖的吸收及糖原异生，并增加胰岛素与其受体结合，降低血中胰高血糖素水平而降低血糖。

临床用于 2 型糖尿病患者，尤其是肥胖型及经控制饮食无效的患者。

主要不良反应是乳酸性酸中毒，表现为呕吐、腹痛、神智障碍等。多见于大剂量长期应用后，老年人或心、肝、肾功能不良者尤易发生。也可见厌食、口苦、口腔金属味、胃肠刺激症状等。

第三节 胰岛素和口服降糖药的用药护理

一、用药前进行护理评估及用药护理宣教

1. 教会患者及家属血糖监测方法、低血糖反应的判断及自救 用药前应教会病人居家进行血糖、尿糖监护。一般在每次饭前及睡前常规测定血糖、尿糖、酮体等，并据此调整用药量。低血糖是降糖药常见不良反应，告知病人低血糖的先兆症状，避免可能诱发低血糖的因素，如进食减少、呕吐、腹泻、超常运动、终止妊娠等。告知患者一旦出现低血糖反应，可立即进食甜点或喝糖水缓解，严重者到附近的诊所要求静脉注射50% 葡萄糖。

2. 帮助患者正确掌握胰岛素的使用方法 告知患者在自行皮下注射时，经常更换给药部位，以减轻局部反应；并保持局部清洁，避免感染。

3. 指导患者做好非药物治疗 注意饮食方面自我控制，采用低糖、低脂、高蛋白、多果蔬饮食；选择适度的有氧运动，增强体质，提高抵抗力。

二、正确的用量和用法

1. 给药方法 胰岛素口服易被消化酶破坏，一般选择皮下注射或肌内注射。普通胰岛素粉针剂可以肌注或静注；中、长效制剂均为混悬剂，不可静脉注射。

> **知识链接**
>
> **胰岛素泵**
>
> 胰岛素泵是一个形状、大小如同 BP 机的注射装置，它模拟人体健康胰腺分泌胰岛素的生理模式，俗称"人工胰腺"。内部装有一个盛放短效胰岛素的储药器，外有一个显示屏及一些按钮，用于设置泵的程序，驱动马达缓慢地推动胰岛素从储药器经输注导管进入皮下。
>
> 胰岛素泵的基本用途是模拟胰腺的分泌功能，按照人体需要量将胰岛素持续地推注到使用者的皮下，保持全天血糖稳定，以达到控制糖尿病的目的。

2. 给药剂量 严格控制胰岛素用量，以既保证降糖疗效又避免低血糖反应。胰岛素可少量被注射器吸附，计算剂量应考虑此因素。

3. 药物贮存 胰岛素应避光、冷藏，但不能冷冻。

三、密切观察疗效和不良反应并及时报告和处理

1. 注意观察患者的低血糖症状，注意鉴别低血糖性昏迷、酮症酸中毒性昏迷及非酮症性糖尿病昏迷。尤其需注意糖尿病老年患者，其发生低血糖时往往缺乏典型症状，迅速表现为昏迷（无警觉性低血糖昏迷）。一旦发生低血糖反应，应立刻停药并报告医生，静脉推注高渗葡萄糖或静脉滴注胰高血糖素抢救。

2. 用胰岛素期间，密切观察患者血压、体重、尿液外观、视力变化等，以了解病情及并发症情况，及时做好相应的用药护理。

3. 关注过敏反应，一旦发生过敏性休克应立刻停药并报告医生，必要时用 H_1 受体阻断药和糖皮质激素治疗；也可换用高纯度制剂或人胰岛素。

四、注意药物的相互作用

1. 口服抗凝血药、同化激素、雄激素、磺胺类、抗凝血药、甲氨蝶呤、水杨酸盐等可增强胰岛素的作用，合用时需调整胰岛素剂量。

2. 噻嗪类、呋塞米、糖皮质激素、雌激素、口服避孕药、甲状腺激素、肾上腺素、苯妥英钠等均可降低胰岛素的作用，合用时需调整剂量。

3. β 受体阻断剂能阻断低血糖时的代偿性升血糖反应，且可掩盖心率加快等早期低血糖症状，应避免合用。

本章小结

胰岛素及口服降糖药

胰岛素
①通过促进葡糖糖的应用，减少血糖来源；还能促进血钾向细胞内转移
②适用于各型糖尿病及糖尿病各种情况；和葡萄糖、氯化钾组成极化液，可纠正细胞内缺钾，防治心肌梗死或其他原因引起的心律失常
③常见不良反应为低血糖反应、胰岛素抵抗、过敏反应、局部反应等
④应教会患者及家属血糖监测方法、低血糖反应的判断及自救；指导患者做好非药物治疗、正确储存胰岛素

口服降糖药

促胰岛素分泌剂
①磺酰脲类药物主要用于轻、中度 2 型糖尿病；其中，格列本脲、氯磺丙脲还可用于尿崩症；格列齐特有利于防治糖尿病患者并发的微血管病变。氯磺丙脲易引起低血糖反应
②瑞格列奈等起效快，可作为餐时血糖调节剂

胰岛素增敏剂
①噻唑烷二酮类：用于有胰岛素抵抗的糖尿病
②注意肝损害

α – 葡萄糖苷酶抑制剂
①阿卡波糖、伏格列波糖等
②用于 2 型糖尿病

双胍类
①苯乙双胍、二甲双胍。是 2 型糖尿病肥胖患者的首选药
②主要不良反应为乳酸性酸中毒

思　考　题

1. 简述胰岛素的作用、用途、主要不良反应和用药护理。
2. 比较口服降糖药的作用与应用。

第三十一章　性激素类药和避孕药

1. 了解雌激素类药、孕激素类药、雄激素类药的药理作用、临床应用、不良反应和用药护理。

2. 了解避孕药的类型、作用与应用。

性激素是性腺分泌的激素，包括雌激素、孕激素和雄激素 3 类。临床上常用的性激素多为人工合成品及其衍生物，主要用于替代疗法及性激素水平异常所导致的相关疾病；避孕药大多属于性激素类药物制剂，用于计划生育。

第一节　雌激素类药

天然雌激素包括雌二醇及其代谢产物雌酮和雌三醇。临床常用人工合成药物如炔雌醇、尼尔雌醇及戊酸雌二醇、己烯雌酚等。

【药理作用】

1. 促进女性性成熟及维持女性性征　生理剂量雌激素对未成年女性，能促进第二性征和性器官的发育成熟，并保持女性性征。

2. 参与形成月经周期　促使子宫肌层和内膜增殖变厚，与孕激素协同作用，使子宫内膜转变为分泌期，形成月经周期。还可刺激阴道上皮增生，浅表层细胞角化，并增加子宫平滑肌对缩宫素的敏感性。

3. 影响排卵　小剂量雌激素在孕激素协同作用下，可促进促性腺激素分泌，促进排卵。但大剂量则通过负反馈抑制其释放，抑制排卵。

4. 调控腺垂体激素释放　可刺激生长激素的释放，促进生长发育；较大剂量可抑制催乳素的作用，抑制乳汁分泌；拮抗雄激素，大剂量还可抑制促性腺激素的分泌，使睾丸萎缩及雄激素分泌减少。

5. 对代谢的作用　雌激素可增加骨骼的钙盐沉积，加速骨骺闭合，预防骨质疏松；降低低密度脂蛋白和胆固醇，增加高密度脂蛋白，预防动脉粥样硬化。

【临床应用】

1. 替代疗法　用于卵巢功能不全和闭经、双侧卵巢切除术后。围绝经期综合征、萎缩性阴道炎、女阴干枯症等可用雌激素作补充治疗。

2. 治疗功能性子宫出血　促进子宫内膜增生、创面修复而止血，常与孕激素合用。

3. 治疗绝经期和老年性骨质疏松症　常与雄激素联合应用。

4. 回乳　妇女停止授乳后，可用大剂量雌激素抑制乳汁分泌而退乳消痛。

5. 治疗绝经后晚期乳腺癌　绝经 5 年以上的晚期乳腺癌可用雌激素治疗，缓解率可达 40%。但绝经以前的患者禁用，以免促进肿瘤细胞的生长。

6. 治疗前列腺癌　可明显改善前列腺癌症状。

7. 其他　改善青春期痤疮；与孕激素合用于女性避孕。

【不良反应】

常见不良反应有食欲不振、恶心、呕吐、轻度腹泻及头晕等；长期大量应用可引起子宫内膜过度增生及子宫出血，水钠潴留而导致高血压、水肿，肝功能不良者可致胆汁淤积性黄疸。

第二节　孕激素类药

天然孕激素即黄体酮，临床上常用的为人工合成的孕激素，包括两类：①17α - 羟孕酮类，如甲羟孕酮、甲地孕酮等；②19 - 去甲睾酮类，如炔诺酮、双醋炔诺酮和炔诺孕酮等。

【药理作用】

1. 对生殖系统的作用　①促进子宫内膜增生：在雌激素作用的基础上，使子宫内膜由增生期转变为分泌期，利于受精卵的着床和胚胎发育。②抑制子宫收缩：降低子宫对缩宫素的敏感性，有保胎作用。③促进乳腺腺泡发育：为泌乳做好准备。④避孕作用：大剂量能反馈性抑制垂体黄体生成素的分泌，抑制排卵；且可使子宫颈口闭合、黏液变稠，使精子不易穿透，均有利于避孕。

2. 其他　竞争性对抗醛固酮，增加 Na^+ 和 Cl^- 的排泄，有弱的利尿作用。通过下丘脑体温调节中枢影响散热过程，轻度升高体温，使月经周期的黄体相基础体温较高。

【临床应用】

1. 避孕　单独或与雌激素配伍。

2. 替代疗法　与雌激素合用于绝经期妇女替代疗法。

3. 其他　用于功能性子宫出血、痛经、子宫内膜异位症、先兆流产和习惯性流产，还可用于子宫内膜腺癌、乳腺癌的治疗。

【不良反应】

不良反应较少，偶见恶心、呕吐、头晕、乳房胀痛及腹痛等；长期应用，可使月经量减少，并易发生阴道真菌感染；大剂量 19 - 去甲睾酮类可致肝功能障碍；大剂量黄体酮可引起胎儿生殖器畸形。

第三节　雄激素类药和同化激素类药

一、雄激素类药

天然雄激素主要是睾酮，临床多用人工合成的睾酮衍生物，如甲睾酮、丙酸睾酮、氟甲睾酮及苯乙酸睾酮等。

【药理作用】

1. 对生殖系统的作用　可促进男性生殖器官和第二性征的发育，促进精子的生成和成熟。大剂量能抑制腺垂体分泌促性腺激素，对女性可减少卵巢分泌雌激素，具有抗雌激素作用。

2. 同化作用　能显著促进蛋白质的合成（同化作用）、抑制蛋白质的分解（异化作用），使肌肉增长、体重增加，减轻氮质血症，有利于生长发育及虚弱体质的恢复。

3. 刺激骨髓造血功能　较大剂量的雄激素可刺激骨髓的造血功能，并刺激肾脏分泌促红细胞生成素，使红细胞生成增多。

【临床应用】

1. 治疗男性睾丸功能不全　用于无睾症或类无睾症、男性性功能低下的替代治疗。

2. 治疗功能性子宫出血　通过抗雌激素作用，使子宫肌纤维及子宫血管收缩，以致子宫内膜萎缩，而起到止血作用。对严重出血者，临床一般应用己烯雌酚、黄体酮和丙酸睾酮的混合物注射，达到止血的目的，但停药后容易出现撤退性出血。

3. 治疗晚期乳腺癌　利用其抗雌激素与抑制腺垂体功能的作用，治疗乳腺癌与乳腺癌转移患者，使病情得到缓解。

4. 治疗再生障碍性贫血　用于再生障碍性贫血，持续用药 3~4 个月，可改善骨髓造血功能。

【不良反应】

女性患者长期应用可引起男性化现象，如痤疮、多毛、声音变粗、闭经、乳腺退化等；偶可引起胆汁淤积性黄疸；长期用药可致水钠潴留、血压升高。

二、同化激素类药

同化激素是以同化作用为主、男性化作用较弱的睾酮衍生物，如苯丙酸诺龙、司坦唑醇及美雄酮等。

临床主要用于蛋白质吸收不足，或分解亢进，或蛋白质损失过多的患者，如营养不良、严重烧伤、术后恢复期、骨折不易愈合、老年性骨质疏松及恶性肿瘤晚期等。也可用于糖皮质激素引起的负氮平衡。

长期使用可引起水钠潴留，偶见胆汁淤积性黄疸。

第四节　避　孕　药

避孕药又称抗生育药，是指阻碍受孕或终止妊娠的一类药物。临床常用的避孕药包括抑制排卵药、干扰孕卵着床药和抗早孕药等。大多为女性避孕药，常用的是雌激素和孕激素的复方制剂。常用避孕制剂的成分及使用方法见表31-1。

表31-1　常用避孕制剂的成分及使用方法

制剂名称	成分		使用方法
	孕激素	雌激素	
1. 短效口服避孕药			从月经周期第5日开始，每晚服用1片，连服22天，待下次月经周期第5日再开始下一个月的服药
复方炔诺酮片	炔诺酮0.625mg	炔雌醇0.035mg	
（口服避孕片Ⅰ号）			
复方甲地孕酮片	甲地孕酮1mg	炔雌醇0.035mg	
（口服避孕片Ⅱ号）			
复方炔诺孕酮片	炔诺孕酮0.3mg	炔雌醇0.03mg	
2. 长效口服避孕药			于月经周期第5日开始服1片，最初两次间隔20天，以后每月服1次，每次1片
长效复方炔诺孕酮	炔诺孕酮12mg	炔雌醚3mg	
复方次甲氯地孕酮片	次甲氯地孕酮12mg	炔雌醚3mg	
复方氯地孕酮片	氯地孕酮12mg	炔雌醚3mg	
3. 长效注射避孕药			首次于月经周期第5天肌肉注射2支，以后每隔28日或于月经周期第10~12天注射1次，每次1支
复方甲地孕酮注射液	甲地孕酮25mg	戊酸雌二醇5mg	
复方己酸孕酮注射液	己酸孕酮250mg	戊酸雌二醇5mg	
4. 探亲避孕药			同居当晚或房事后服用，以后每晚1片，连服14天；若超过14天，应接服口服避孕片Ⅰ号或Ⅱ号
甲地孕酮片	甲地孕酮2mg		
炔诺酮片	炔诺酮5mg		

一、抑制排卵药

本类药物是最常用的女性避孕药，停药后生育能力可迅速恢复，并可降低卵巢癌及子宫内膜癌、乳腺癌的发病率。主要由孕激素和雌激素类药物配伍组成。目前还有新剂型，如埋植剂、多相片剂（如炔诺酮双相片、三相片和炔诺孕酮三相片）等，按其规定使用，临床效果更好。

知识链接

皮下埋植避孕法

皮下埋植避孕法是一种新型的避孕方法，目前已在全世界推广使用。这种避孕方法是将装有炔诺孕酮70mg的棒状己内酮小管（直径约2mm×30mm），植入臂内侧或左肩胛部皮下，药物缓慢释放而避孕。2年内妊娠率仅为0.1%，3年内妊娠率为0.24%。胶囊管埋入皮下组织后，24小时后即可起到避孕作用，有效避孕时间为5年。

【药理作用和临床应用】

1. 抑制排卵 雌激素通过负反馈抑制机制减少促卵泡激素的分泌，同时孕激素又抑制促黄体生成素的释放，二者协同作用而抑制排卵。

2. 抗着床 抑制子宫内膜正常增殖，使其萎缩，阻碍受精卵着床。

3. 其他 增加宫颈黏液黏稠度，不利于精子进入宫腔；影响子宫和输卵管平滑肌的正常活动，使受精卵不能适时地到达子宫。

主要用于女性避孕。

【不良反应】

常见不良反应有食欲不振、恶心和呕吐等类早孕反应，连续使用可减轻或消失；少数可发生子宫不规则性出血；约 1% ~ 2% 的妇女发生闭经，闭经 2 ~ 3 个月者应停药；少数哺乳期妇女乳汁减少；可诱发血栓性静脉炎、肺栓塞等。

二、干扰孕卵着床药

本类药也称探亲避孕药，主要使子宫内膜发生各种功能和形态变化，使之不利于受精卵着床。临床常用大剂量炔诺酮（norethisterone）、甲地孕酮（megestrol）以及双炔失碳酯（anorethidrane dipropionate，53 号抗孕片）。

炔诺酮主要影响子宫内膜腺体的发育和分泌；甲地孕酮主要抑制排卵、改变宫颈黏液、干扰内膜的正常转化、加速孕卵运行；失碳酯主要使孕卵变性，运行迟缓。其应用不受月经周期的限制，无论在排卵前、排卵期还是排卵后服用，都可起效。

不良反应有类早孕反应、停药后的阴道出血等。

三、抗早孕药

抗早孕药是在妊娠期前 12 周内能产生完全流产的终止妊娠药物。临床常将米非司酮（mifepristone）与前列腺素（prostaglandins）序贯配伍应用。

米非司酮于妊娠早期使用，可破坏蜕膜，促子宫肌收缩，使宫颈软化、扩张，诱发流产。临床用于抗早孕、房事后紧急避孕，也可用于诱导分娩。少数用药者可发生严重出血，应当在医生指导下用药。

米索前列醇为 PGE_1 的衍生物，对妊娠子宫有显著收缩作用，不良反应较少。二者序贯应用，完全流产率高。

第五节　性激素类药和避孕药的用药护理

一、用药前进行护理评估及用药护理宣教

1. 用药前对患者进行护理评估 确认患者有无肾炎、心力衰竭、高血压、前列腺癌、肝功能不良或孕妇等禁忌证和慎用情况。

2. 告知女性患者慎用雌激素 向患者说明，外源性雌激素可干扰自身性激素的分泌，导致内分泌紊乱，需在医生的指导下使用，不可滥用。并告知其用药期间定期检查子宫、乳房及肝功能的必要性。

二、正确的用量和用法

不同用途用法用量不一：①用于调整月经周期，可与雌激素配合，自月经第 21 天起，用黄体酮 20mg/d，肌注，或口服甲羟孕酮 5～10mg/d，连续 5 天。②用于干扰孕卵着床，应于同居当晚或事后服用，14 天以内必须连服 14 片，超过 14 天，应接服 I 号或 II 号避孕药。③若拟半年或 1 年后再生育，可选短效口服避孕药，每晚服用 1 片，不间断连续服用 22 天。若两地分居探亲，可选用探亲避孕药，但不可连续应用超过半个月。

三、密切观察疗效和不良反应并及时报告和处理

用雌激素期间，应密切观察女性阴道出血情况和肝功能，出现异常应立即报告医生处理。

四、注意药物的相互作用

孕激素类药物易受药酶诱导剂的影响，与苯巴比妥合用可减弱孕激素的作用。

第三十二章　抗微生物药概述

 知识要点

1. 掌握抗微生物药的基本概念和常用术语。
2. 熟悉抗菌药合理应用的原则。
3. 了解抗菌药的作用机制及细菌的耐药性。

第一节　抗微生物药的基本概念和常用术语

抗微生物药、抗寄生虫药和抗肿瘤药统称化学治疗药物，简称化疗药。抗微生物药是指能抑制或杀灭病原微生物，用于防治感染性疾病的药物，包括抗菌药、抗真菌药和抗病毒药。抗菌药根据来源的不同，分为抗生素和人工合成抗菌药。

知识链接

抗生素及人工合成抗菌药的发展史

1928 年，亚历山大·弗莱明在试验中偶然发现，在发霉的培养基中细菌生长受到抑制，那就是青霉素的抗菌作用。1929 年，名为"论青霉菌培养物的抗菌作用"的论文发表，这一年被视为"抗生素元年"。

1936 年，磺胺药的临床应用开创了人工合成抗菌药的新纪元。

1941 年，成功分离出了青霉素。1944 年，青霉素首次在美国生产出来。人们把青霉素同原子弹、雷达并列为第二次世界大战中的三大发明。同年，新泽西大学分离出来第二种抗生素——链霉素，有效治愈了一种传染病：结核。

1962 年，一代喹诺酮类药物萘啶酸合成；1973 年，合成二代吡哌酸；1980 年，三代喹诺酮类药物出现。

1990 年，Monaghan 等将具有多种生理活性的微生物次生代谢物称为生物药物素，由此打开了后抗生素时代的大门。

在使用抗微生物药时应该注意机体、病原微生物和抗微生物药三者之间的关系（图 32-1）。正确处理三者的关系，要做到尽量选择敏感的抗微生物药、延缓病原微生物耐药性的产生、提高机体的抗病能力、避免药物的不良反应。

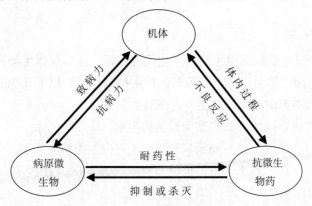

图32－1 机体、病原微生物和抗微生物药三者关系示意图

在抗微生物药的使用过程中，常用到一些基本概念和常用术语。

1. 抗生素 指某些微生物（细菌、真菌、放线菌等）在代谢过程中产生的能抑制或杀灭其他病原微生物的化学物质。包括天然抗生素和人工半合成抗生素。

2. 抗菌谱 指抗菌药的抗菌范围。根据抗菌范围的大小，可将抗菌药分为广谱抗生素和窄谱抗生素。

3. 抗菌活性 指抗菌药抑制或杀灭病原微生物的能力。通常用最低抑菌浓度（MIC，能够抑制培养基内细菌生长的最低浓度）和最低杀菌浓度（MBC，能够杀灭培养基内细菌的最低浓度）来表示。该浓度越低，表明抗菌活性越高。

4. 抑菌药和杀菌药 仅能抑制病原微生物生长繁殖的抗菌药为抑菌药，如大环内酯类抗生素。能杀灭病原微生物的抗菌药为杀菌药，如青霉素类、氨基苷类抗生素。

5. 抗菌后效应（post antibiotic effect，PAE） 指病原微生物与抗菌药接触后，当抗菌药的浓度低于最低抑菌浓度或被机体消除后，仍对病原微生物有抑制作用，这种现象称为PAE。PAE持续时间久，意味着抗菌药的生物活性半衰期长。

6. 化疗指数 指化疗药物的半数致死量（LD_{50}）与半数有效量（ED_{50}）的比值。是衡量抗菌药安全性的重要指标。化疗指数越大，抗菌药的安全性越高。

7. 耐药性（抗药性） 指病原微生物对抗菌药的敏感性降低甚至消失的现象。

8. 二重感染（菌群失调症） 长期使用广谱抗菌药，体内敏感菌被抑制或杀灭，不敏感菌乘机大量生长繁殖引发新的感染，这种新的感染称为二重感染。如真菌、铜绿假单胞菌、大肠埃希菌感染。

 执考真题再现

评价抗菌药安全性的指标是

A. 生物利用度　B. 化疗指数　　　C. 血浆半衰期　　　D. 抗菌后效应

E. 抗菌活性

第二节　抗菌药的作用机制

抗菌药主要通过干扰病原微生物的生化代谢过程，使病原微生物的结构和功能发生改变，从而产生杀菌或抑菌作用。抗菌药的作用机制主要有以下几个方面。

1. 抑制菌体细胞壁的合成　如 β-内酰胺类抗生素。

2. 影响胞浆膜的通透性　如多黏菌素类抗生素。

3. 抑制菌体蛋白质的合成　如氨基苷类、大环内酯类抗生素。

4. 影响核酸的合成　如喹诺酮类抗菌药能抑制菌体 DNA 回旋酶，使菌体 DNA 复制受阻从而产生杀菌作用。

5. 影响叶酸的合成和利用　如磺胺类抗菌药、甲氧苄啶。

第三节　病原微生物的耐药性

在使用抗微生物药的过程中，病原微生物易对抗微生物药产生抵抗，表现为敏感性的降低和消失，即产生了耐药性。

知识链接

超级细菌

2009 年，新型金属酶新德里金属 β-内酰胺酶 1（NDM-1）的出现引起人们的广泛关注，携带 NDM-1 的肠杆菌科细菌存在显著多重耐药性，也被称为"超级细菌"。因此，"超级细菌"也可理解为多重耐药（multidrugresistance，MDR）甚至广泛耐药（pan-drug resistance，PDR），并需要临床高度关注的病原微生物。

临床常见的"超级细菌"有耐甲氧西林金黄色葡萄球菌（MRSA）、耐万古霉素肠球菌（VRE）、广泛耐药鲍曼不动杆菌、多重耐药铜绿假单胞菌等。

抗菌药的滥用是导致超级细菌产生的主要原因，因此，加强抗菌药物合理使用对于控制各种"超级细菌"至关重要。

耐药性的产生主要有以下几种方式：

1. 产生灭活酶　①水解酶：如 β-内酰胺酶能水解 β-内酰胺环使之断裂，令 β-内酰胺类抗生素失效。②钝化酶：如氨基苷类钝化酶能催化某些基团结合到药物的羟基或氨基上，使氨基苷类抗生素失效。

2. 改变靶位结构　有些病原微生物可通过改变靶位蛋白质的结构，降低与药物的亲和力，使药效降低。如金黄色葡萄球菌对甲氧西林的耐药性。

3. 阻止药物透过胞浆膜　病原微生物通过多种方式阻止药物透过胞浆膜进入菌体内。如铜绿假单胞菌通过改变外膜非特异通道的功能，造成头孢菌素类透入菌体内减少而对其失效。

4. 改变代谢途径　如细菌将合成叶酸改为直接利用外界的叶酸，使磺胺药失去药效。

5. 其他　药物主动外排增多、自溶酶缺乏等。

少数病原微生物从亲代遗传得到天然耐药性，多数病原微生物的耐药性则通过与抗菌药反复接触而产生。耐药性的产生给临床感染性疾病的治疗带来了困难，日渐成为威胁人类健康的重要因素。

第四节　抗菌药的合理应用

合理应用抗菌药是指在全面掌握患者、病原微生物和抗菌药三者情况的基础上，安全有效地使用抗菌药。

1. 确定病原菌　尽早进行药敏试验，有针对性地选择敏感的抗菌药。

2. 根据抗菌药的作用特点和患者的感染部位选药　根据抗菌药的抗菌谱和到达感染部位的有效药物浓度选择抗菌药。如流行性脑脊髓膜炎可选用青霉素 G，因脑膜炎奈瑟菌对青霉素 G 高度敏感，且青霉素 G 在脑脊液中的药物浓度较高。

3. 根据患者的生理、病理特点合理用药　使用抗菌药时，要综合考虑患者的性别、年龄、生理、病理情况，正确选择抗菌药。如严重肝功能不良的患者避免使用利福平、红霉素等对肝功能有损害的抗菌药；严重肾功能不良的患者避免使用多黏菌素、氨基苷类抗生素等对肾功能有损害的抗菌药；妊娠期妇女避免使用有致畸作用的甲硝唑；孕妇、幼儿禁用不宜使用的喹诺酮类抗菌药以免影响软骨发育。

4. 严格控制预防性用药　不提倡预防性使用抗菌药，以免引起耐药性，除非极少数临床实践证明确实有效的情况可预防用药。如给风湿性心脏病患者使用长效青霉素预防链球菌感染。

5. 防止抗菌药的不合理应用　以下几种情况为不合理应用抗菌药：①单纯病毒感染用抗菌药；②病因或发热原因不明者用抗菌药；③局部应用抗菌药；④抗菌药剂量过大或过小以及疗程过长或不足。

6. 抗菌药的联合应用　抗菌药联合应用有严格的指征：①病因不明的严重感染，根据临床经验推测致病菌，联合用药扩大抗菌范围。②单一抗菌药不能控制的严重感染或混合感染，如肠穿孔后的腹膜炎。③长期用药易产生耐药性的感染，如结核病。④为提高疗效或减少不良反应，如青霉素与阿米卡星合用可提高疗效。

根据抗菌药的作用性质，可将抗菌药分为 4 大类：

Ⅰ类：繁殖期杀菌剂。如青霉素类和头孢菌素类。

Ⅱ类：静止期杀菌剂。如氨基苷类、喹诺酮类。

Ⅲ类：速效抑菌剂。如大环内酯类、四环素类和氯霉素。

Ⅳ类：慢效抑菌剂。如磺胺类。

抗菌药联合应用可能产生：①协同作用（Ⅰ类＋Ⅱ类）；②相加作用（Ⅲ类＋Ⅳ

类）；③无关或相加作用（Ⅰ类＋Ⅳ类）；④拮抗作用（Ⅰ类＋Ⅲ类）。同类药物一般不联合使用，因其抗菌谱重叠，联用时易增加毒性或竞争同一靶点而降低疗效。

执考真题再现

患儿，女，3岁。半年来"感冒"反复发作，家长多次自行给予"阿司匹林"、"头孢拉定"、"阿莫西林"、"罗红霉素"等药物治疗。5天前患儿因金黄色葡萄球菌肠炎入院。出院时护士对家长进行健康指导应特别强调

A. 合理喂养　　　　　　　　B. 注意饮食卫生

C. 多进行户外活动　　　　　D. 注意儿童个人卫生

E. 滥用抗生素的严重后果

本章小结

抗微生物药概述

抗菌药基本概念和常用术语
- ①抗生素是指某些微生物（细菌、真菌、放线菌等）在代谢过程中产生的能抑制或杀灭其他病原微生物的化学物质
- ②抗菌谱是指抗菌药的抗菌范围
- ③抗菌后效应是指病原微生物与抗菌药接触后，当药物浓度低于最低抑菌浓度或被机体消除后，仍对病原微生物有抗菌作用
- ④耐药性指病原微生物对抗菌药的敏感性降低甚至消失的现象

抗菌药的合理应用
- 应根据药敏试验、抗菌药的作用特点和患者的感染部位、患者的生理和病理特点选择抗菌药，严格控制预防用药，合理联合应用抗菌药，防止抗菌药滥用

思 考 题

1. 何谓抗生素、抗菌谱、抗菌后效应、耐药性、化疗指数？
2. 简述抗菌药合理应用的注意事项。

第三十三章　β－内酰胺类抗生素

1. 掌握青霉素 G 和头孢菌素类的抗菌作用特点、临床应用、不良反应及用药护理。

2. 熟悉半合成青霉素的临床应用。

3. 了解其他抗生素的作用特点。

β－内酰胺类抗生素是一类化学结构中含有 β－内酰胺环的抗生素。包括青霉素类、头孢菌素类和非典型 β－内酰胺类。β－内酰胺环是本类抗生素具有抗菌活性的必需部分，如果被 β－内酰胺酶水解即失去抗菌作用。见图 33－1、图 33－2（图中 B 环为β－内酰胺环）。

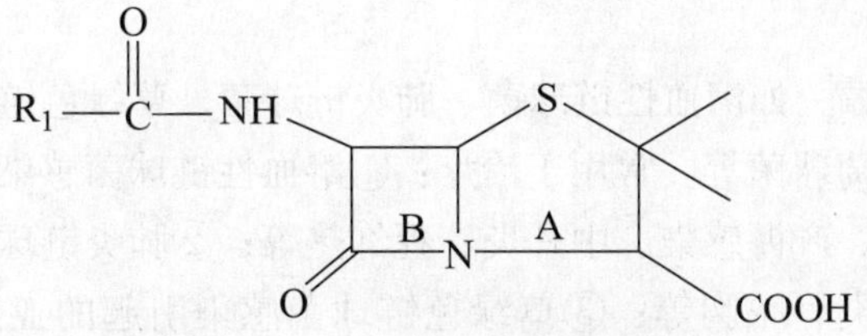

图 33－1　青霉素类基本化学结构

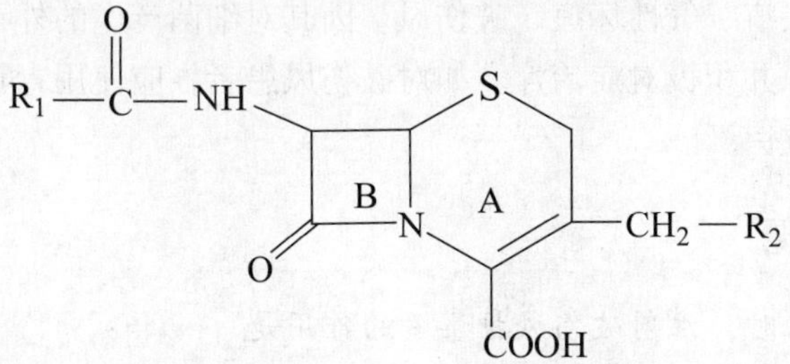

图 33－2　头孢菌素类基本化学结构

β－内酰胺类抗生素主要干扰革兰阳性（G^+）菌细胞壁代谢，通过作用于青霉素结合蛋白（PBPs），抑制转肽酶，使菌体细胞壁合成不完整，菌体因失去渗透屏障作用而膨胀、变形、裂解、死亡。其抗菌作用特点为：①对繁殖期细菌杀灭作用强；②对

G⁺菌作用明显；③对人体及动物的毒性较小。

第一节 青霉素类

青霉素类抗生素包括天然青霉素和半合成青霉素类，均为 6－氨基－青霉烷酸的衍生物。

一、天然青霉素

由青霉菌培养液中可提取获得至少 5 种青霉素（F、G、X、K 和双氢 F），其中，青霉素 G 产量高、作用强、毒性低，最为常用。

青霉素 G

青霉素 G（penicillin G，苄青霉素），常用其钠盐或钾盐。青霉素 G 钠（钾）粉针剂在室温中稳定，易溶于水，但其水溶液极不稳定，在室温下放置 24 小时大部分降解，抗菌作用降低，且产生具有抗原性的青霉烯酸和青霉噻唑酸；也易被酸、碱、醇、重金属和氧化剂破坏。

【药理作用和临床应用】

青霉素属窄谱抗生素，对其敏感的病原微生物主要是革兰阳性菌，大剂量用药时，对少数其他病原体才有作用。目前，仍为治疗革兰阳性菌、革兰阴性球菌及螺旋体所致感染的首选药

1. 大多数 G⁺球菌　如溶血性链球菌、肺炎链球菌、草绿色链球菌、不耐药的金黄色葡萄球菌和表皮葡萄球菌等。常用于治疗：①溶血性链球菌感染引起的蜂窝织炎、丹毒、扁桃体炎、咽炎、产褥感染、中耳炎、猩红热等；②肺炎链球菌感染引起的大叶性肺炎、急慢性支气管炎、脓胸等；③草绿色链球菌感染引起的亚急性细菌性心内膜炎等；④敏感葡萄球菌感染引起的疖子、痈、骨髓炎、败血症等。

2. G⁺杆菌　如白喉棒状杆菌、炭疽芽孢杆菌、产气荚膜梭菌、破伤风芽孢梭菌等。常用于治疗白喉、炭疽、气性坏疽、破伤风。因其对细菌产生的外毒素无效，治疗时需加用相应的抗毒素，并积极对症治疗。如对破伤风患者，应使用青霉素联合破伤风抗毒素，并给予地西泮抗惊厥。

■ 执考真题再现

治疗破伤风病人时，注射破伤风抗毒素的作用是

A. 控制和解除痉挛　　　　B. 中和游离毒素

C. 保持呼吸道通畅　　　　D. 主动免疫

E. 被动免疫

3. 革兰阴性（G⁻）球菌　如脑膜炎奈瑟菌、不耐药的淋病奈瑟菌。可用于治疗如流行性脑脊髓膜炎、淋病。治疗流行性脑脊髓膜炎时，因青霉素 G 能通过血脑屏障在脑脊液中达到较高浓度，故作为首选药。

4. 螺旋体　如梅毒螺旋体、钩端螺旋体、回归热螺旋体等。可治疗梅毒、钩端螺旋体病、回归热等，常需大剂量用药。

5. 放线菌属　如衣氏放线菌。治疗放线菌病需要大剂量用药。

金黄色葡萄球菌易产生 β-内酰胺酶，能裂解青霉素的 β-内酰胺环，对青霉素易产生耐药性，可改用半合成的耐酶青霉素或其他抗菌药。

执考真题再现

新生儿脐炎最常见的致病菌为金黄色葡萄球菌，治疗应首选的抗生素是
A. 庆大霉素　　B. 头孢呋辛　　　C. 林可霉素　　　D. 红霉素
E. 丁胺卡那霉素

【不良反应】

1. 过敏反应　为青霉素类最常见的不良反应。轻者表现为药疹、药物热、血管神经性水肿等；严重者可致过敏性休克，表现为心悸、胸闷、面色苍白、喉头水肿、呼吸困难、发绀、出冷汗、脉搏细弱、血压下降、抽搐和昏迷，甚至死亡。

2. 局部刺激　肌内注射青霉素 G 钠（钾）可出现局部刺激症状，如红肿、硬结、疼痛，钾盐尤为严重。

3. 青霉素脑病　鞘内注射或大剂量静脉滴注青霉素可引起青霉素脑病，表现为头痛、抽搐、昏迷等。

4. 赫氏反应　应用青霉素治疗梅毒、钩端螺旋体病等感染时，可有症状加剧的现象，表现为全身不适、寒战、发热、咽痛、肌痛、心跳加快等，称赫氏反应。可能是由大量病原体被杀灭后释放的物质所引起。

二、半合成青霉素类

天然青霉素抗菌作用强、毒性小，但抗菌谱窄、不耐酸（不能口服）、不耐酶（易被 β-内酰胺酶破坏）。

在天然青霉素的结构基础上，保留母核，引入不同侧链，获得具有不同特点的半合成青霉素。其抗菌作用及机制与青霉素相似，分别具有广谱、耐酸、耐酶等优点，但与青霉素有交叉过敏反应。目前，常用的半合成青霉素可分为 5 类，见表 33-1。

表33-1　半合成青霉素的分类、特点及临床应用

分类及常用药物	主要特点	临床应用
1. 耐酸青霉素类		
青霉素V（penicillin V）	①耐酸，口服吸收好	主要用于敏感菌所致轻度感染
非奈西林（penicillin）	②不耐β-内酰胺酶	
	③抗菌谱同青霉素G，抗菌活性不如青霉素G	
2. 耐酶青霉素类		
甲氧西林（methicllin）	①耐酸，可口服	主要用于耐药金葡菌感染
苯唑西林（oxacillin）	②耐β-内酰胺酶	
氯唑西林（cloxacillin）	③抗菌谱同青霉素G，抗菌活性不如青霉素G	
双氯西林（dicloxacillin）		
氟氯西林（flucloxacillin）		
3. 广谱青霉素类		
氨苄西林（ampicillin）	①耐酸，可口服	用于敏感菌所致呼吸道感染、
阿莫西林（amoxycillin）	②不耐β-内酰胺酶	伤寒、副伤寒、泌尿道感染、
	③对G^+和G^-菌都有杀灭作用。对部分G^+杆菌作用强，如伤寒沙门菌、副伤寒沙门菌、大肠埃希菌、痢疾志贺菌等	软组织感染、脑膜炎等。阿莫西林还可用于清除幽门螺杆菌
4. 抗铜绿假单胞菌广谱青霉素类		
羧苄西林（carbenicillin）	①不耐酸，仅能注射给药	主要用于G^-杆菌引起的感染，
哌拉西林（piperacillin）	②不耐β-内酰胺酶	尤其是铜绿假单胞菌引起的严
替卡西林（ticarcillin）	③抗菌谱与广谱青霉素类相似，对G^-杆菌（尤其是铜绿假单胞菌）作用强	重感染
美洛西林（mezlocillin）		
5. 抗革兰阴性杆菌青霉素类		
美西林（mecillinam）	①美西林须注射给药	主要用于G^-杆菌引起的感染，
匹美西林（pivmecillinam）	②匹美西林可口服	但对铜绿假单胞菌无效
替莫西林（temocillin）		

第二节　头孢菌素类

　　头孢菌素类的理化性质、作用机制、抗菌作用和临床应用与青霉素类相似，但具有抗菌谱广、杀菌作用强、对β-内酰胺酶稳定等优点，与青霉素仍有部分交叉过敏。根据临床应用的先后顺序及性能，头孢菌素类分为4代，见表33-2。

表33-2　常用头孢菌素类药物的分类、特点及临床应用

分类及常用药物	主要特点	临床应用
1. 第一代 头孢唑啉（cefazolin） 头孢氨苄（cephalexine） 头孢羟氨苄（cefadroxil） 头孢拉定（cephradine） 头孢硫脒（cephathiamidin）	①对 G^+ 菌作用强于第一、二代 ②对 G^- 杆菌作用弱，对铜绿假单胞菌无效 ③对 β-内酰胺酶稳定 ④有肾毒性	用于敏感菌所致的感染、耐药金葡菌感染。头孢硫脒可用于耐甲氧西林金葡菌感染
2. 第二代 头孢孟多（cefamandole） 头孢呋辛（cefuroxime） 头孢克洛（cefaclor） 头孢替安（cefotiam）	①对 G^+ 菌作用较一代稍弱 ②对 G^- 菌作用明显，对铜绿假单胞菌无效 ③对 β-内酰胺酶稳定 ④肾毒性较小	用于敏感菌所致的呼吸系统、泌尿系统、胆道及其他组织器官感染
3. 第三代 头孢曲松（ceftriaxone） 头孢他啶（ceftazidime） 头孢哌酮（cefoperazone） 头孢噻肟（cefotaxime） 头孢地嗪（cefodizime） 头孢克肟（cefixime）	①对 G^+ 菌作用不及第一、二代 ②对 G^- 菌作用更强，对铜绿假单胞菌有效 ③对 β-内酰胺酶稳定 ④几乎无肾毒性	用于敏感菌所致的严重感染、铜绿假单胞菌引起的感染
4. 第四代 头孢匹罗（cefpirome） 头孢吡肟（cefepime）	①对 G^+ 菌、G^- 菌均有强大的作用，对铜绿假单胞菌有效 ②对 β-内酰胺酶稳定 ③无肾毒性	主要用于对第三代耐药的敏感菌所致的严重感染

【不良反应】

头孢菌素类药物毒性较低，常见的不良反应有：

1. 过敏反应　以皮疹、荨麻疹最为常见，也可发生过敏性休克。

2. 胃肠道反应　口服头孢菌素类易出现胃肠道反应，如恶心、呕吐、食欲不振、腹痛、腹泻等。

3. 肾毒性　第一代如头孢唑啉长期大量使用易损害肾功能，出现蛋白尿、血尿、尿素氮升高。二代如头孢呋辛肾损害轻，三代、四代几乎无肾损害。

4. 二重感染（菌群失调症）　本类二代和三代药物对细菌作用强、范围广，长期大量使用易引起二重感染。

5. 凝血障碍　头孢菌素类杀灭肠道细菌，减少维生素 K 生成；头孢孟多、头孢哌酮等能干扰维生素 K 循环；部分头孢菌素还有抑制血小板聚集功能。用药期间易出现低

凝血酶原血症或出血倾向。

6. 其他　头孢哌酮等能抑制乙醛脱氢酶，使饮酒者因体内乙醛堆积呈"戒酒硫样反应"，表现为心悸、面红、胸闷、血压下降。

第三节　非典型 β – 内酰胺类

一、碳青霉烯类

亚 胺 培 南

亚胺培南（imipenem）又称亚胺硫霉素。其化学结构、抗菌机制与青霉素相似，与青霉素结合蛋白亲和力强，具有抗菌谱广、抗菌作用强、耐 β – 内酰胺酶等特点。

因亚胺培南在体内易被脱氢肽酶水解失活，常与脱氢肽酶抑制药西司他丁（cilastatin）等量配比组成复方制剂（泰能，tienam），用于 G$^+$ 和 G$^-$ 需氧菌和厌氧菌、耐甲氧西林金黄色葡萄球菌（MRSA）所致的各种严重感染。

常见不良反应有胃肠道反应、药疹、静脉炎、一过性氨基转移酶升高；剂量过大可引起惊厥、意识障碍等严重中枢神经系统反应以及肾脏损害。

本类药物还有美罗培南（meropenem）、帕尼培南（panipenem）、厄他培南（etapenem）、比阿培南（biapenem）等。

二、头孢霉素类

头 孢 西 丁

头孢西丁（cefoxitin）为头霉素 C 半合成衍生物。其抗菌谱广，抗菌作用强，对 β – 内酰胺酶稳定。抗菌谱似二代头孢菌素类，对厌氧菌有高效。主要用于需氧菌和厌氧菌引起的腹腔、盆腔及妇科的混合感染。

同类药物还有头孢美唑（cefmetazole）、头孢替坦（cefotetan）等。

三、氧头孢烯类

本类药物主要有拉氧头孢（latamoxef）、氟氧头孢（flomoxef）等。与第三代头孢菌素类相似，对 G$^+$、G$^-$ 及厌氧菌均有较强的作用。主要用于敏感菌所致的呼吸道、泌尿道、胆道感染及脑膜炎、胸膜炎等。

四、单环 β – 内酰胺类

氨 曲 南

氨曲南（aztreonam）是人工合成的第一个应用于临床的单环 β – 内酰胺类抗生素，主要对 G$^-$ 杆菌包括铜绿假单胞菌有强大的抗菌作用。具有耐酶、低毒、体内分布广、与青霉素等无交叉过敏反应等特点。常用于大肠埃希菌、沙门菌属、克雷伯菌和铜绿假单胞菌等所致的呼吸道、泌尿道、软组织感染及脑膜炎、败血症等。

五、β-内酰胺酶抑制剂

β-内酰胺酶抑制剂的化学结构中虽有 β-内酰胺环，但抗菌作用很弱。能抑制多种 β-内酰胺酶，与不耐酶的 β-内酰胺类抗生素联合应用或组成复方制剂可增强后者的抗菌作用。常用药有克拉维酸（clavulanic acid，棒酸）、舒巴坦（sulbactam）和他唑巴坦（tazobactam）。

β-内酰胺酶抑制剂的常用复方制剂有舒他西林（氨苄西林-舒巴坦）、奥格门汀（阿莫西林-克拉维酸钾）、替门汀（替卡西林-克拉维酸钾）、舒普深（头孢哌酮钠-舒巴坦钠）、强林坦（哌拉西林钠-他唑巴坦钠）、强舒西林（哌拉西林钠-舒巴坦钠）。

第四节 β-内酰胺类药物的用药护理

一、用药前进行护理评估及用药护理宣教

1. 用药前详细询问既往病史、用药史、过敏史及三餐和生活规律 确认患者是否有严重肾功能损害、青霉素类过敏史、饥饿或劳累等禁忌证和慎用情况。

2. 皮试 凡初次或用药间隔 72 小时后使用青霉素类，或所用青霉素更换批号者，用药前须做皮肤过敏试验，皮试阳性者禁用。

3. 注射液新鲜配制 青霉素类药物应在临用前以 0.9% 氯化钠注射液新鲜配制。

4. 用药宣教 告知患者在使用头孢菌素类药物期间避免饮酒或含有乙醇的饮料，以免发生"戒酒硫样反应"（面红、胸闷、血压下降、心动过速等）。

二、正确的用量和用法

1. 青霉素 G 肌内注射时，宜深部肌肉缓慢注射，以减轻疼痛。
2. 避免青霉素 G 局部用药。

三、密切观察疗效和不良反应并及时报告和处理

1. 密切观察患者可能发生的过敏反应，尤其防范过敏性休克。每次用药后至少留观 30 分钟，并做好抢救准备，如备好 0.1% 肾上腺素、糖皮质激素、H_1 受体阻断药及其他对症处理药物，一旦发生过敏性休克，即遵医嘱进行抢救，严重者须做气管切开、人工呼吸等。

2. 使用头孢菌素类期间，需观察是否出现自发性出血、肾功能减退等现象。维生素 K 对头孢菌素等广谱抗生素引起的出血有防治作用。

四、注意药物的相互作用

1. 青霉素注射液避免与其他药物混合配伍 注射器应专用，以免青霉素化学性质

更不稳定，也避免误致过敏。

2. 青霉素 G 与氨基糖苷类抗菌药有协同作用 两者从不同环节干扰细菌代谢而增效，对于重症感染如亚急性细菌性心内膜炎可联合使用。

3. 第一、二代头孢菌素类药不宜与高效利尿药、氨基苷类抗生素合用 以免加剧肾损害。

执考真题再现

某男 22 岁，患化脓性扁桃体炎。肌内注射青霉素 1 分钟后出现胸闷、憋气、面色苍白、出冷汗。应立刻

A. 吸氧

B. 肌内注射 0.25g/ml 尼可刹米 1ml

C. 开放静脉通道，大量快速输液

D. 皮下注射 0.1% 盐酸肾上腺素 1ml

E. 静脉注射地塞米松 5mg

本章小结

β-内酰胺类抗生素

- 青霉素类
  - 天然青霉素
    - ①常用制剂有青霉素 G 钠（钾）、普鲁卡因青霉素等
    - ②对 G^+ 菌作用明显，对繁殖期细菌杀灭作用强，对人体及动物的毒性较小
    - ③首选用于大多数 G^+ 菌引起的感染、流行性脑脊髓膜炎等
    - ④常见不良反应为过敏性休克
  - 半合成青霉素
    - 耐酸青霉素类：青霉素 V
    - 耐酶青霉素类：甲氧西林
    - 广谱青霉素类：氨苄西林
    - 抗铜绿假单胞菌类：羧苄西林
    - 抗革兰阴性杆菌类：美西林
- 头孢菌素类
  - ①抗菌机制似青霉素类，与青霉素类相比，抗菌谱广、杀菌力强，广泛用于敏感菌所致感染。主要不良反应是过敏反应、肾损害、胃肠道反应等
  - ②与青霉素有交叉过敏的可能
  - ③抗菌特点从第一代到第四代，表现为对 G^+ 菌的作用渐弱（第四代除外），对 G^- 菌、铜绿假单胞菌及厌氧菌的作用渐强，对肾脏的损害渐弱，对 β-内酰胺酶的稳定性渐好
- 碳青霉烯类：亚胺培南
- 非典型 β-内酰胺类：拉氧头孢、氨曲南、克拉维酸等

思 考 题

1. 青霉素类抗生素最严重的不良反应是什么？如何防治？
2. 试述头孢菌素类药物的特点。

第三十四章　大环内酯类和林可霉素类抗生素

 知识要点

1. 掌握红霉素的抗菌作用、临床应用、主要不良反应及用药护理。
2. 熟悉林可霉素等其他药物的作用特点及临床应用。

第一节　大环内酯类

本类药物因含有内酯结构的大环而得名，其作用机制为抑制菌体蛋白质的合成，属于速效抑菌剂。临床常用的有天然大环内酯类和人工半合成的大环内酯类。

一、天然大环内酯类

红　霉　素

红霉素（erythromycin）是从链丝菌培养液中提取获得的弱碱性抗生素，对胃酸不稳定，常制成红霉素肠溶片、硬脂酸红霉素、琥乙红霉素、依托红霉素（无味红霉素）及供静脉滴注的乳糖酸红霉素等制剂。胆汁中浓度高，约5%以原形由肾脏排泄，肾功能不全者可使用。

【药理作用】

抗菌谱与青霉素相似而略广，对 G$^+$ 菌尤其是金黄色葡萄球菌（包括耐药菌）、链球菌、表皮葡萄球菌、白喉棒状杆菌有较强的抗菌活性；对部分 G$^-$ 菌如流感嗜血杆菌、百日咳鲍特菌、军团菌、幽门螺杆菌等敏感；对支原体、衣原体、立克次体及多数厌氧菌也有效。抗菌作用弱于青霉素。

细菌对红霉素易耐药，停药数月后可逐渐恢复敏感。与其他大环内酯类抗生素之间有不完全交叉耐药性。

【临床应用】

临床常用于耐青霉素的金葡菌感染及对青霉素过敏的敏感菌感染；对军团菌引起的呼吸道感染、百日咳、白喉带菌者、支原体肺炎、衣原体引起的结膜炎及肺炎有较好疗效。

【不良反应】

1. 局部刺激　口服可引起恶心、呕吐、上腹部不适等胃肠道反应。静滴过快易出现血栓性静脉炎。

2. 肝损害　长期或大量使用酯化红霉素，可引起肝损害，出现转氨酶升高、肝大、黄疸等。停药可恢复。

3. 其他　偶见药疹、药物热等过敏反应；剂量过大可出现耳毒性，表现为耳鸣、听力下降，停药后可逐渐消失。

本类药物还有乙酰螺旋霉素（acetylspiramycin）、麦迪霉素（midecamycin）、交沙霉素（josamycin）、麦白霉素（meleumycin）等，其抗菌谱与红霉素相似，但作用较弱，不良反应较红霉素轻。

二、半合成大环内酯类

与天然药物比较，半合成大环内酯类具有以下特点：①对胃酸稳定，口服生物利用度较高；②血药浓度较高、半衰期较长，可较长间隔给药；③抗菌谱广，对革兰阴性菌的作用强；③不良反应较少而轻。

罗红霉素

罗红霉素（roxithromycin）抗菌谱与红霉素相似，对肺炎支原体、衣原体作用较强。主要用于敏感菌所致的感染。

不良反应少，主要有胃肠道反应，较红霉素轻。偶见头晕、便秘、皮疹等。

阿奇霉素

阿奇霉素（azithromycin）耐酸，口服吸收快，组织中药物浓度高，半衰期长达68～76小时，每日仅需给药1次。

抗菌谱与红霉素相似，作用强。对肺炎支原体、军团菌、流感嗜血杆菌的作用是本类药中最强的。临床主要用于敏感菌所致呼吸道、皮肤软组织及泌尿生殖系统感染。

不良反应轻，可有轻度胃肠道反应。

克拉霉素

克拉霉素（clarithromycin）抗菌谱与红霉素相似，抗菌活性较红霉素强，对革兰阳性菌、军团菌、肺炎衣原体作用强大。临床主要用于敏感菌所致呼吸道感染、皮肤软组织感染及泌尿生殖系统感染，也可用于幽门螺杆菌引起的胃、十二指肠溃疡。

主要不良反应有胃肠道反应，偶见皮疹、头疼等。

第二节 林可霉素类

林可霉素类包括林可霉素（lincomycin）和克林霉素（clindamycin）。克林霉素因抗菌作用强、毒性小的特点而较林可霉素常用。

【药理作用和临床应用】

作用机制、抗菌谱类似大环内酯类，通过抑制菌体蛋白质合成，对革兰阳性菌及大多数厌氧菌有较好的作用。

主要用于对β-内酰胺类抗生素无效或对青霉素过敏的敏感菌感染。因吸收后分布广泛且在骨组织、骨髓中浓度高，可首选用于由金黄色葡萄球菌引起的急、慢性骨髓炎，也用于厌氧菌和需氧菌引起的混合感染如腹膜炎、盆腔炎等。

执考真题再现

金黄色葡萄球菌引起的急、慢性骨髓炎首选

A. 罗红霉素　　　B. 克拉霉素　　　C. 青霉素 G　　　D. 克林霉素

E. 阿奇霉素

【不良反应】

1. 胃肠道反应　表现为恶心、呕吐、腹泻。腹泻发生率较高，约 10%，严重者可发生出血性肠炎。

2. 过敏反应　偶有皮疹、药物热。

3. 其他　一过性中性粒细胞、血小板减少；偶见肝损害。

知识链接

欣弗事件

2006 年 7 月，青海西宁部分患者使用"欣弗"后，出现胸闷、心悸、心慌等症状，青海药监局第一时间发出紧急通知，要求该省停用"欣弗"。随后，广西、浙江、黑龙江、山东等地也报告有病人在使用该注射液后出现相似症状，并造成死亡。

"欣弗"即克林霉素磷酸酯葡萄糖注射液的商品名，由安徽华源制药有限公司所生产。经查，该批次药物的无菌检查、热源检查均不符合规定。根据《中华人民共和国药品管理法》的有关规定，次批次"欣弗"为劣药。因为此事件，该企业的大容量注射剂的 GMP 证书被收回，"欣弗"的批准文号被撤销。

第三节　大环内酯类及林可霉素类的用药护理

一、用药前进行护理评估及用药护理宣教

1. 用药前询问患者既往病史、用药史、过敏史，再次确认患者有否严重肝功能损害、听力损害、过敏、妊娠、哺乳等禁忌证和慎用情况。

2. 告知患者，用罗红霉素期间应尽量避免高速作业、高空作业、高精密度作业。

二、正确的用量和用法

1. 大环内酯类不宜肌内注射。

2. 大环内酯类除克拉霉素外，均宜空腹服用，以利吸收。胃肠道反应明显者，则宜饭后服用。红霉素肠溶片应整片吞服，不可破碎，以免影响吸收。

3. 配制乳糖酸红霉素，应先用灭菌注射用水 4 ~ 6ml 溶解其粉针剂，然后加至静滴溶液中稀释，红霉素浓度控制在 1% ~ 5%。不宜用 0.9% 氯化钠溶液稀释，以免析出沉淀。

4. 红霉素静脉滴注时应缓慢，避免出现局部疼痛和血栓性静脉炎。

5. 红霉素连用不宜超过 1 周，因细菌可能产生耐药性。

三、密切观察疗效和不良反应并及时报告和处理

用药期间重点监测患者肝功能、血象、胃肠功能、听力及注射部位的变化，发现问题及时报告医生。

四、注意药物的相互作用

1. 大环内酯类不宜与克林霉素合用，因两者竞争同一个作用点，可产生拮抗作用；不宜与青霉素类合用，前者作为快速抑菌药，可拮抗后者作为繁殖期杀菌药的抗菌作用。

2. 大环内酯类不宜与四环素类等合用，以免加重肝脏损害。

本章小结

大环内酯类及林可霉素类
 ①天然：红霉素、麦迪霉素、麦白霉素、乙酰螺旋霉素半合成：罗红霉素、阿奇霉素、克拉霉素
 ②红霉素主要用于耐青霉素的金葡菌感染及对青霉素过敏者的敏感菌感染；军团菌引起的呼吸道感染、百日咳、白喉带菌者、支原体肺炎、衣原体肺炎等。主要不良反应有胃肠道反应和肝脏损害
 ③乳糖酸红霉素不宜用0. 9%氯化钠溶液稀释；红霉素肠溶片应整片吞服
 ④不宜与克林霉素、青霉素类、四环素类合用

林可霉素类
 ①包括林可霉素和克林霉素
 ②用于对β-内酰胺类抗生素无效或对青霉素过敏的敏感菌感染；由金黄色葡萄球菌引起的急、慢性骨髓炎；由厌氧菌和需氧菌引起的混合感染，如腹膜炎、盆腔炎等

思 考 题

1. 简述红霉素的临床应用及主要不良反应。
2. 简述大环内酯类及林可霉素类抗生素的用药护理?

第三十五章　氨基糖苷类和多黏菌素类抗生素

 知识要点

1. 掌握氨基糖苷类抗生素的共性和用药护理。
2. 熟悉链霉素、庆大霉素、阿米卡星、妥布霉素、奈替米星的特点和临床应用。
3. 了解多黏菌素类抗生素的临床应用。

第一节　氨基糖苷类

氨基糖苷类抗生素因其化学结构中含有氨基醇环和氨基糖而得名。包括两类：①天然类，如链霉素、卡那霉素、妥布霉素、新霉素、大观霉素等；②半合成类，如阿米卡星、奈替米星等。

一、氨基糖苷类药物的共性

（一）抗菌作用

氨基糖苷类抗菌谱较广，对各种需氧 G^- 杆菌有强大的抗菌活性；对 G^- 球菌作用较差；对耐甲氧西林的葡萄球菌也有较好的抗菌活性。庆大霉素、阿米卡星、妥布霉素对铜绿假单胞菌有效，链霉素、卡那霉素对结核分枝杆菌也有效。

氨基糖苷类的抗菌机制主要是抑制细菌蛋白质合成，属于快速静止期杀菌药。

（二）耐药性

细菌对氨基糖苷类抗菌药易产生耐药性，氨基糖苷类抗菌药之间有部分交叉或完全交叉耐药现象。

产生耐药的主要原因与耐药菌能产生使氨基糖苷类灭活的钝化酶如乙酰化酶、腺苷化酶和磷酸化酶有关；也与耐药菌细胞膜对氨基糖苷类的通透性降低，以及耐药细菌核糖体对链霉素的亲和力降低有关。

（三）药代动力学

氨基糖苷类口服很难吸收，适合治疗肠道感染；肌内注射吸收迅速而完全，可用于全身感染。主要分布于细胞外液，在肾皮层和内耳内、外淋巴液中有高浓度聚积。这可能是其产生肾脏毒性和耳毒性的原因。多以原形经肾小球滤过，尿液中浓度较高，适合尿路感染的治疗，在碱性环境下抗菌活性可增强。

（四）不良反应

氨基糖苷类的主要不良反应与服药剂量和疗程有关。

1. 耳毒性　包括前庭神经和耳蜗听神经损伤。前庭功能损害表现为眩晕、恶心、呕吐、眼球震颤和平衡障碍，发生率依次为新霉素＞卡那霉素＞链霉素＞西索米星＞阿米卡星≥庆大霉素≥妥布霉素＞奈替米星。耳蜗神经损害，表现为听力减退或耳聋，发生率依次为新霉素＞卡那霉素＞阿米卡星＞西索米星＞庆大霉素＞妥布霉素＞奈替米星＞链霉素。该毒性还能影响子宫内的胎儿。

2. 肾毒性　表现为蛋白尿、管形尿、血尿等，严重者可致无尿、氮质血症、肾衰竭等。其发生率依次为新霉素＞卡那霉素＞庆大霉素＞妥布霉素＞阿米卡星＞奈替米星＞链霉素。老年人、剂量过大尤易发生。

3. 神经肌肉接头阻滞　是药物急性中毒的表现，常见于大剂量腹膜内或胸膜内给药以及静脉滴注速度过快，偶见于肌内注射后。表现为四肢无力和外周性呼吸衰竭。其严重程度依次为新霉素＞链霉素＞卡那霉素＞奈替米星＞阿米卡星＞庆大霉素＞妥布霉素。

4. 过敏反应　常见皮疹、发热、血管神经性水肿等。可见过敏性休克，以链霉素多见。本类药物有交叉过敏反应。

二、常用的氨基糖苷类药物

链 霉 素

链霉素（streptomycin）是第一个氨基糖苷类抗生素，也是第一个用于抗结核病的药物。

链霉素对多数革兰阴性菌有强大的抗菌作用，但因毒性与耐药性问题，限制了其临床应用。目前，临床首选用于鼠疫与兔热病；也可用于布氏杆菌病、感染性心内膜炎、结核病等。

知识链接

鼠疫和兔热病

鼠疫，是鼠疫耶尔森菌借鼠蚤传播的烈性传染病，致死率极高。人类历史上曾3次大流行，死亡人数数以千万计。本病起病急骤，有畏寒、发热及全身毒血症症状，可有呕吐、腹泻及身体各部位出血，严重者可出现呼吸急促、发绀、血压下降及全身衰竭甚至死亡。

兔热病（土拉菌病）是一种人兽共患的自然疫源性传染病。主要传染源是野兔、田鼠，传播途径主要为直接接触、昆虫叮咬以及消化道摄入。临床表现为发热、淋巴结肿大、皮肤溃烂、眼结膜充血和溃疡、呼吸道和消化道炎症及毒血症等。

治疗量时常见头痛、头晕、呕吐、耳鸣、平衡失调和眼球震颤等不良反应，严重者可致永久性耳聋。过敏性休克的发生率仅次于青霉素。

执考真题再现

链霉素长期应用可出现的不良反应是
A. 周围神经炎　　　　　　B. 肝损害
C. 眩晕、听力障碍　　　　D. 高尿酸血症
E. 视神经炎

庆大霉素

庆大霉素（gentamicin）抗菌谱较广，对多数革兰阴性杆菌有杀灭作用，细菌对庆大霉素易产生耐药性，但停药后敏感性可逐渐恢复。

庆大霉素广泛用于敏感菌所致的感染：①治疗革兰阴性杆菌引起的败血症、骨髓炎、肺炎、腹膜感染等，可首选本药；②治疗铜绿假单胞菌感染，庆大霉素常与羧苄西林合用，可获协同作用；③治疗病因未明的革兰阴性杆菌混合感染，庆大霉素与广谱半合成青霉素类（羧苄西林或哌拉西林等）或头孢菌素类联合应用可提高疗效；④治疗重症细菌性心内膜炎，常与青霉素、羧苄西林等联合；⑤口服可用于肠道感染或肠道术前准备；⑥庆大霉素局部外用可治疗皮肤、黏膜表面感染，以及眼、耳、鼻部感染。

不良反应以肾脏毒性较多见，也可见前庭神经功能损害，甚至出现不可逆耳聋，但较链霉素少见。偶见过敏反应，甚至过敏性休克。

卡那霉素

卡那霉素（kanamycin）对多数常见 G⁻杆菌和结核杆菌有效，由于毒性及耐药菌较多见，临床上已被庆大霉素等其他氨基糖苷类药所取代。目前，仅与其他抗结核病药物合用，治疗对第一线药物有耐药性的结核病患者。也可口服用于肝性脑病患者或腹部术前准备。

阿米卡星

阿米卡星（amikacin，丁胺卡那霉素）是抗菌谱最广的氨基糖苷类抗生素。其突出优点是对钝化酶稳定，耐酶性强。常用于肠道 G⁻杆菌及铜绿假单胞菌感染，对结核及

其他非结核性杆菌感染有效。

听力损害较常见，可致二重感染，偶见过敏反应。

妥 布 霉 素

妥布霉素（tobramycin）抗菌谱与庆大霉素相似，对铜绿假单胞菌等的作用较庆大霉素强 2～4 倍，对耐庆大霉素的铜绿假单胞菌仍有效。临床主要用于铜绿假单胞菌引起的心内膜炎、烧伤、败血症、骨髓炎等，也用于其他敏感的革兰阴性杆菌感染。

妥布霉素的耳毒性较庆大霉素略低，但仍应警惕。

奈 替 米 星

奈替米星（netilmicin）抗菌谱广，对铜绿假单胞菌、大肠埃希菌、沙门菌属、变形杆菌等具有较强的抗菌活性。耐酶性强，细菌不易耐药。临床用于敏感菌所致的泌尿系统、肠道、呼吸系统等感染，也可用于耐其他氨基糖苷类的革兰阴性杆菌及耐青霉素的金葡菌感染。耳、肾毒性均较低。

大 观 霉 素

大观霉素（spectinomycin）仅对淋病奈瑟菌有高度抗菌活性。由于易产生耐药性，临床限用于对青霉素、四环素等耐药的无并发症的淋病患者。

不良反应较少，可出现眩晕、恶心、头痛等，偶见皮疹。

新 霉 素

新霉素（neomycin）抗菌谱似卡那霉素。因毒性大，易引起永久性耳聋和肾损害，故不宜全身用药。口服很少吸收，可用于肠道感染和肠道消毒。局部外用治疗皮肤黏膜感染。

第二节 多黏菌素类

本类药物常用的有多黏菌素 B 和多黏菌素 E，系窄谱慢效杀菌药，只对某些 G^- 杆菌具有强大抗菌活性，细菌不易耐药。可用于对其他抗生素耐药的铜绿假单胞菌和革兰阴性杆菌所致的感染，如败血症、脑膜炎、心内膜炎、烧伤后感染等。因毒性较大，现主要局部用于敏感菌所致的眼、耳、皮肤、黏膜感染及烧伤铜绿假单胞菌感染。也可口服用于肠道手术前准备。

本品毒性在肾脏损害、神经肌肉接头阻滞等方面明显，大剂量快速静脉滴注可导致呼吸抑制。多黏菌素 B 的毒性较多见。

第三节　氨基糖苷类和多黏菌素类的用药护理

一、用药前进行护理评估及用药护理宣教

1. 用药前对患者进行护理评估，询问既往病史、用药史、过敏史，确认其无严重肾功能损害、听力障碍及过敏等禁忌证。

2. 耐心向患者解释定期检查肾功能、监测血药浓度的必要性，以争取患者配合。

二、正确的用量和用法

1. 用链霉素前，宜进行皮肤过敏试验。

2. 庆大霉素局部外用于皮肤、黏膜表面感染时，不宜大面积应用，以免导致吸收中毒。

三、密切观察疗效和不良反应并及时报告和处理

1. **密切观察患者肌张力、呼吸情况**　发现肌肉无力、呼吸困难等，应立即停药并报告医生，备好新斯的明、钙剂等抢救药。

2. **注意过敏性休克的可能**　备好肾上腺素和葡萄糖酸钙。尤其用链霉素时要特别注意。

3. **注意观察患者听力改变**　用药期间应注意询问病人有无眩晕、耳鸣等症状，有条件的话可进行听力监测，一旦出现早期症状，应立即报告医生，及时停药。

4. **注意观察尿量及颜色变化**　若出现肾功能损害的情况，应立即通知医生，及时调整用量或停药。

四、注意药物的相互作用

1. **氨基糖苷类药物为有机碱，不宜与酸性药物配伍**　当与β-内酰胺类合用时不能混合于同一容器中，否则两者均可能失活。

2. **避免合用其他有耳毒性、肾毒性及肌松作用的药物**　用氨基糖苷类期间，不应使用呋塞米、利尿酸、甘露醇等；不应使用两性霉素、杆菌肽、头孢噻吩、多黏菌素或万古霉素；不应使用全麻药、琥珀胆碱等。

执考真题再现

氨基糖苷类药物不宜与下列哪种药物配伍

A. 青霉素　　　B. 头孢曲松　　　C. 呋塞米　　　D. 红霉素　　　E. 阿莫西林

■ 本章小结

氨基糖苷
类抗生类
{
　共性不良反应
{
①耳毒性：不合用呋塞米、利尿酸、甘露醇等
②肾毒性：不合用两性霉素、头孢噻吩、多黏菌素、万古霉素等
③神经肌肉麻痹：备好新斯的明、钙剂等抢救药
④过敏反应：备好肾上腺素和葡萄糖酸钙等抢救药
}

链霉素：主要用于鼠疫与兔热病，也可用于感染性心内膜炎、结核病

庆大霉素
{
①广泛用于敏感菌所致败血症、骨髓炎、肺炎、烧伤、心内膜炎等；口服用于肠道感染或肠道术前准备。
②与 β-内酰胺类合用时，不能混合于同一容器中
}

阿米卡星：特点是抗菌谱广、抗菌活性高、对灭活酶稳定
}

思 考 题

1. 阐述氨基糖苷类抗生素的共性。
2. 氨基糖苷类抗生素一旦出现过敏性休克和急性中毒，其抢救措施如何？

第三十六章　广谱抗生素

第一节　四环素类

四环素类属广谱抗生素，对革兰阳性菌和阴性菌具有快速抑菌作用，对立克次体、支原体、衣原体、某些螺旋体和原虫也具有较强的抑制作用。作用机制为药物与细菌核糖体结合，抑制蛋白质合成。

四环素类药物分为天然的和半合成的两类：天然四环素类有四环素（tetracycline）、土霉素（oxytetracycline）、金霉素（aureomycin）；半合成四环素类有美他环素（metacycline）、多西环素（doxycycline）和米诺环素（minocycline）。半合成的比天然的抗菌活性强，抗菌活性依次为米诺环素＞多西环素＞美他环素＞四环素＞土霉素。其中，土霉素治疗肠阿米巴病疗效优于其他四环素类药物，但对细菌感染临床已很少使用；金霉素仅外用于结膜炎和沙眼等。

四　环　素

【药理作用和临床应用】

四环素抗菌谱广，对革兰阳性菌的作用不如青霉素类和头孢菌素类强，对革兰阴性菌的作用不如氨基糖苷类及氯霉素类。同类药物之间存在交叉耐药性。是治疗立克次体感染、支原体感染、衣原体感染以及某些螺旋体等非细菌感染的首选药；也可治疗鼠疫、布鲁菌病、霍乱及幽门螺杆菌感染引起的消化性溃疡等。

【不良反应】

1. 局部刺激作用　口服可引起恶心、呕吐、腹泻等症状；静脉滴注易引起静脉炎。

2. 二重感染　较常见的二重感染有两种，其一是真菌感染，多由白色念珠菌引起，表现为鹅口疮、肠炎；其二是对四环素耐药的难辨梭状芽孢杆菌感染所致的假膜性肠炎，表现为剧烈的腹泻、发热、肠壁坏死、体液渗出、休克甚至死亡。

> **知识链接**
>
> ### 二重感染
>
> 　　二重感染（菌群失调症）是继发于抗感染治疗后的另一种微生物感染。
>
> 　　正常人口腔、鼻咽、肠道等处有多种微生物寄生，菌群间维持平衡的共生状态，称为菌群平衡。若长期或大量使用广谱抗生素，使敏感菌受到抑制而数量减少，不敏感菌乘机大量生长繁殖，造成新的感染。常见的二重感染有难辨梭状芽孢杆菌性肠炎、真菌性肠炎、口腔真菌感染、白色念珠菌性阴道炎等。二重感染治疗较为困难，危害很大，应引起高度重视。

　　3. 影响骨骼和牙齿生长　　四环素可进入胎儿血循环及乳汁中，并可沉积于新形成的牙齿和骨骼中，造成恒齿永久性棕色色素沉着、牙釉质发育不全，抑制胎儿、婴幼儿骨骼发育。

　　4. 其他　　长期大剂量使用可引起严重肝损伤或加重原有的肾损伤，多见于孕妇特别是肾功能异常的孕妇。

多西环素和米诺环素

　　多西环素（doxycycline）为长效半合成四环素类。抗菌活性比四环素强 2 ~ 10 倍，具有强效、速效、长效的特点；$t_{1/2}$ 长达 12 ~ 22 小时。与天然品之间无明显交叉耐药性。

　　多西环素口服吸收良好，不易受食物影响。大部分药物随胆汁进入肠腔排泄，多以无活性的结合型或络合型存在，很少引起二重感染。少量药物经肾脏排泄，肾功能减退时粪便中药物排泄增多，故肾功能不良者也可使用。

　　不良反应常见胃肠道刺激症状；静脉注射时，可出现舌麻木、口腔异味感及呕吐；易致光敏反应。

　　米诺环素（minocycline）与多西环素作用相似，抗菌活性强于其他同类药物；对四环素或青霉素类耐药的革兰阳性菌和大肠埃希菌对米诺环素仍敏感。

　　不良反应可见恶心、呕吐、眩晕、运动失调等前庭反应。

第二节　氯霉素类

【药理作用和临床应用】

　　氯霉素能与细菌核糖体 50S 亚基可逆性结合，阻止肽链延伸，使蛋白质合成受阻。对革兰阴性菌的作用强于阳性菌，属于抑菌药；对流感嗜血杆菌、脑膜炎奈瑟菌、肺炎链球菌作用强；对革兰阳性菌的抗菌活性不如青霉素类和四环素类；对立克次体感染如斑疹伤寒也有效。

　　临床可用于敏感的伤寒、副伤寒（首选氟喹诺酮类或第三代头孢菌素）、立克次体病及敏感菌所致的严重感染；氯霉素在脑脊液中浓度较高，也可用于治疗其他药物疗效较差的脑膜炎；还可用于敏感菌所致的眼科感染。

知识链接

伤寒

伤寒是由伤寒沙门菌引起的急性传染病，以持续菌血症、回肠远端微小脓肿及溃疡形成为基本病理特征。典型的临床表现包括持续高热、腹部不适、肝脾肿大、白细胞低下，部分病人有玫瑰疹。

【不良反应】

1. 抑制骨髓造血功能 为氯霉素最严重的不良反应。①可逆性血细胞减少：表现为贫血、白细胞减少症或血小板减少症。及时停药可以恢复，也可能发展成致死性再生障碍性贫血或急性髓细胞性白血病。②再生障碍性贫血：少数患者一次用药亦可发生，发生率低，但死亡率很高。

2. 灰婴综合征 早产儿和新生儿由于肝脏缺乏葡萄糖醛酸转移酶，肾排泄功能不完善，对氯霉素解毒能力差，药物剂量过大可致中毒，表现为循环衰竭、呼吸困难、进行性血压下降、皮肤苍白和发绀，故称灰婴综合征。也可见于成人。

3. 其他 口服用药时出现恶心、呕吐、腹泻等症状。少数病人有过敏反应、视神经炎、视力障碍等。还可见溶血性贫血、二重感染等。

执考真题再现

1. 再生障碍性贫血由哪种药物引起的最常见
   A. 磺胺药　　B. 抗癌药　　C. 氯霉素　　D. 苯巴比妥
   E. 保泰松
2. 长期应用广谱抗生素可诱发哪种感染
   A. 致病性大肠杆菌感染　　B. 空肠弯曲菌感染
   C. 白色念珠菌感染　　D. 轮状病毒感染
   E. 柯萨奇病毒感染

第三节　广谱抗生素的用药护理

一、用药前进行护理评估及用药护理宣教

1. 用药前对患者进行护理评估，询问既往病史、用药史、生理状态等。确认是否有免疫功能低下、肝肾功能不良、合用糖皮质激素及抗代谢药，是否有年老、体弱、妊娠、哺乳、8岁以下小儿等禁忌证和慎用情况。

2. 告知患者用多西环素期间减少户外活动，以降低光敏性皮炎发生的可能；用米

诺环素期间不宜从事高空、驾驶和精密作业，以免发生意外。

3. 提前向患者解释使用氯霉素期间定期检查血象的重要性，以争取患者的配合。

二、正确的用量和用法

1. 四环素应饭后用大量水送服，服药后保持直立体位 30 分钟以上，以免引起食道炎。因刺激性大，不宜肌内注射。

2. 米诺环素的前庭反应发生率与剂量大小有关，注意控制给药剂量。

3. 严格掌握氯霉素的用药指征，控制疗程和剂量，警惕皮肤黏膜出血点、上呼吸道感染等，一旦出现血象异常，应立即停药，并报告医生及时处理。

三、密切观察疗效和不良反应并及时报告和处理

用广谱抗菌药期间应注意观察患者大便情况，一旦发生剧烈腹泻，应立即停药，并报告医生采用万古霉素或甲硝唑等相应的抗菌药及时治疗。

四、注意药物的相互作用

1. 四环素类不宜与金属离子、碱性药物、胃酸分泌抑制药同时使用，以免减少四环素类药物的吸收。

2. 氯霉素不宜与大环内酯类、克林霉素合用，以免产生药效学方面的拮抗。

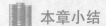 **本章小结**

四环素类
- ①分类
  - 天然品：四环素、土霉素、金霉素
  - 半合成品：美他环素、多西环素、米诺环素
- ②用于立克次体感染、支原体感染、衣原体感染以及某些螺旋体感染等
- ③主要不良反应：局部刺激作用、二重感染、影响骨骼和牙齿生长
- ④吸收易受金属离子、碱性药物、胃酸分泌抑制药的干扰；可拮抗青霉素的抗菌效果
- ⑤多西环素强效、速效、长效抗菌，与天然品之间无明显交叉耐药性。口服吸收不易受食物影响。肾功能不良者可使用。用药期间不宜驾驶和从事高空、精密作业

氯霉素类
- ①抑制骨髓造血、灰婴综合征、二重感染等不良反应严重
- ②仅用于细菌性脑膜炎、伤寒、眼科感染

思 考 题

四环素类和氯霉素类药物均为广谱抗生素，为什么临床少用？

第三十七章　人工合成抗菌药

1. 掌握第三代喹诺酮类药、磺胺甲噁唑、甲硝唑的抗菌作用和应用、不良反应及用药护理。
2. 熟悉喹诺酮类、磺胺类、甲氧苄啶的作用机制。
3. 了解喹诺酮类、磺胺类药的分类；硝基呋喃类药的作用特点和主要用途。

第一节　喹 诺 酮 类

一、喹诺酮类药物概述

【分类】

第一代喹诺酮类药物萘啶酸问世于 20 世纪 60 年代，因疗效不佳现已不用。第二代的吡哌酸对多数革兰阴性菌有效，主要用于治疗泌尿道和肠道感染。

氟喹诺酮类是第三代药物，包括诺氟沙星、环丙沙星、氧氟沙星、左氧氟沙星、洛美沙星、氟罗沙星、司帕沙星等，抗菌谱广、活性强。

新研制的氟喹诺酮类有莫西沙星、加替沙星、克林沙星、司帕沙星、妥舒沙星，为第四代产品，较第三代抗菌谱更广、活性更强。

【药理作用】

本类药物的抗菌作用机制为抑制敏感菌的 DNA 回旋酶结合，阻止细菌 DNA 复制，属广谱杀菌药。对革兰阴性杆菌（包括铜绿假单胞菌在内）有强大的杀菌作用，对金葡菌及产酶金葡菌也有良好的抗菌作用；某些品种对结核分枝杆菌、支原体、衣原体及厌氧菌也有作用；第四代氟喹诺酮对革兰阳性菌、结核分枝杆菌、军团菌、支原体、衣原体，以及厌氧菌如脆弱类杆菌、梭杆菌属、链球菌属和厌氧芽孢梭菌属等的抗菌活性更强。

细菌对本类药不易产生耐药性，少数耐药细菌可因基因突变导致 DNA 回旋酶与药物的亲和力下降。本类药物间有交叉耐药性，与其他药物之间无明显交叉耐药性。

【临床应用】

第三、四代氟喹诺酮类具有抗菌谱广、抗菌活性强、口服吸收良好、体内分布广与其他类别的抗菌药之间无交叉耐药等特点，适用于治疗各种敏感菌所致的消化道、呼吸道、泌尿生殖道感染，以及前列腺炎、淋病、骨髓炎、化脓性关节炎、皮肤软组织感染及耳、鼻、喉和创面感染，也可作为青霉素、头孢菌素、氯霉素的替代药。氧氟沙星和左氧氟沙星可与其他抗结核药合用，治疗耐药的结核病。

【不良反应】

1. 胃肠道反应　可见胃部不适、恶心、呕吐、腹痛、腹泻等症状。

2. 中枢神经系统毒性　轻症者表现为失眠、头昏、头痛，重症者出现精神异常、抽搐、惊厥等。

3. 光敏反应　表现为光照部位的皮肤出现瘙痒性红斑，严重者出现皮肤糜烂、脱落。司帕沙星、洛美沙星、氟罗沙星诱发的光敏反应最常见。

知识链接

光敏性皮炎

外源性光敏物质（药物等化学物质）经皮肤接触或内服吸收，沉积于皮内或皮下，当皮肤受到日光照射，光敏物质吸收光能转化为半抗原，与体内大分子物质结合形成全抗原，导致迟发性超敏反应。表现为光暴露部位出现水肿性红斑、丘疹、斑块、结节等，有不同程度的瘙痒或灼热感。

4. 心脏毒性　罕见但后果严重。可见 Q－T 间期延长、尖端扭转型室性心动过速（TDP）、室颤等。TDP 临床发生率由高到低依次为司帕沙星、加替沙星、左氧氟沙星、氧氟沙星、环丙沙星。

5. 软骨损害　可损伤负重关节的软骨，出现关节肿胀、疼痛及肌腱炎等。

6. 其他　包括肝毒性、肾脏损害、刺激性等。

二、常用的氟喹诺酮类药

诺氟沙星（norfloxacin）是第一个氟喹诺酮类药，抗菌谱广、抗菌作用强，对革兰阳性和阴性菌（包括铜绿假单胞菌）均有良好抗菌活性。口服吸收易受食物影响，空腹服药比饭后服药的血药浓度高 2～3 倍，体内分布广，组织浓度高。主要用于尿路及肠道感染。

氧氟沙星（ofloxacin）抗菌活性强，对革兰阳性菌（包括对甲氧西林耐药的金葡球菌）、革兰阴性菌（包括铜绿假单胞菌）均有较强作用；对肺炎支原体、奈瑟菌、厌氧菌及结核分枝杆菌也有一定活性。口服吸收快而完全，血药浓度高而持久，体内分布广，尤以痰中浓度较高；70%～90% 的药物经肾排泄，48 小时尿中药物浓度仍可达到对敏感菌的杀菌水平，胆汁中药物浓度约为血药浓度的 7 倍左右。主要用于全身感染的治疗。

左氧氟沙星（levofloxacin）对多数病原体的抗菌活性明显强于氧氟沙星，对铜绿假单胞菌的抗菌活性低于环丙沙星。

依诺沙星（enoxacin）抗菌谱和抗菌活性与诺氟沙星相似，对厌氧菌作用较差。口服吸收好，不受食物影响，血药浓度介于诺氟沙星与氧氟沙星之间。

培氟沙星（pefloxacin）抗菌谱广，与诺氟沙星相似，抗菌活性略逊于诺氟沙星，口服吸收好，生物利用度为90%~100%。血药浓度高而持久，半衰期可达10小时以上，体内分布广泛，可通过炎症脑膜进入脑脊液。

环丙沙星（ciprofloxacin）抗菌谱广、抗菌活性高，对耐药的铜绿假单胞菌、金葡菌、淋病奈瑟菌、流感杆菌等均有良效，对肺炎军团菌及弯曲菌亦有效，一些对氨基糖苷类、第三代头孢菌素类等耐药的革兰阴性和阳性菌对本品仍然敏感。口服生物利用度为38%~60%，血药浓度较低，静脉滴注可弥补此缺点。

洛美沙星（lomefloxacin）抗菌谱广，体外抗菌作用比环丙沙星弱；体内抗菌活性比诺氟沙星与氧氟沙星强。口服吸收好，生物利用度为85%，血药浓度高而持久，半衰期约7小时，体内分布广，药物主要经肾排泄。

氟罗沙星（fleroxacin）抗菌谱广，体外抗菌活性略逊于环丙沙星，体内抗菌活性强于现有各喹诺酮类药。口服吸收好，生物利用度达99%。口服的血药浓度比口服同剂量（400mg）环丙沙星高2~3倍，半衰期为9小时。体内分布广，药物经肾排泄，约为给药量的50%~60%。

司帕沙星（sparfloxacin）半衰期超过16小时，对革兰阳性菌、厌氧菌、结核分枝杆菌、衣原体和支原体的抗菌活性优于环丙沙星和氧氟沙星；对军团菌和革兰阴性菌的抗菌活性与氧氟沙星相近。

莫西沙星（moxifloxacin）对多数革兰阳性菌、厌氧菌、结核分枝杆菌、衣原体和支原体的抗菌活性强于环丙沙星、氧氟沙星、左氧氟沙星和司帕沙星。对大多数革兰阴性菌的作用与诺氟沙星相近。不良反应发生率低，未见严重不良反应。

加替沙星（gatifloxacin）对多数革兰阳性菌、厌氧菌、结核分枝杆菌、衣原体和支原体的抗菌活性与莫西沙星相近，对革兰阴性菌的作用强于莫西沙星。

第二节　磺胺类和甲氧苄啶

磺胺类药物属广谱抑菌药。甲氧苄啶的问世使磺胺类药的抗菌作用增强数倍，应用广泛。

一、磺胺类药物概述

【分类】

磺胺类药分为3大类：

1. 用于全身性感染的磺胺类药　口服易吸收，如磺胺甲噁唑。

2. 用于肠道感染的磺胺类药　在肠道内难吸收，如柳氮磺吡啶。

3. 外用磺胺类药 如磺胺米隆和磺胺嘧啶银。

【药理作用】

磺胺类药物为广谱抑菌药，对多数革兰阳性菌和阴性菌有较好的抗菌活性，其中最敏感的是溶血性链球菌、肺炎链球菌、脑膜炎奈瑟菌、淋病奈瑟菌、鼠疫耶氏菌和诺卡菌属；对沙眼衣原体、疟原虫、卡氏肺孢子虫和弓形虫滋养体也有抑制作用。磺胺甲噁唑对伤寒沙门菌、磺胺米隆和磺胺嘧啶银对铜绿假单胞菌也有效。

磺胺类药物的化学结构与对氨基苯甲酸（PABA）相似，可与之竞争性抑制二氢叶酸合酶，进而影响核酸的生成，发挥抑菌作用。

细菌对磺胺类药易产生耐药性，磺胺类各药之间有交叉耐药性。

【不良反应】

1. 泌尿系统损害 用于全身感染的磺胺类药及其乙酰化产物在酸性尿液中溶解度较低，易析出结晶损伤肾，可出现结晶尿、血尿、尿痛和尿闭等症状。

2. 过敏反应 多见药热和皮疹，偶见多形性红斑及剥脱性皮炎。局部用药或服用长效制剂易发生。

3. 血液系统反应 长期用药可能抑制骨髓造血功能，导致白细胞减少、血小板减少甚至再生障碍性贫血。6-磷酸葡萄糖脱氢酶缺乏的病人可出现溶血反应。

4. 中枢神经系统反应 少数病人出现头晕、头痛、精神萎靡等。

5. 其他 口服引起恶心、呕吐、上腹部不适、食欲不振等消化系统反应。新生儿可引起脑核黄疸和溶血。

执考真题再现

1. 磺胺药的副作用是
   A. 消化道溃疡　　B. 骨髓抑制　C. 电解质紊乱　　D. 血尿
   E. 低血钙、低血糖
2. 急性肾衰病人可选择的抗生素是
   A. 磺胺药　　　B. 卡那霉素　C. 链霉素　　　D. 青霉素
   E. 阿米卡星

二、常用的磺胺类药

（一）用于全身感染的磺胺类药

磺胺异噁唑（sulfafurazole，SIZ）为短效磺胺药，$t_{1/2}$ 为 5~7 小时，乙酰化率较低，尿中浓度高且不易析出结晶。适于治疗尿路感染。

磺胺甲噁唑（sulfamethoxazole，SMZ，新诺明，sinomin）为中效磺胺药，$t_{1/2}$ 为 10~12 小时，抗菌作用与 SIZ 相似。适用于治疗泌尿道、消化道、呼吸道感染。

磺胺嘧啶（sulfadiazine，SD）为中效磺胺药，$t_{1/2}$ 为 10~13 小时，抗菌力强，易透过血脑屏障，是治疗流行性脑脊髓膜炎的首选药物。也适用于治疗尿路感染。

磺胺甲氧嘧啶（sulfamethoxydiazine，SMD）为长效磺胺药，$t_{1/2}$ 为 30～40 小时，抗菌力较弱，在体内维持时间较长。可用于轻症感染及预防链球菌感染。

磺胺多辛（sulfadoxine，SDM）为长效磺胺药，$t_{1/2}$ 为 150～200 小时，抗菌力较弱。适于轻症感染及预防链球菌感染，对疟疾也有效。

（二）用于肠道感染的磺胺类药

柳氮磺吡啶（sulfasalazine，salicylazosulfapyridine）口服吸收较少，在肠道分解成磺胺吡啶和 5 – 氨基水杨酸，前者有抗菌作用，后者具有抗炎和免疫抑制作用。适于治疗非特异性溃疡性结肠炎，长期服用可防止发作。

（三）外用磺胺类药

磺胺嘧啶银（sulfadiazine silver，SD – Ag）能发挥磺胺嘧啶及硝酸银两者的抗菌作用，抗菌谱广，对铜绿假单胞菌抑制作用强大；硝酸银有收敛作用，还能促进创面愈合。适用于Ⅱ度或Ⅲ度烧伤患者，促进创面愈合。

磺胺米隆（sulfamylon，SML）抗菌作用不受脓液和坏死组织的影响，能迅速渗入创面及焦痂中，对铜绿假单胞菌、金黄色葡萄球菌及破伤风芽孢梭菌均有效；能促进创面上皮生长愈合及提高植皮成活率。适用于烧伤和大面积创伤后感染。

磺胺醋酰（sulfacetamide，SA），其钠盐水溶液接近中性，局部应用几乎无刺激性，穿透力强。用于治疗沙眼、结膜炎和角膜炎等。

三、甲氧苄啶

甲氧苄啶（trimethoprim，TMP）又称磺胺增效剂，抗菌谱和磺胺类药相似，抗菌作用较强，对多种革兰阳性和阴性菌有效。

其抗菌作用机制是抑制细菌二氢叶酸还原酶，使二氢叶酸不能还原成四氢叶酸，阻止细菌核酸的合成。它与磺胺类药合用，可使细菌的叶酸代谢受到双重阻断，使磺胺类药的抗菌作用增强数倍至数十倍，甚至出现杀菌作用，且可减少耐药菌株的产生。本品还可增强多种抗生素（如四环素、庆大霉素等）的抗菌作用。

甲氧苄啶单用易产生耐药性，临床上常用 TMP（$t_{1/2}$ 约为 10 小时，和 SMZ 相近）与 SMZ 或 SD 制成复方制剂，治疗呼吸道感染、尿路感染、肠道感染和脑膜炎、败血症等。对伤寒、副伤寒疗效不低于氨苄西林，也可与长效磺胺药合用于耐药恶性疟的防治。

毒性较小。大剂量长期应用可影响人体叶酸代谢，出现中性粒细胞减少、巨幼红细胞性贫血等。有致畸性。

第三节 其他合成抗菌药

一、硝基咪唑类药

硝基咪唑类为人工合成的咪唑衍生物，包括甲硝唑（metronidazole）、替硝唑（tinidazole）、尼莫唑（nifuratel）、奥硝唑（ornidazole）等。能抑制敏感菌的 DNA 合成，或使 DNA 变形、断裂，从而产生杀菌作用。

甲 硝 唑

【药理作用和临床应用】

1. 抗厌氧菌 对多数厌氧的革兰阳性、阴性杆菌及球菌都有较强的抗菌作用，尤其对脆弱杆菌的杀菌作用强，至今未发现耐药菌株。对口腔、盆腔、腹腔厌氧菌感染及由此引起的败血症及气性坏疽等均有良好的防治作用。

2. 抗滴虫 对阴道滴虫有直接杀灭作用。口服后可分布于阴道分泌物、精液和尿中，对女性和男性泌尿生殖道滴虫感染都有良好疗效。

3. 抗阿米巴 对肠内外阿米巴滋养体有直接杀灭作用，是治疗急性阿米巴痢疾和肠外阿米巴病的首选药。单用甲硝唑治疗阿米巴痢疾时，复发率较高，须合用肠腔内抗阿米巴病药联合治疗。

4. 抗贾第鞭毛虫 是目前治疗贾第鞭毛虫病最有效的药物。

【不良反应】

不良反应常见消化道症状，表现为恶心和口腔金属味，偶见呕吐、腹泻、腹痛；也有头痛、眩晕、肢体麻木等神经系统反应，剂量过大可出现脑病、共济失调和惊厥；少数人可发生荨麻疹、皮肤潮红、白细胞轻度减少等过敏反应。长期大量口服有致癌、致畸可能。

替 硝 唑

替硝唑（tinidazole）半衰期较长，口服一次，有效血药浓度可维持 72 小时。对厌氧菌有作用，较甲硝唑强。主要用于厌氧菌感染及阴道滴虫症，疗效与甲硝唑相当而毒性略低。也可用于阿米巴痢疾和肠外阿米巴病的治疗。

二、硝基呋喃类药

呋喃妥因

呋喃妥因（furantoin）对多数革兰阳性菌和阴性菌具有抑制或杀灭作用，与其他类抗菌药之间无交叉耐药。主要用于大肠埃希菌、肠球菌和葡萄球菌等引起的泌尿道感染，如肾盂肾炎、膀胱炎、前列腺炎和尿路感染等。

呋喃唑酮

呋喃唑酮（furazolidone）口服不易吸收，抗菌谱与呋喃妥因相似。主要用于治疗肠炎、痢疾、霍乱等肠道感染性疾病，也可治疗幽门螺杆菌引起的胃、十二指肠溃疡。

呋喃西林

呋喃西林（furacilin）因毒性大，仅作为表面消毒剂。用于化脓性中耳炎、伤口感染等。

第四节　人工合成抗菌药的用药护理

一、用药前进行护理评估及用药护理宣教

1. 用喹诺酮类药物前，对患者进行护理评估，询问其既往病史、过敏史等，确认有无胃溃疡、癫痫、肾功能不全、过敏、妊娠、哺乳、小儿、老人等禁忌证及慎用情况。

2. 告知患者服用喹诺酮类药物后多喝水，并避免阳光和紫外线直接照射。

3. 提醒患者服用磺胺嘧啶或磺胺甲噁唑后多喝水，最好同服等量碳酸氢钠碱化尿液，以减少对泌尿系统的损害。

4. 提醒患者服用甲硝唑期间应避免饮酒，以免干扰乙醛代谢，出现"戒酒硫样反应"。

▌ 执考真题再现

下列哪类药物服用后须多饮水
A. 铁剂　　　　B. 止咳糖浆　　　C. 助消化药　　　D. 健胃药
E. 磺胺类药

二、正确的用量和用法

为保证抗感染效果，用磺胺类药时，应首剂加倍；磺胺类药外用抗感染时，应先清创排脓。

三、密切观察疗效和不良反应并及时报告和处理

1. 长期用喹诺酮类，应注意有无关节肿胀等，一旦出现应立即报告医生。

2. 用加替沙星期间，注意定期测血糖、心率、心律等。

3. 长期用磺胺类、甲氧苄啶，应注意患者是否出现乏力、感染、贫血等，定期检查血常规，若发现问题，及时报告医生。对甲氧苄啶引起的巨幼红细胞性贫血，可用甲

酰四氢叶酸治疗。

4. 用磺胺类药期间注意尿量、尿色等，出现异常必须及时报告医生。

四、注意药物的相互作用

1. 在服用喹诺酮类、磺胺类药物前 4 小时、后 2 小时内禁服抗酸剂，以增加喹诺酮类药物的生物利用度和磺胺类药物在尿中的溶解度。

2. 喹诺酮类药物，尤其依诺沙星、环丙沙星、培氟沙星可抑制茶碱类、咖啡因和口服抗凝血药在肝脏中的代谢，使上述药物浓度升高而引起不良反应；与非甾体类抗炎镇痛药合用可增加中枢的毒性反应。应避免联合应用，若必须联用时，应进行血药浓度监测。

3. 磺胺药的抗菌作用可被局麻药普鲁卡因减弱，应避免合用。

 本章小结

喹诺酮类
{
①常用药物：诺氟沙星、环丙沙星、氧氟沙星、左氧氟沙星、洛美沙星、氟罗沙星、莫西沙星、加替沙星等
②作用机制为药物与 DNA 回旋酶结合，从而抑制细菌 DNA 复制而达到杀菌作用
③主要不良反应有中枢神经系统毒性、光敏反应、软骨损害等
④用药后多喝水，避免阳光和紫外线直接照射，避免合用茶碱类、咖啡因、口服抗凝血药、非甾体类抗炎镇痛药等
}

磺胺类及甲氧苄啶
{
①作用机制 { 磺胺类：抑制二氢叶酸合成酶 / TMP：抑制二氢叶酸还原酶
②主要不良反应有泌尿系统损害、过敏反应、抑制造血、神经系统反应等
③用药后多喝水，最好同服等量碳酸氢钠以碱化尿液
④为保证抗感染效果，用磺胺类药时应首剂加倍；磺胺类药外用抗感染时，应先清创排脓
⑤用药期间定期检查血常规。对甲氧苄啶引起的巨幼红细胞性贫血，用甲酰四氢叶酸治疗
}

甲硝唑
{
①抗厌氧菌、抗滴虫、抗阿米巴、抗贾第鞭毛虫
②不良反应常见恶心、口腔金属味、肢体麻木等
③服药期间不宜饮酒
}

思 考 题

1. 磺胺类药物为什么常与甲氧苄啶组成复方制剂使用?

2. 急性肺炎患者,有癫痫病史。医生开具下列处方:0.1% 环丙沙星 2ml + 5% 葡萄糖注射液 100ml 静脉滴注。请问该处方是否合理? 为什么?

第三十八章　抗结核病药

📚 **知识要点**

1. 掌握异烟肼、利福平的药理作用、应用、不良反应及用药护理。
2. 熟悉吡嗪酰胺、乙胺丁醇、链霉素的抗结核作用特点。
3. 了解抗结核病药的应用原则。

第一节　常用抗结核病药

结核病是由结核分枝杆菌感染所致的慢性传染性疾病。结核病变可累及全身各组织器官，其中以肺结核最常见，其次为结核性脑膜炎、肠结核、肾结核、骨结核等。

抗结核病药是能抑制或杀灭结核杆菌的药物。根据药物的疗效、不良反应和病人的耐受情况，把抗结核病药分为：①一线抗结核病药：异烟肼、利福平、吡嗪酰胺、乙胺丁醇和链霉素。②二线抗结核病药：对氨基水杨酸钠、乙硫异烟胺、丙硫异烟胺、阿米卡星、卡那霉素等。

一、一线抗结核病药

异 烟 肼

异烟肼（isoniazid，INH）又称雷米封（rimifon），口服吸收快而完全，分布广泛。

【药理作用和临床应用】

异烟肼对结核杆菌具有高度的选择性，低浓度抑菌，高浓度杀菌，对静止期结核杆菌有抑制作用，对繁殖期结核杆菌有杀灭作用。异烟肼穿透力强，易透过血脑屏障和浆膜腔，也可透入巨噬细胞、纤维化或干酪样病灶中，对细胞内、外的结核杆菌均有作用，但对其他细菌无作用。单用易产生耐药性，但耐药菌的致病力也随之减弱，停药后可恢复敏感。与其他抗结核病药联用，以延缓耐药性。

异烟肼为抗结核病的首选药，适用于各部位、各类型的结核病。单用适合于结核病的预防和维持治疗，与其他抗结核病药合用治疗重症结核病。

【不良反应】

1. 神经毒性 由于遗传的差异，不同人对异烟肼的代谢类型不同，分为快乙酰化代谢型和慢乙酰化代谢型。对于慢乙酰化代谢型患者，常引起以下不良反应：①周围神经炎，表现为手脚麻木、肌肉震颤、步态不稳等；②中枢神经系统兴奋症状，表现为头痛、眩晕、失眠、惊厥、精神错乱。此两者均与长期用药引起维生素 B_6 缺乏有关。偶可见中毒性脑病或中毒性精神病。

2. 肝脏毒性 对于快乙酰化代谢型患者，常引起转氨酶升高、黄疸，严重者可发生多发性肝小叶坏死，甚至死亡。

3. 其他 如皮疹、药热、粒细胞减少、血小板减少、口干、上消化道不适等。因可抑制乙醇代谢，引起"戒酒硫样反应"，用药期间不宜饮酒。

 执考真题再现

易引起周围神经炎的抗结核药物为

A. 异烟肼   B. 利福平   C. 链霉素   D. 对氨基水杨酸

E. 乙胺丁醇

利 福 平

利福平（rifampicin，RFP）为人工合成的广谱抗菌药。食物、对氨基水杨酸等可影响其吸收。代谢产物可使尿、粪、泪、痰及汗液等染成橘红色。

【药理作用和临床应用】

利福平抗菌谱较广，对结核分枝杆菌、麻风分枝杆菌、革兰阳性球菌特别是耐药金葡菌和革兰阴性菌如大肠埃希菌、奇异变形杆菌、流感嗜血杆菌及沙眼衣原体有较强的杀灭作用。其广谱抗菌机制在于能特异性抑制细菌依赖 DNA 的 RNA 多聚酶，阻碍mRNA的合成。穿透力强，能杀灭巨噬细胞、纤维空洞、干酪样病灶中的结核杆菌，对繁殖期和静止期的结核菌均有效，且对繁殖期结核菌的作用更强。单用易产生耐药性。

常与异烟肼、乙胺丁醇合用于各种类型的结核病，包括初治和复治。还用于治疗耐药金葡菌及其他敏感菌引起的感染；还可用于麻风病；外用可治疗沙眼、结膜炎、病毒性角膜炎等。

【不良反应】

1. 肝脏损害 为利福平主要不良反应，少数患者出现黄疸、转氨酶升高、肝大等，尤其与异烟肼合用时较容易发生肝脏损害。

2. 消化道反应 常见恶心、呕吐、腹痛、腹泻，一般不严重。

3. 过敏反应 少数病人可出现药热、皮疹，偶见白细胞和血小板减少等。

4. 神经系统反应 可见头痛、眩晕、嗜睡、乏力、视物模糊和运动失调等症状。

利 福 定

利福定（rifandin）为利福平的衍生物，抗菌作用和临床用途与利福平相似，对结核分枝杆菌的作用比利福平强，与利福平之间有交叉耐药性，不良反应较少。

临床主要用于结核病、麻风病等的治疗。

吡 嗪 酰 胺

吡嗪酰胺（pyrazinamide，PZA）口服易吸收，分布广泛，细胞内和脑脊液中的浓度与血液浓度相近。对结核分枝杆菌有抑制和杀灭作用，在酸性环境中抗菌作用增强。单用易产生耐药性，但与其他抗结核病药之间无交叉耐药性。与利福平、异烟肼合用有协同作用，主要用于各型结核病的联合用药，以缩短疗程。

长期、大剂量使用可产生严重的肝损害，出现转氨酶升高、黄疸甚至肝坏死。

乙 胺 丁 醇

乙胺丁醇（ethambutol，EMB）抗结核杆菌作用较异烟肼、利福平弱，对繁殖期结核分枝杆菌有较强的抑制作用，对其他细菌无效。耐药性形成缓慢，与其他抗结核病药无交叉耐药性。主要与异烟肼、利福平等一线抗结核病药合用，治疗各种类型的结核病，可增强疗效、延缓耐药性产生。

不良反应少，大剂量、长期应用时可致球后视神经炎，表现为视力下降、视野缩小、辨色力减弱、红绿色盲；也可出现胃肠道反应如恶心、呕吐，偶见过敏反应和肝功能损害等。

链 霉 素

链霉素（streptomycin，SM）抗结核杆菌作用较异烟肼和利福平弱，仅呈现抑菌作用，且穿透力弱，不易渗入纤维化、干酪化及厚壁空洞病灶，易产生耐药性，且长期大量用药不良反应严重。临床上主要与其他抗结核病药联合应用，治疗浸润性肺结核、粟粒性肺结核等。其他作用与应用见第三十四章第一节。

▊ 执考真题再现

患者，女，43岁，患肺结核两年，现使用链霉素抗结核治疗。用药期间应注意监测

A. 肝功能　　　B. 心功能　　　C. 肾功能　　　D. 肺功能

E. 胃肠功能

二、二线抗结核病药

对氨基水杨酸钠

对氨基水杨酸钠（sodium aminosalicylate，PAS）抗菌谱窄，仅对结核分枝杆菌有较弱的抑制作用，耐药性产生缓慢。常与其他抗结核病药合用，以增强疗效、延缓耐药性

产生。

主要不良反应为胃肠道刺激症状及肾损害；偶见过敏反应，如皮疹、药热、关节痛等。

丙硫异烟胺

丙硫异烟胺（protionamide）为异烟肼的衍生物，仅对结核分枝杆菌有较弱的作用。组织穿透能力较强，可分布于全身各组织和体液中，易到达结核病灶内，对其他抗结核病药的耐药菌株仍有效。能减少异烟肼在肝内乙酰化而增强后者的作用。临床仅作为治疗结核病的辅助用药。

三、其他抗结核病药

氟喹诺酮类

氟喹诺酮类药物如氧氟沙星、莫西沙星、加替沙星等，具有良好的抗结核杆菌作用。杀菌作用强，不易产生耐药性，与其他抗结核病药之间无交叉耐药性，口服生物利用度高，组织分布广，尤其在巨噬细胞内以及呼吸道内浓度高。主要与其他药物联合应用，治疗多种耐药结核杆菌感染。

第二节 抗结核病药的应用原则

1. **早期用药** 结核病的早期多为渗出性反应，病灶局部血液循环良好，药物容易渗入，此时机体的抗病能力和修复能力也较强，且细菌正处于繁殖期，对药物较敏感，故疗效显著。

2. **联合用药** 单用一种药物时，结核杆菌极易产生耐药性，联合用药的目的是延缓耐药性的产生、提高疗效。临床常将两种或两种以上的抗结核病药联合应用，一般多在异烟肼的基础上加用利福平，严重结核病则采用三药或四药联合应用。

执考真题再现

肺结核病人服用两种以上抗结核药物最主要的原因是

A. 增加病人的耐受性　　　　　B. 缩短疗程
C. 减少药物的不良反应　　　　D. 减少或预防耐药性的产生
E. 减少药物的剂量

3. **规律用药** 患者时用时停抗结核病药或随意变换抗结核病药的剂量是结核病治疗失败的主要原因。目前，广泛采用的是 6~9 个月的短程疗法，前 2 个月每日给异烟肼（H）、利福平（R）与吡嗪酰胺（Z），后 4~7 个月每日给异烟肼和利福平，即

2HRZ/4HR 方案。

4. 全程督导　病人的病情、用药、复查等都应在医务人员的监督之下，确保得到规范治疗是当今控制结核病的首要策略。

知识链接

结核病的预防

结核分枝杆菌因细胞壁中的脂质对乙醇敏感，在70%乙醇中2分钟即可死亡；结核分枝杆菌对湿热敏感，在液体中加热到62℃~63℃持续15分钟或煮沸即被杀死；对紫外线敏感，直接日光照射数小时可被杀死。故可将以上方法作为结核病患者衣服、书籍等的消毒措施。

为儿童接种卡介苗是有效的预防措施。

但结核分枝杆菌因细胞壁中的脂质可防止菌体水分丢失，故对干燥的抵抗力特别强，黏附在尘埃上可保持传染性8~10天，在干燥痰内可存活6~8个月。

预防结核病要做到及早发现新病例，进行彻底治疗，缩短传染期，防止结核分枝杆菌传播。

第三节　抗结核病药的用药护理

一、用药前进行护理评估及用药护理宣教

1. 询问既往病史、用药史和过敏史　确认是否有严重肝功能异常、癫痫、精神病、糖尿病、胆道阻塞、消化道溃疡、过敏、妊娠、哺乳等禁忌证及慎用情况。

2. 用药宣教

（1）告知患者用异烟肼、利福平、吡嗪酰胺、乙胺丁醇等抗结核病药期间定期检查肝功能、血糖、血尿酸和进行眼科检查的必要性。

（2）告知病人用异烟肼期间若出现神经症状，可适当补充维生素 B_6。

（3）提醒患者，用异烟肼、利福平期间不宜饮酒；少饮茶或咖啡，以免失眠和血压升高；少食或不食富含酪氨酸的食物（红葡萄酒、奶酪、海鱼），以免出现皮肤潮红、头痛、呼吸困难、恶心、呕吐和心动过速等类似组胺中毒的症状。

（4）利福平的排泄物可将尿液、唾液、泪液等染成橘红色，应提前告知患者对健康无影响，以免其惊恐。

（5）用对氨基水杨酸钠期间，应嘱咐病人多饮水，以防出现结晶尿或血尿。

二、正确的用量和用法

1. 异烟肼用于重症结核病如急性粟粒性肺结核和结核性脑膜炎时，需增大剂量，必要时静脉滴注。

2. 利福平、吡嗪酰胺应空腹服用，最好晨起顿服。

3. 用对氨基水杨酸钠静滴时应现用现配制，并注意避光、避热。

执考真题再现

利福平的正确口服方法是

A. 三餐前 　　　　　　　　　　B. 三餐后

C. 三餐后及临睡前 　　　　　　D. 早晨空腹顿服

E. 临睡前一次

三、密切观察疗效和不良反应并及时报告和处理

1. 服用乙胺丁醇期间注意观察患者视力变化和红绿色分辨力，出现异常时应立即报告医生停药。

2. 用链霉素期间关注患者听力改变及是否有眩晕、平衡失调等情况以及尿常规。

四、注意药物的相互作用

1. 异烟肼是药酶抑制剂，可抑制香豆素类、氨茶碱等药物的代谢，使后者作用增强。

2. 利福平是药酶诱导剂，可加快香豆素类、氨茶碱、口服降糖药、强心苷类等药物的代谢，使后者作用减弱。

3. 异烟肼若与利福平、吡嗪酰胺等合用，可加剧各自对肝脏的损害。合用期间注意检查肝功能。

4. 对氨基水杨酸钠可干扰利福平的吸收，碱性药物可干扰异烟肼、乙胺丁醇的吸收，若需配伍，应间隔6~8小时服用。

本章小结

一线抗结核病药

异烟肼
①口服吸收好，穿透力强
②是治疗各型结核病的首选药。单用易产生耐药性，常与其他抗结核病药合用
③主要不良反应为周围神经炎，同服维生素 B_6 可防治。尚有中枢神经系统兴奋症状、肝脏毒性等。用药期间不宜饮酒

利福平
①口服吸收好，宜清晨顿服。可使排泄物染成橘红色
②抗菌谱广，对结核杆菌、麻风杆菌、革兰阳性球菌、革兰阴性菌、沙眼衣原体等有较强的杀灭作用
③单用易产生耐药性，常与其他抗结核病药合用
④主要不良反应为肝损害，与异烟肼合用时加重

吡嗪酰胺
①在酸性环境中抗结核作用增强
②与利福平和异烟肼合用有协同作用

乙胺丁醇
①对繁殖期结核杆菌有较强的抑制作用，不易产生耐药性
②不良反应主要为球后视神经炎

链霉素：穿透力弱，主要与其他抗结核病药联用治疗浸润性肺结核

对氨基水杨酸钠
①静滴时应现用现配制，注意避光
②若与利福平配伍，应间隔 6~8 小时服用

思 考 题

1. 患者，女，30 岁。因午后低热、食欲减退、全身疲乏无力、夜间盗汗 3 个月，咳嗽、咯血 1 周入院。经临床多项检查后，诊断为肺结核。你认为可用什么药物治疗？用药期间应如何护理病人？

2. 为什么抗结核病药常需联合用药？

第三十九章　抗真菌药和抗病毒药

知识要点

1. 熟悉两性霉素 B、氟康唑、阿昔洛韦、利巴韦林的作用特点、临床应用、不良反应及用药护理。
2. 了解其他抗病毒药、抗真菌药的用药护理。

第一节　抗真菌药

真菌感染可分为浅部真菌感染和深部真菌感染两类。浅部真菌感染较多见，常表现为皮肤、毛发、指（趾）甲等癣症。深部真菌感染发病率低但危害性大，常见致病菌为白色念珠菌和新型隐球菌，主要侵犯内脏器官和深部组织。

一、抗真菌抗生素类

两性霉素 B

两性霉素 B（amphotericin B）为广谱抗真菌药，能干扰真菌细胞膜磷脂代谢，使真菌细胞内的生命物质外渗。对各种深部真菌如新型隐球菌、白色念珠菌、组织胞浆菌、球孢子菌及芽生菌等均有强大的抑制作用，高浓度可杀灭真菌，但对浅部真菌无效。

全身用药主要治疗致命性的深部真菌感染，不用于一般的真菌病。缓慢静滴，治疗真菌性肺炎、心包炎、泌尿道感染及脑膜炎，脑脊液中浓度低，真菌性脑膜炎时需要鞘内注射；口服用于胃肠道真菌感染；也可局部应用于眼科、皮肤科及妇科真菌病。

毒性较大，静脉给药可引起静脉炎、寒战、高热、头痛、恶心和呕吐，有时出现血压下降、眩晕等，滴注过快甚至导致心室颤动和心脏骤停。此外，尚有肾功能损害、低钾血症、贫血等，偶见肝毒性、过敏性休克。

制霉菌素

制霉菌素（nystatin）口服难吸收，注射给药毒性大，主要局部用药，治疗皮肤、口腔黏膜及阴道念珠菌感染，对阴道滴虫也有效。口服仅用于胃肠道真菌感染。

大剂量口服可有恶心、呕吐、腹泻等胃肠道反应，阴道用药可致白带增多。

灰 黄 霉 素

灰黄霉素（griseofulvin）主要抗浅部真菌，对各种浅表皮肤癣菌有较强的抑制作用。常口服给药，用于头癣、体癣、股癣、甲癣等癣病的治疗。对头癣疗效最好，对指（趾）甲癣疗效较差。

不良反应较多，消化道反应有恶心、呕吐、腹泻；神经系统反应有嗜睡、头痛、眩晕、失眠；过敏反应如皮疹、药热、血管神经性水肿；血液系统反应见白细胞减少；偶见黄疸等。

二、咪唑类和三唑类

咪唑类有克霉唑、咪康唑和酮康唑。三唑类有第一代的氟康唑、伊曲康唑，还有第二代的伏立康唑、泊沙康唑等。多具有广谱抗真菌作用，对深部和浅表真菌都有效，临床应用广泛。

克 霉 唑

克霉唑（clotrimazole）为广谱抗真菌药，对皮肤真菌作用较强，对头癣无效；对深部真菌作用不及两性霉素 B。因毒性较大，临床主要局部外用于体癣、手足癣、耳道和阴道真菌感染。

咪 康 唑

咪康唑（miconazole）为广谱抗真菌药，对隐球菌属、念珠菌属、球孢子菌属均敏感。临床主要局部用于体癣、手足癣、耳道和阴道真菌感染。治疗深部真菌感染需静脉给药。

不良反应可见血栓性静脉炎、恶心、呕吐、过敏反应、血液及中枢神经系统毒性等。

酮 康 唑

酮康唑（ketoconazole）为新型口服广谱抗真菌药。口服吸收好，分布广，对多种深部真菌和浅部真菌均有强大的抗真菌活性。主要用于白色念珠菌病，也可治疗皮肤癣菌感染。

不良反应较多，常见恶心、呕吐等胃肠道反应，以及皮疹、头晕、嗜睡、畏光等。肝毒性表现为转氨酶升高、肝炎。还可引起内分泌紊乱，导致男性乳房增大、女性月经不调等。

氟 康 唑

氟康唑（fluconazole）具有广谱抗真菌作用，对浅部、深部真菌均有抗菌作用，尤其对白色念珠菌、新型隐球菌具有较高的抗菌活性。口服易吸收且分布广，可通过血脑屏障，以原形经肾排泄。主要用于：①白色念珠菌感染、球孢子菌感染和新型隐球菌性脑膜炎；②各种皮肤癣及甲癣；③预防白血病、白细胞减少及器官移植后的患者发生真菌感染。

本类药物不良反应较轻，可见轻度消化道反应、皮疹及无症状的转氨酶升高。

伊曲康唑

伊曲康唑（itraconazole）为人工合成的广谱抗真菌药，主要用于隐球菌病、全身性念珠菌病、急性或复发性阴道念珠菌病及免疫功能低下者预防真菌感染。

不良反应较轻，可出现消化道反应，少见头痛、头晕、红斑、瘙痒、血管神经性水肿等，偶有一过性转氨酶升高。

三、其他类

特 比 萘 酚

特比萘酚（terbinafine）是新合成的第二代丙烯胺类口服抗真菌药，抗菌谱广、杀菌力强，对皮肤癣菌作用较强，对白色念珠菌作用较差。吸收后主要分布于皮肤角质层并可长期存留，用于体癣、股癣、手足癣及甲癣，疗效高且疗程短。

不良反应较轻，可出现消化道反应、头痛、乏力以及暂时性转氨酶升高等。

氟 胞 嘧 啶

氟胞嘧啶（flurocytosine，FC）口服吸收快而安全，分布广，脑脊液中浓度高，主要从肾排泄。用于白色念珠菌和隐球菌病，疗效不如两性霉素 B，且易产生耐药性。与两性霉素 B 合用可增强疗效、减少复发率。

不良反应有胃肠道反应、皮疹、发热等，剂量过大也可引起肝损害、贫血、白细胞和血小板减少等。

第二节　抗病毒药

病毒引起的感染性疾病很常见，如流行性感冒、传染性肝炎、腮腺炎、麻疹、小儿麻痹症、疱疹性角膜炎等。病毒也与某些肿瘤、先天性畸形的发生有一定的关系。

病毒包括 DNA 病毒和 RNA 病毒，是病原微生物中最小的一种，其结构简单，由核酸（DNA 或 RNA）组成核心，包以蛋白质外壳。大多数病毒缺乏酶系统，必须寄生在活的细胞内，依靠宿主细胞的代谢系统进行繁殖。由于病毒的特性，尚难找到疗效确切、安全低毒、选择性高的抗病毒药。

目前的抗病毒药多通过干扰病毒代谢的某环节，如阻止病毒吸附、穿入和脱壳，或阻碍病毒在宿主细胞内的复制、病毒颗粒释放，或增强宿主抗病毒能力等，产生一定程度的抗病毒作用。

一、常用抗病毒药

阿 昔 洛 韦

阿昔洛韦（aciclovir，ACV）是人工合成的抗 DNA 病毒药，具有广谱抗疱疹病毒作用，对单纯疱疹病毒、水痘 – 带状疱疹病毒和 EB 病毒等其他疱疹病毒均有效。是治疗单纯疱疹病毒感染的首选药；局部应用可治疗疱疹性角膜炎、单纯疱疹、水痘、带状疱疹；口服或静注可治疗单纯疱疹性脑膜炎、生殖器疱疹、免疫缺陷病人单纯疱疹感染等。

不良反应较少，可见皮疹、恶心、厌食等。静脉给药者可引起静脉炎。

 执考真题再现

治疗水痘首选的药物是

A. 青霉素　　　　B. 红霉素　　　　C. 吗啉胍　　　　D. 阿昔洛韦

E. 头孢噻肟

利 巴 韦 林

利巴韦林（ribavirin）为广谱抗病毒药，对流感病毒、呼吸道合胞病毒、鼻病毒、单纯疱疹病毒、腺病毒、肠病毒、肝炎病毒和流行性出血热病毒等多种 DNA 和 RNA 病毒均有抑制作用。临床用于甲型和乙型流感、流行性出血热、疱疹、麻疹、呼吸道合胞病毒肺炎和支气管炎、腺病毒肺炎、甲型和丙型肝炎等，有一定的防治作用。

不良反应有头痛、乏力、失眠、食欲不振、腹泻、白细胞减少及可逆性贫血等，用量过大可致心脏损害。有较强的致畸作用。

阿 糖 腺 苷

阿糖腺苷（vidarabine）为人工合成的抗 DNA 病毒药，主要用于单纯疱疹病毒和水痘病毒引起的感染、免疫缺陷合并带状疱疹感染及慢性乙型病毒性肝炎。

不良反应有恶心、呕吐、腹泻、眩晕和体重减轻，也可致白细胞减少、血小板减少等。

干 扰 素

干扰素（interferon，IFN）是机体细胞在病毒感染或其他诱导剂刺激下产生的一类具有生物活性的糖蛋白。干扰素具有广谱抗病毒作用，对 RNA 和 DNA 病毒均有效，此外，还有免疫调节和抗恶性肿瘤作用。临床可用于病毒感染性疾病，如流感、病毒性角膜炎、带状疱疹、慢性乙型和丙型肝炎等。

不良反应常见倦怠、头痛、肌痛、全身不适，偶见白细胞和血小板减少，停药后可恢复；大剂量可出现共济失调、精神失常等。

金刚烷胺

金刚烷胺（amantadine）能特异性地抑制甲型流感病毒的穿入和脱壳，主要用于甲型流感的防治，亦可治疗帕金森病。

不良反应有恶心、厌食、头晕、失眠等。

二、抗艾滋病病毒药

抗艾滋病病毒药包括：①核苷类反转录酶抑制剂：齐多夫定、拉米夫定、司坦夫定、去羟肌苷、扎西他滨等；②非核苷类反转录酶抑制剂：奈韦拉平、埃弗维仑兹、苔拉韦定等；③蛋白酶抑制剂：沙奎那韦、茚地那韦、里托那韦、奈费那韦、埃匹那韦等。3类药物常配伍使用，称为艾滋病的"鸡尾酒疗法"。目前临床常用的抗艾滋病药见表39-1。

表 39-1　常用抗艾滋病药

分类	药物	作用及应用	不良反应
核苷类反转录酶抑制剂	齐多夫定（zidovudine）	在受感染的细胞内转化为三磷酸齐多夫定，选择性抑制 HIV 逆转录酶，导致 HIV 链合成终止，从而阻止 HIV 复制。减轻或缓解艾滋病和艾滋病相关综合征，是治疗艾滋病的首选药	骨髓抑制、喉痛、无力、恶心、发热、头痛、皮疹、失眠、肝功能异常及味觉改变
	拉米夫定（lamivudine）	主要与齐多夫定合用	毒性低，主要不良反应是头痛、乏力、腹泻等
	司坦夫定（stavudine）	用于不能耐受齐多夫定或齐多夫定治疗无效的患者	主要为外周神经炎，也可见胰腺炎、关节痛和转氨酶升高
非核苷类反转录酶抑制剂	奈韦拉平（nevirapine）	单用易耐药，常与其他抗反转录病毒药物合用治疗艾滋病。单用可预防 HIV-1 的母婴传播	常见恶心、呕吐、腹泻、腹痛、发热、头痛、嗜睡、肌痛、皮疹等。严重的可见毒性表皮坏死溶解、Stevens-Johnson 综合征、肝衰竭等
蛋白酶抑制剂	沙奎那韦（saquinavir）	直接、可逆、选择性地抑制感染细胞中的 HIV 蛋白酶，使感染性病毒颗粒不能形成。常与其他反转录酶抑制剂合用	常见腹泻、腹部不适、恶心等，也可见皮疹、头痛、四肢麻木等

第三节　抗真菌药和抗病毒药的用药护理

一、抗真菌药的用药护理

（一）用药前进行护理评估及用药护理宣教

1. 用药前对病人进行护理评估，再次确认是否处于孕期、哺乳期，有否肝和肾功能不全、骨髓造血功能不良等禁忌证和慎用情况。

2. 告知患者，全身应用抗真菌药如两性霉素 B、酮康唑时，因药物毒性较大，有必要定期检查血钾、血常规、尿常规、肝肾功能、心电图等，以取得患者的配合。

（二）正确的用量和用法

1. 两性霉素 B、氟康唑等静脉滴注时，宜单独进行，不与其他药物配伍静滴。

2. 两性霉素 B 脂质体静脉滴注前，药液需经输液通道内滤膜滤过；两性霉素 B 胆固醇复合体应先用注射用水溶解，再用 5% 葡萄糖注射液稀释后静滴。

3. 两性霉素 B 刺激性大，静脉穿刺时不可外漏，静脉滴注速度宜慢。

（三）密切观察疗效和不良反应并及时报告和处理

1. 用两性霉素 B 期间，密切监测体温、呼吸、血压、脉搏，若发现寒战、高热、头痛、眩晕、视力模糊、恶心和呕吐等不适情况，及时报告医生。

2. 对于长期口服酮康唑的男性患者，应注意观察其乳房变化；对于女性患者，注意其月经情况。

3. 外用抗浅部真菌感染时，应注意局部刺激和皮肤过敏现象。

（四）注意药物的相互作用

1. 两性霉素 B 不宜与氨基糖苷类抗生素合用，以免加剧肾脏损害；不宜与糖皮质激素、中效及强效利尿药合用，以免加剧低钾血症。

2. 酮康唑不宜与特非那定、阿司咪唑、西沙必利等合用，以免出现严重心律失常。

二、抗病毒药的用药护理

（一）用药前进行护理评估及用药护理宣教

1. 用药前评估患者有无病毒感染史，了解患者的病史、用药史、过敏史。孕妇、癫痫、药物过敏者禁用；小儿、哺乳期妇女、肝肾功能不全者慎用。

2. 提前告知患者，某些抗病毒药如齐多夫定毒性较大，使患者理解定期检查肝肾功能、血常规等的必要性。对于艾滋病患者尤其要全程帮助其树立与疾病作斗争的信心，使其积极配合治疗，勇敢地面对药物带来的不适反应。

（二）正确的用量和用法

1. 阿昔洛韦注射液碱性刺激大，不可皮下或肌内注射；静脉穿刺时应避免药液漏出血管外，并常更换静滴血管，以免发生静脉炎。

2. 利巴韦林每日口服剂量不能超过 0.9g，以免出现严重贫血、白细胞减少等。

（三）密切观察疗效和不良反应并及时报告和处理

用齐多夫定期间，应密切观察血液系统、消化系统、神经系统等反应，对于反应严重者，及时报告医生并停药。

（四）注意药物的相互作用

1. 阿昔洛韦不宜与氨基糖苷类抗生素、两性霉素 B 等合用，以免加剧肾脏损害。
2. 司坦夫定不宜与齐多夫定同时服用，以免竞争性拮抗，降低疗效。

本章小结

抗真菌药
- 抗深部真菌感染药
  - ①常用药：两性霉素 B、酮康唑、氟康唑、伊曲康唑、氟胞嘧啶
  - ②两性霉素 B 为广谱抗真菌药，因毒性大，全身用药仅用于致命性深部真菌感染，可口服治疗胃肠道真菌感染或局部应用。静脉穿刺时不可外漏，用药期间密切监测生命体征，不宜与氨基糖苷类抗生素、糖皮质激素、中效及强效利尿药合用
  - ③氟康唑广谱抗真菌，疗效好，不良反应较低
- 抗浅表真菌感染药
  - ①常用药：灰黄霉素、制霉菌素、克霉唑、咪康唑、特比萘酚
  - ②克霉唑对皮肤真菌作用较强，对头癣无效

抗病毒药
- 常用抗病毒药
  - ①阿昔洛韦为治疗单纯疱疹病毒感染的首选药。注射液刺激大，静脉穿刺时应避免药液漏出血管外，并常更换静滴血管
  - ②利巴韦林广谱抗病毒
  - ③干扰素具有抗病毒、免疫调节、抗恶性肿瘤作用
- 抗 HIV 药：齐多夫定、奈韦拉平、沙奎那韦

思 考 题

1. 患者，男，60 岁。因糖尿病合并皮肤感染长期服用四环素后咽部出现白色薄膜，不曾在意，近来因消化不良、腹泻而就医，诊断为白色念珠菌病。请问：可用什么药物治疗？用药期间应如何护理？
2. 简述常用抗病毒药阿昔洛韦、利巴韦林、干扰素的临床用途。

第四十章 抗寄生虫药

 知识要点

1. 熟悉氯喹、奎宁、乙胺嘧啶、阿苯达唑、甲硝唑的药理作用、临床应用、不良反应及用药护理。
2. 了解疟原虫的生活史；了解其他抗寄生虫药的作用特点及应用。

第一节 抗 疟 药

疟疾是流行于热带、亚热带的传染病，经由雌按蚊传播疟原虫所致。疟原虫的不同发育阶段对抗疟药的敏感性不同，因此，了解疟原虫生活史和抗疟药的作用环节（图40-1）对于正确理解抗疟药的作用及合理用药十分必要。

一、疟原虫的生活史和抗疟药的作用环节

1. 人体内的无性生殖阶段 有3个阶段：原发性红细胞外期、继发性红细胞外期和红细胞内期。

（1）原发性红细胞外期 当受感染的雌按蚊叮咬人体时，子孢子进入血液，侵入肝细胞发育成裂殖子再释放入血，临床无症状。乙胺嘧啶对原发性红细胞外期有杀灭作用，可发挥类似病因性预防作用。

（2）继发性红细胞外期 子孢子有两种类型：速发型和迟发型。当按蚊叮咬人体时，两种子孢子同时进入肝细胞，速发型子孢子首先完成原发性红细胞外期，转入红细胞内期导致疟疾的临床发作；迟发型子孢子则经过长短不一的休眠后开始发育。伯氨喹能杀灭迟发型子孢子，可根治疟疾，防止复发。

（3）红细胞内期 肝细胞破裂释放出的裂殖子进入血液，侵入红细胞，发育成滋养体和裂殖体。红细胞被破坏后释放出的大量裂殖子可再次侵入新的红细胞，进行新一轮裂体增殖，表现为疟疾症状的周期性反复发作。氯喹、奎宁、青蒿素对此期疟原虫有杀灭作用，能控制疟疾的临床发作。

2. 蚊体内的有性生殖阶段 红细胞内期疟原虫经几次裂体增殖后，部分裂殖子可分化为雌、雄配子体。当按蚊叮吸疟疾患者时，雌、雄配子体随血液进入蚊体，发育成

子孢子。当按蚊再次叮咬人体时，子孢子则随蚊的唾液进入人体，成为疟原虫传播的根源。乙胺嘧啶随血液进入蚊体后，可抑制子孢子发育，防止疟疾的传播。

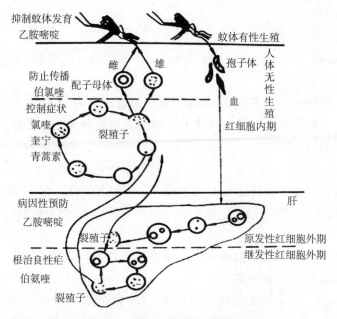

图 40 - 1　疟原虫的生活史和抗疟药的作用环节

二、常用抗疟药

（一）主要用于控制症状的抗疟药

氯　喹

氯喹（chlorquine）是人工合成 4 - 氨基喹啉类。口服吸收好，1 ~ 2 小时可达到峰浓度，主要分布于被疟原虫入侵的红细胞、肝、肺等组织中。

【药理作用和临床应用】

1. 抗疟作用　氯喹能抑制疟原虫 DNA 复制和 RNA 转录，对各种疟原虫红细胞内期的裂殖体有杀灭作用。疗效高、起效快、作用久。是控制各型疟疾症状的首选药，并可根治恶性疟。

2. 抗肠道外阿米巴病作用　氯喹可杀灭阿米巴滋养体，因在肝组织内分布的浓度比血药浓度高数百倍，对肠外如肝和肺的阿米巴脓肿有较好效果。但对阿米巴痢疾无效。

3. 免疫抑制作用　较大剂量的氯喹有一定的免疫抑制作用，可辅助用于类风湿性关节炎、系统性红斑狼疮等自身免疫性疾病的治疗。

【不良反应】

氯喹抗疟时，不良反应少而轻，但常见疟原虫耐氯喹现象。大剂量、长疗程用药，可抑制心脏，出现缓慢性心律失常，甚至心跳停止。也可因视网膜浸润而引起视力障碍，也常见不同程度的肝、肾功能及造血系统损害。

奎 宁

奎宁（quinine）是从金鸡纳树皮中提得的一种生物碱，最早用于控制疟疾症状。

【药理作用和临床应用】

奎宁作用类似氯喹，能杀灭红内期疟原虫，迅速控制临床症状。疗效不及氯喹，作用维持时间短，且毒性较大。因和氯喹无明显交叉耐药现象，主要用于治疗耐药恶性疟，尤其是凶险的脑型疟。

【不良反应】

不良反应多，一次剂量超过 3g 即可中毒，毒性较大，超过 8g 可能致死。

1. 金鸡纳反应 表现为恶心、呕吐、耳鸣、头痛、听力和视力减弱，甚至发生暂时性耳聋。

2. 抑制心脏 奎宁降低心肌收缩力、减慢传导和延长心肌不应期。静脉推注可致严重血压下降和致死性心律失常。

3. 特异质反应 对某些先天缺乏葡萄糖 – 6 – 磷酸脱氢酶（G – 6 – PD）的患者，小剂量氯喹也可引起急性溶血，表现为寒战、高热、背痛、小便呈酱油色，出现急性肾衰竭，甚至死亡。

4. 其他 奎宁对中枢神经有一定的抑制作用，导致头晕、精神不振等；对妊娠子宫也有兴奋作用，可能诱发早产、流产。

甲 氟 喹

甲氟喹（mefloquine）是通过改变奎宁的结构而获得的喹啉 – 甲醇衍生物。主要杀疟原虫红细胞内期滋养体，用于控制症状。起效较慢，与奎宁、氯喹之间无交叉耐药性。单独或与乙胺嘧啶合用，对耐多药恶性疟虫株感染有一定疗效。血浆半衰期较长（约 30 天），用于症状抑制性预防，每 2 周给药一次即可。

青蒿素和蒿甲醚

青蒿素（artemisinin, qinhaosu）是从黄花蒿中提取的一种倍半萜内酯过氧化物，是根据中医"青蒿截疟"的记载而发掘出的新型抗疟药。

对红细胞内期滋养体有杀灭作用，对红细胞外期无效。其特点是高效、速效、低毒，且易透过血脑屏障，用于治疗间日疟和恶性疟，特别用于抢救凶险的脑型疟，对耐氯喹虫株感染仍有良好疗效。青蒿素抗疟的缺点是近期复发率高达 30% 以上。与伯氨喹合用，可使复发率降至 10% 左右。

蒿甲醚（artemether）为青蒿素的 12 – β – 甲基二氢衍生物。抗疟活性比青蒿素强，近期复发率比青蒿素低,，可用于耐氯喹的恶性疟及危重患者的抢救。

执考真题再现

控制症状和根治恶性疟的首选药物是

A. 氯喹　　　　　B. 奎宁　　　　　C. 伯氨喹　　　　D. 乙胺嘧啶

E. 青蒿素

（二）主要用于控制复发和传播的抗疟药

伯 氨 喹

伯氨喹（primaquine）对继发性红外期的疟原虫迟发型子孢子和各种疟原虫的配子体均有较强的杀灭作用，是目前用于防止疟疾复发、根治良性疟和控制疟疾传播的首选药。

毒性较大。不良反应常见头晕、恶心、呕吐、腹痛、发绀等，少数特异质者可发生严重的急性溶血性贫血和高铁血红蛋白血症。

（三）主要用于病因预防的抗疟药

乙 胺 嘧 啶

乙胺嘧啶（pyrimethamine）口服吸收慢且完全，一次服药，有效血药浓度可维持2周左右。

通过抑制疟原虫的二氢叶酸还原酶，对疟原虫的原发性红外期子孢子有抑制作用，可阻止其向红内期发展；也可抑制疟原虫红内期未成熟的裂殖子；虽然不能直接杀灭疟原虫的配子体，但含药的血液随蚊虫叮咬进入蚊体内，可阻止疟原虫在蚊体内的孢子增殖，起控制传播的作用。乙胺嘧啶是目前用于病因性预防疟疾的首选药。

不良反应较少。长期大剂量应用可出现巨幼红细胞性贫血和白细胞减少症，葡萄糖-6-磷酸脱氢酶（G-6-PD）缺乏者可发生溶血。急性中毒可出现恶心、呕吐、发热、发绀、惊厥，甚至死亡。

第二节　驱肠蠕虫药

肠道蠕虫常见的有蛔虫、钩虫、蛲虫、鞭虫等肠线虫和绦虫。驱肠蠕虫药是用于驱除或杀死寄生于肠道的蠕虫的药物。

阿 苯 达 唑

阿苯达唑（albendazole）为广谱、高效、低毒的驱肠蠕虫药，能选择性抑制虫体糖代谢，导致虫体能量耗竭而死亡。口服吸收迅速，在血液和组织内浓度高，对寄生在肠道内的蛔虫、钩虫、蛲虫、鞭虫和绦虫有强大的杀灭作用，对囊虫病、华支睾吸虫病、旋毛虫病、包虫病、肺吸虫病等肠道外寄生虫病也有很好的疗效。

副作用较轻，少数患者可出现食欲缺乏、恶心、腹痛、腹泻等消化道症状和头晕、头痛、嗜睡、皮肤瘙痒等。大剂量用药偶见白细胞减少和肝功能异常。其他驱肠蠕虫药的作用特点见表40-1

表40-1 驱肠蠕虫药的作用特点

药物	蛔虫	钩虫	蛲虫	鞭虫	绦虫	不良反应
阿苯达唑（albendazole）	+++	+++	+++	++	++	腹痛、腹泻、恶心、头痛
甲苯达唑（mebendazole）	+++	+++	+++	++	+	腹痛、腹泻、转氨酶升高
左旋咪唑（levamisole）	+++	++	++			轻微、短暂的头痛和恶心
噻嘧啶（pyrantel）	+++	++	++			胃肠道反应、转氨酶升高
哌嗪（piperazine）	++		++			过量引起眩晕、共济失调
吡喹酮（praziquantel）					+++	轻度胃肠道反应
氯硝柳胺（niclosamide）					+++	头晕、胸闷、恶心等

第三节　抗阿米巴病药和抗滴虫病药

知识链接

阿米巴病

阿米巴病是由溶组织阿米巴原虫感染所致。阿米巴原虫有包囊、小滋养体、大滋养体3种生活形态。包囊为传播因子，经口感染宿主，在小肠下段脱囊成为小滋养体，在结肠内与肠道细菌共生。在一定条件下，小滋养体侵入肠黏膜形成大滋养体，破坏肠组织引起阿米巴痢疾，称肠内阿米巴病。大滋养体还可经血液流至肝和其他器官，形成肠外阿米巴病，最常见的是阿米巴肝脓肿。小滋养体还可转变成包囊，随粪便排出体外；大滋养体不能形成包囊。

根据作用部位，抗阿米巴病药分为：①抗肠内、肠外阿米巴病药：甲硝唑、依米丁；②抗肠外阿米巴病药：氯喹；③抗肠内阿米巴病药：二氯尼特等。

甲　硝　唑

甲硝唑（metronidazole，灭滴灵）对阿米巴滋养体、阴道毛滴虫、厌氧菌、贾第鞭毛虫有强大的杀灭作用，是治疗肠内外阿米巴病、阴道滴虫病的首选药。由于甲硝唑在肠腔内浓度较低，不能杀灭包囊，故单独用于治疗肠道阿米巴痢疾时复发率较高，无根治作用。

甲硝唑对贾第鞭毛虫感染也有效，还常用于治疗厌氧菌引起的败血症、腹腔和盆腔感染、口腔感染、牙周炎、鼻窦炎、骨髓炎等。

其他抗阿米巴病药见表40-2。

表40-2 其他抗阿米巴病药

药物	抗阿米巴作用	临床应用	不良反应
依米丁（emetine）	强	不能口服甲硝唑的肠内、肠外阿米巴病患者	毒性大：中毒性心肌炎、胃肠道刺激症状等
氯喹（chloroquine）	较强	肠外肝、肺阿米巴脓肿	长期、大量应用可致心律失常、视网膜病变等
二氯尼特（diloxanide）	较弱	肠内阿米巴病，无症状包囊携带者首选	不良反应轻微，偶见胃肠道症状和皮疹

乙酰胂胺

乙酰胂胺（acetarsol）能直接杀灭滴虫，外用治疗阴道滴虫病，有轻度局部刺激作用，使阴道分泌物增多。

第四节 抗血吸虫病药与抗丝虫病药

一、抗血吸虫病药

吡喹酮

吡喹酮（praziquantel，环吡异喹酮）为广谱抗血吸虫病药，可使血吸虫虫体产生痉挛性麻痹，虫体皮层受损、肌层溶解而死亡。兼有抗绦虫作用。疗效高、疗程短、口服方便。

吡喹酮不良反应少，副作用轻微、短暂。服药后短期内可见腹部不适、恶心、腹痛以及头昏、头痛、肌肉颤动等，偶见心电图异常。

二、抗丝虫病药

乙胺嗪

乙胺嗪（diethylcarbamazine，海群生）可选择性抑制微丝蚴活动能力，加快其从宿主外周血液迅速聚集到肝，被网状内皮细胞吞噬，从而阻止传播、减轻症状。对微丝蚴和成虫无直接杀灭作用，对成虫需连续数年反复治疗方能彻底杀灭。是治疗丝虫病的首选药。

第五节 抗寄生虫药的用药护理

一、用药前进行护理评估及用药护理宣教

1. 用抗疟药前，询问患者用药史，确认有无肝肾功能不全、心脏病等慎用情况以及是否为 1 岁以下患儿、孕妇、G-6-PD 缺乏者、正在服用有溶血或骨髓抑制作用的药物等禁用情况。

2. 孕妇和 2 岁以下小儿禁用驱肠蛲虫药；肠道蛔虫伴不完全梗阻者禁用噻嘧啶。

3. 应用抗疟药应告知患者：①目前尚无一种药物对疟原虫生活史的各个环节都有效，多采用联合用药，如氯喹 + 伯氨喹，以根治间日疟；②氯喹、奎宁等毒性较大，会损害肝脏、肾脏、视力、听力、血液系统，使患者理解定期检查的必要性。

4. 用驱肠蛲虫药前告知患者，伴随药效的发生，可能会出现腹痛、腹泻、恶心、头痛、眩晕、共济失调等现象，不用害怕。

二、正确的用量和用法

1. 氯喹、奎宁等用于危急病例时，仅静脉滴注，禁止静脉注射。青蒿素宜深部肌内注射。

2. 驱肠蛲虫药应空腹或半空腹时服用。

3. 甲硝唑抗阴道滴虫病时，应内服和外用同时进行。

三、密切观察疗效和不良反应并及时报告和处理

1. 用抗疟药期间，密切观察血压、心律、呼吸、尿常规等，发现严重低血压、心动过缓、酱油尿、严重贫血等，应报告医生立即停药。

2. 用依米丁期间，注意心率、心律等，发现中毒性心肌炎征兆，及时报告医生。

四、注意药物的相互作用

1. 氯喹不宜与氨基糖苷类抗生素等合用，以免加剧对神经肌肉接头的抑制作用。

2. 米帕林可使伯氨喹的血药浓度提高、作用时间延长，可能导致伯氨喹毒性反应，应加以注意。

本章小结

抗寄生虫药
- 抗疟药
  - ①氯喹、奎宁、青蒿素主要控制症状；伯氨喹主要控制复发和传播；乙胺嘧啶主要用于病因预防
  - ②治疗疟疾多采用联合用药
  - ③G－6－PD缺乏者及有溶血史者等禁用
- 驱肠蠕虫药
  - ①阿苯达唑：广谱驱肠蠕虫，宜空腹顿服
  - ②噻嘧啶禁用于肠道蛔虫伴不完全梗阻者
- 抗阿米巴病药
  - 甲硝唑、依米丁能抗肠内、外阿米巴病
  - 氯喹主要抗肠外阿米巴病
  - 二氯尼特主要抗肠内阿米巴病
- 抗滴虫病药：甲硝唑、乙酰胂胺
- 抗血吸虫病药：吡喹酮
- 抗丝虫病药：乙胺嗪

思 考 题

1. 患者，女，38岁。近两日呈间歇性寒战，寒战停止后继以高热，随后开始大量出汗，病情反复呈周期性规律性发作。临床检查：贫血、脾大，血涂片查到疟原虫。诊断为疟疾。请问：可用什么药物来治疗？用药期间应如何护理病人？

2. 抗阿米巴病药如何选用？各有什么特点？

第四十一章 抗恶性肿瘤药

 知识要点

1. 掌握抗恶性肿瘤药的主要不良反应及用药护理。
2. 熟悉常用抗恶性肿瘤药的作用特点及应用。
3. 了解肿瘤细胞增殖周期、抗恶性肿瘤药的分类及应用原则。

第一节 抗恶性肿瘤药概述

恶性肿瘤是严重危害人类健康的常见病、多发病。目前,临床上治疗恶性肿瘤的方法主要有化学治疗(简称化疗)、手术治疗、放射治疗和中医治疗等。早期化疗是临床综合治疗的重要组成部分,可一定程度延长恶心肿瘤患者的生存时间。

因尚未完全明了恶性肿瘤的发病机制,且肿瘤细胞有耐药现象,临床防治效果不甚理想。且多数抗恶性肿瘤药对正常细胞与肿瘤细胞的选择性不高,在杀死肿瘤细胞的同时明显损害正常组织细胞,不利于改善患者的生活质量。因此,抗恶性肿瘤药的应用要评估利益/风险,设计合理的治疗方案,增效减毒。

近年来,已用化学药物预防肿瘤发生、逆转肿瘤分化,以降低肿瘤发生率(即化学预防),还有分化诱导、生物反应调节以及抗侵袭、抗转移等药物开始应用于临床,成为人们战胜肿瘤的希望。

知识链接

恶性肿瘤治疗成功的案例

患者,男,56岁。因胸闷、气促、咳嗽、胸痛1个月入院。胸部X片显示双胸腔积液,右侧胸腔穿刺抽液见癌细胞;胸部CT显示右肺肿物。考虑肺癌并胸膜转移。

给予右胸腔置管引流、右胸腔穿刺抽液,待B超显示右胸腔无明显胸液时,给予脂质体Fu胸腔内注射3次。治疗后,患者自觉胸痛消失,胸闷、气促明显好转,3个月后复查胸片见双胸腔积液明显减轻。

一、细胞增殖周期

一个完整的细胞分裂过程,即细胞从一次分裂结束到下一次分裂完成的时间,称为细胞增殖周期。

肿瘤细胞按其增殖能力分为：

1. 增殖期细胞　肿瘤细胞处于指数分裂增殖时期，代谢活跃，是肿瘤组织不断扩大的根源，对抗恶性肿瘤药敏感性较高。根据增殖周期中的细胞代谢状态，增殖期细胞的分裂过程分为 4 期：G_1 期（DNA 合成前期）、S 期（DNA 合成期）、G_2 期（DNA 合成后期）、M 期（有丝分裂期）。

2. 静止期（G_0 期）细胞　暂时不进行分裂增殖，对抗恶性肿瘤药不敏感。当条件合适，静止期细胞即可进入增殖周期。此期细胞是肿瘤复发的根源。

3. 无增殖能力细胞　不能进行分裂增殖，通过老化而死亡，与药物化疗关系不大。

二、抗恶性肿瘤药的分类

根据细胞增殖周期、药物来源和化学性质及其作用机制，抗肿瘤药有不同的分类（表 41-1）。

根据对细胞周期不同阶段的选择性作用，将抗恶性肿瘤药分为：①周期非特异性药物，即能抑制或杀灭增殖周期各阶段细胞以及 G_0 期细胞；②周期特异性药物，即仅对增殖周期中某特定时期的 S 期或 M 期有抑制或杀灭作用。

根据作用机制可将抗肿瘤药分为：①直接破坏 DNA 结构与功能或干扰转录过程的药物；②影响机体激素平衡的药物；③干扰蛋白质合成的药物，包括微管蛋白抑制剂和干扰核糖体功能的药物；④干扰核酸合成的药物，包括二氢叶酸还原酶抑制剂（叶酸拮抗药）、抑制嘧啶核苷酸形成的药物、抑制嘌呤核苷酸形成的药物（抗嘌呤药）和核苷酸还原抑制剂。

根据来源和化学性质，将抗恶性肿瘤药分为烷化剂、抗生素、铂类、激素、酶类、植物生物碱、叶酸和嘌呤及嘧啶类似物。

表 41-1　常用抗恶性肿瘤药的分类

根据细胞增殖周期	根据来源和化学性质	根据作用机制	常用药物
细胞周期非特异性药	烷化剂	破坏 DNA 结构与功能/干扰转录过程	环磷酰胺、氮芥、塞替哌、白消安
	抗肿瘤抗生素		丝裂霉素、博来霉素、培洛霉素、柔红霉素、阿霉素、放线菌素 D
	铂类		顺铂、卡铂
	激素	影响激素平衡	肾上腺皮质激素、雄激素、雌激素、他莫西芬、氨鲁米特、亮丙瑞林
细胞周期特异性药	酶类	干扰蛋白质合成与功能	L-门冬酰胺酶
作用于 M 期	植物生物碱		长春碱、三尖杉碱、紫杉醇、依托泊苷、替托泊苷
作用于 S 期	叶酸、嘌呤、嘧啶类似物	干扰核酸合成	甲氨蝶呤、氟尿嘧啶、巯嘌呤、羟基脲、阿糖胞苷

三、抗恶性肿瘤药的不良反应

抗恶性肿瘤药物选择性低，在抑制和杀灭肿瘤细胞的同时，对某些正常组织细胞也有一定的损害，产生不同程度的毒性反应（表41-2）。

表41-2　抗恶性肿瘤药的不良反应

近期毒性		远期毒性
共有毒性	特有毒性	
骨髓造血抑制	心脏毒性、呼吸系统毒性	免疫功能低下
消化道反应	肝损害、肾损害	不育、流产
口腔黏膜炎症	神经毒性、过敏反应	畸胎
脱发	局部刺激	诱发新的肿瘤

第二节　常用抗恶性肿瘤药

一、干扰核酸合成的药物

甲 氨 蝶 呤

甲氨蝶呤（methotrexate，MTX，氨甲蝶呤）能竞争性抑制二氢叶酸还原酶，阻碍四氢叶酸的形成，从而干扰 S 期 DNA 合成，也可干扰蛋白质合成，属周期特异性抗肿瘤药物。主要用于儿童急性白血病、绒毛膜上皮癌，也可作为免疫抑制剂用于器官移植和自身免疫性疾病的治疗。不良反应以骨髓抑制、消化道反应明显，也有肝、肾功能损害。

氟 尿 嘧 啶

氟尿嘧啶（fluorouracil，5-FU，5-氟尿嘧啶）在体内转化为 5-氟尿嘧啶脱氧核苷酸（5F-dUMP）和 5-氟尿嘧啶核苷后产生作用，能干扰 DNA 和蛋白质合成。主要用于消化道癌及乳腺癌，也可用于卵巢癌、绒毛膜上皮癌、头颈部癌、肺癌、膀胱癌、宫颈癌、皮肤癌的治疗。通常与亚叶酸钙配伍。不良反应似甲氨蝶呤，偶见共济失调等小脑毒性。

巯 嘌 呤

巯嘌呤（mercaptopurine，6-MP）在体内转化代谢为硫代肌苷酸（TIMP）后产生作用，可干扰嘌呤代谢，阻碍 DNA 合成。对 S 期作用显著，对 G_1 期有延缓作用。主要用于急性淋巴细胞性白血病，大剂量给药也用于绒毛膜上皮癌和恶性葡萄胎，对恶性淋巴瘤和多发性骨髓瘤也有一定疗效。不良反应似甲氨蝶呤，也见黄疸和肝功能损害。

阿 糖 胞 苷

阿糖胞苷（cytarabine，Ara－C）在体内转化为二磷酸胞苷（Ara－CDP）、三磷酸胞苷（Ara－CTP）后产生作用，能抑制 DNA 多聚酶，从而影响 S 期 DNA 合成。主要用于急性粒细胞性、单核细胞性白血病。不良反应似巯嘌呤，静脉注射刺激性强。

羟 基 脲

羟基脲（hydroxycarbamide，HU）为核苷酸还原酶抑制剂，影响 S 期 DNA 的合成。主要用于慢性粒细胞白血病、黑色素瘤。不良反应除骨髓毒性外，大剂量损害肝、肾功能，有致畸性。

二、直接破坏 DNA 结构与功能的药物

环 磷 酰 胺

环磷酰胺（cyclophosphamide，cytoxan，CPX，CTX）为氮芥衍生物，在体内转化为磷酰胺氮芥后产生作用，与 DNA 发生烷化从而抑制肿瘤细胞的生长繁殖。

环磷酰胺抗瘤谱广，主要治疗恶性淋巴瘤、急性淋巴细胞白血病、神经母细胞瘤、多发性骨髓瘤、肺癌、乳腺癌、卵巢癌等。亦可用做免疫抑制剂，用于缓解某些自身免疫性疾病及器官移植的排异反应。

不良反应以骨髓抑制最为突出，还有出血性膀胱炎、胃肠道反应、脱发等，有致癌和致畸可能。

白 消 安

白消安（busulfan）在体内解离后与 DNA 发生烷化作用，能明显抑制粒细胞生成。主要用于慢性粒细胞白血病。不良反应有骨髓抑制，长期用药可引起肺纤维化、闭经及睾丸萎缩等。

塞 替 派

塞替派（thiotepa，TSPA）作用似氮芥，选择性高、抗瘤谱广。主要用于乳腺癌、卵巢癌、肝癌、膀胱癌等实体瘤的治疗。不良反应较轻，局部刺激性小，有一定程度的骨髓抑制。

卡 莫 司 汀

卡莫司汀（carmustine）在体内转化形成的活性代谢物可与 DNA、RNA 和蛋白产生烷化作用。因脂溶性高，易透入血脑屏障。主要用于原发性及转移性脑肿瘤，对黑色素瘤、恶性淋巴瘤、胃肠道肿瘤和骨髓瘤等有效。大剂量长期应用可致迟发性骨髓抑制和肝、肾功能损伤。

同类药还有洛莫司汀、司莫司汀和尼莫司汀。

顺铂和卡铂

顺铂（cisplatin，DPP）进入癌细胞后水解形成的活性产物具有烷化作用，抗癌谱广，用于多种肿瘤的治疗，对非精原细胞性睾丸瘤效果明显。大剂量连续应用时，对肾、周围神经、听力、骨髓、消化系统及胰腺有明显毒性。

卡铂（carboplatin，CBP）是第二代铂类抗肿瘤药物，疗效较顺铂好，肾毒性、神经毒性较顺铂低，骨髓抑制较明显。

丝裂霉素

丝裂霉素（mitomycin C，MMC）可阻止 DNA 复制并使其断裂。抗癌谱广，对多种实体瘤有效，常用于消化道肿瘤。

局部刺激大，有明显的骨髓抑制，可引起间质性肺炎，也有心、肺、肾损伤。

博莱霉素

博莱霉素（bleomycin，BLM）可络合铜、铁，使氧分子转化为氧自由基，造成 DNA 链断裂，阻止 DNA 复制。主要用于各种鳞状上皮细胞癌，也用于淋巴瘤的综合治疗。

骨髓抑制较轻，常见过敏性休克样反应，严重者可致间质性肺炎和肺纤维化。

多柔比星

多柔比星（doxorubicin，adriamycin，ADM）能嵌入 DNA，阻止 RNA 转录、DNA 复制。对 S 期细胞作用尤为显著。主要用于耐药的急性淋巴细胞白血病或粒细胞白血病、恶性淋巴瘤、乳腺癌、卵巢癌、小细胞肺癌、胃癌、肝癌及膀胱癌等。

心脏毒性是其特有的毒性反应，可引起心肌退行性病变和心肌间质水肿。也有骨髓抑制、消化道反应、脱发等不良反应。

柔红霉素

柔红霉素（daunorubicin，DNR，正定霉素）主要用于急性淋巴细胞性白血病和急性粒细胞性白血病。不良反应类似多柔比星。溶液须避光保存。

放线菌素 D

放线菌素 D（dactinomycin，DACT）能抑制 DNA 多聚酶，阻止 mRNA 和蛋白质合成。抗癌谱较窄，主要用于恶性葡萄胎、绒毛膜上皮癌、霍奇金病、恶性淋巴瘤、肾母细胞瘤、骨骼肌肉瘤及神经母细胞瘤。不良反应主要是消化道反应，骨髓毒性明显。

喜 树 碱 类

喜树碱（camptothecine，CPT）和羟喜树碱（hydroxycamptothecine，10 – OH – CPT）等能特异性抑制 DNA 拓扑异构酶Ⅰ，干扰 DNA 结构和功能。主要作用于 S 期，也影响 G_1 期、G_2 期。可治疗胃癌、绒毛膜上皮癌、恶性葡萄胎、急性及慢性粒细胞白血病等，对膀胱癌、大肠癌及肝癌等也有一定疗效。

喜树碱毒性大，泌尿道刺激症状明显；羟喜树碱毒性反应较轻。

三、干扰蛋白质合成的药物

长 春 碱 类

长春碱类是夹竹桃科长春花植物所含的生物碱，主要有长春碱（vinblastine，VLB）、长春新碱（vincristine，VCR）及长春碱的衍生物长春地辛（vindesine，VDS）和长春瑞滨（vinorelbine，NVB）等。

长春碱类药物能使 M 期细胞停止在有丝分裂中期。VLB 的作用强，常用于恶性淋巴瘤、绒毛膜上皮癌等。VCR 治疗儿童急性淋巴细胞白血病效好。

VLB 的骨髓毒性较明显，VCR 外周神经系统毒性较大。

紫 杉 醇 类

紫杉醇（paclitaxel）、紫杉特尔（taxotere，docetaxel）等能使细胞停止有丝分裂，对卵巢癌、乳腺癌疗效好，对肺癌、食管癌、大肠癌、黑色素瘤、头颈部癌、淋巴瘤、脑瘤也有效。

本类药物的过敏反应、神经毒性和心脏毒性较为严重。

依 托 泊 苷

依托泊苷（etoposide，VP – 16）、替尼泊苷（teniposide，鬼臼噻吩苷）等能抑制 DNA 拓扑异构酶Ⅱ，干扰 DNA 的结构和功能。可治疗肺癌、睾丸肿瘤等，对恶性淋巴瘤也有效。常与其他抗肿瘤药联合应用。

三尖杉生物碱类

三尖杉碱（harringtonine）、高三尖杉酯碱（homoharringtonine）等可抑制蛋白合成、核糖体分解、有丝分裂停止。属于细胞周期非特异性抗肿瘤药，对 S 期作用较明显。主要用于急性粒细胞白血病、急性单核细胞白血病及慢性粒细胞白血病等。

除共有毒性外，偶见心脏毒性等。

L‑门冬酰胺酶

L‑门冬酰胺酶（L‑asparaginase）通过水解血液中的门冬酰胺，使肿瘤细胞合成蛋白质的门冬酰胺缺乏，增殖受到抑制。正常细胞可自行合成门冬酰胺，故不受明显影响。主要用于急性淋巴细胞白血病。常见的不良反应有消化道反应，偶见过敏反应等。

四、调节体内激素平衡的药物

某些肿瘤，如乳腺癌、前列腺癌、甲状腺癌、宫颈癌、卵巢癌和睾丸瘤等，具有激素依赖性，其生长与相应的激素失调有关。应用某些激素或激素拮抗药可以改变肿瘤的激素失衡状态，抑制肿瘤生长，且无骨髓抑制等不良反应。

糖皮质激素类

泼尼松和泼尼松龙能抑制淋巴组织，溶解淋巴细胞。对急性淋巴细胞性白血病、恶性淋巴瘤疗效较好，也用于慢性淋巴细胞性白血病，对其他恶性肿瘤无效。少量短期应用还可缓解癌性发热及毒血症状。

雌 激 素 类

己烯雌酚（diethylstilbestrol）等雌激素可作用于下丘脑和垂体，降低促间质细胞激素的分泌，使睾丸间质细胞和肾上腺皮质的雄激素分泌减少，并直接对抗雄激素的作用。主要用于前列腺癌、绝经期乳腺癌。

雄 激 素 类

丙酸睾酮（testosterone propionate）等雄激素类可抑制垂体分泌促卵泡素，从而减少雌激素的分泌，并对抗雌激素的作用。主要用于晚期乳腺癌，尤其是伴骨转移者。

丙酸睾酮也有蛋白同化作用，对于肿瘤晚期患者改善一般症状有益。

他 莫 昔 芬

他莫昔芬（tamoxifen，TAM）是人工合成的雌激素受体部分激动剂，既抗雌激素也具有雌激素样作用，能抑制雌激素依赖性的肿瘤，尤其对雌激素受体阳性的及绝经后的乳腺癌、卵巢癌患者疗效好。

📚 执考真题再现

临床上较常用的抗恶性肿瘤药物不包括
A. 5‑氟尿嘧啶　B. 丝裂霉素　　　C. 长春新碱　　　D. 己烯雌酚
E. 环磷酰胺

第三节 抗恶性肿瘤药的应用原则

抗恶性肿瘤药选择性差、毒性较大，为缓解这一矛盾，常根据抗肿瘤药的作用机制、细胞增殖周期规律等，设计合理的用药方案，以提高疗效、减少不良反应、延缓耐药性的产生。

1. 从作用机制考虑 联合应用作用于不同环节或不同靶点的药物，可提高疗效。如联合用甲氨蝶呤和巯嘌呤。

2. 从毒性考虑 尽量避免毒性的叠加，如多数抗恶性肿瘤药有抑制骨髓的作用，而泼尼松、博莱霉素较少抑制骨髓，若与其他药物合用，可降低毒性、提高疗效。如甲氨蝶呤合用亚叶酸钙。

3. 从抗瘤谱考虑 对不同的肿瘤选用不同针对性的药物。如消化道腺癌宜用氟尿嘧啶、环磷酰胺、丝裂霉素等；鳞癌可选用博莱霉素、甲氨蝶呤等；肉瘤宜用环磷酰胺、顺铂、多柔比星等。

4. 从细胞增殖周期考虑 先后使用周期非特异性和周期特异性药物（序惯疗法）。①对增殖较慢的实体肿瘤：先用周期非特异性药物，杀灭增殖期细胞，驱动 G_0 期细胞进入增殖周期，再用周期特异性药物予以杀灭。②对增殖较快的肿瘤：先用周期特异性药物杀灭增殖快的肿瘤细胞，再用周期非特异性药物杀灭其他各时期的肿瘤细胞。

5. 从给药方法考虑 对于肿瘤早期、健康状况较好的病人，采用大剂量间歇疗法，即根据机体所能耐受的最大剂量，间歇给药，在间歇阶段诱导 G_0 期细胞进入增殖期，以快速杀灭更多瘤细胞，减少复发，并利于造血系统及免疫功能的恢复，延缓耐药性产生。如环磷酰胺、甲氨蝶呤、长春新碱等均可采用此法给药。

第四节 抗恶性肿瘤药的用药护理

一、用药前进行护理评估及用药护理宣教

1. 了解病人既往病史、用药史及过敏史。再次确认患者是否有肝肾功能和心肺功能明显损害、感染、曾接受过化疗或放疗、尚未生育、妊娠、哺乳等禁忌证和慎用情况。

2. 向病人解释化疗方案、治疗效果及可能发生的不良反应，使其理解定期检查血象、肾功能、心电图、肺功能、听力的必要性，争取使病人成为化疗药用药护理的主动合作者。

3. 帮助病人调节心理，和患者家属、亲友及社会共同为其创造有尊严、有质量的生活环境。

4. 指导病人保持口腔卫生，选择高热量、高蛋白、易消化、清淡可口的饮食，少量多餐多饮水，避免高纤维食物、产气食物或过热、过冷的食物。

二、正确的用量和用法

1. 静脉注射尽量选择较粗大的血管；避免在手指、足背、腕、踝关节等皮下组织少的部位静脉注射；时常更换注射部位，以妨同一部位血管因长时间受刺激而内膜受损。

2. 静脉注射刺激性较大的抗肿瘤药如丝裂霉素、依托泊苷、阿糖胞苷等时，宜先用盛有 0.9% 氯化钠注射液的头皮针穿刺血管，并用 50ml 左右的 0.9% 氯化钠注射液冲洗，确保无药液渗漏血管外再给药，结束后用适量生理盐水冲洗。有条件者选用三通接头间断滴注。

3. 顺铂、柔红霉素静脉滴注过程中应注意避光。

4. L-门冬酰胺酶给药前宜进行皮肤过敏试验。

三、密切观察疗效和不良反应并及时报告和处理

1. 注意观察患者静脉给药部位的颜色，发现变暗、发黑时，立即报告医生，可在其周围菱形注射解毒剂如 5% 碳酸氢钠、维生素 C 等；24 小时内局部冰敷，24 小时后热敷，或以氢化可的松软膏外敷防止局部溃烂；局部疼痛严重时，可用 1% 普鲁卡因封闭。

2. 用甲氨蝶呤、氟尿嘧啶、疏嘌呤期间，密切观察病人有无贫血、感染、出血等骨髓抑制征象。发现白细胞低于 $2.0 \times 10^9/L$、血小板低于 $100 \times 10^6/L$ 时，应立即报告医生。停药后，可输入红细胞、血小板等，使用抗生素、粒细胞刺激因子等药物。

3. 观察患者是否有口腔溃疡，必要时教病人学会漱口液的含漱以及碘甘油、溃疡贴膜的使用，以预防和控制感染。发现合并真菌感染时，应报告医生，可用制霉菌素 10 万单位/ml 或 3% 苏打水含漱；口腔溃疡疼痛者，餐前可喷 2% 利多卡因。

4. 恶心、呕吐等胃肠道反应严重时，须禁食、补液，也可对症使用氯丙嗪、异丙嗪、甲氧氯普胺、昂丹司琼等。

5. 用甲氨蝶呤、环磷酰胺等期间，注意观察患者尿液变化，并嘱咐患者每天饮水量不少于 2000ml，且每 2~3 个小时排尿 1 次，保持膀胱排空状态，以减少环磷酰胺及其代谢产物对膀胱的刺激。如发现膀胱刺激症状或血尿，应立即报告医生停药

6. 明显脱发时，用止血带捆扎于发际或戴冰帽有一定程度预防脱发的作用。

四、注意药物的相互作用

1. 环磷酰胺若与多柔比星合用，可能增加心脏损害；与糖皮质激素合用，也可能增加毒性。合用时应密切观察。

2. 甲氨蝶呤若与磺胺类抗菌药、非甾体抗炎药以及抗叶酸药乙胺嘧啶、氨苯蝶啶等合用，可能使甲氨蝶呤毒性增加。大剂量亚叶酸钙可解救甲氨蝶呤中毒，但也能拮抗甲氨蝶呤的抗肿瘤效果。

3. 用卡莫司汀等化疗后的 3 个月内不宜接种活疫苗，以免抑制免疫，出现致死性

的全身感染性疾病。

 执考真题再现

患儿，男，10岁，患急性淋巴细胞白血病入院，治疗方案中有环磷酰胺。在化疗期间要特别加强监测的项目是

A. 体温   B. 血压   C. 脱发   D. 血常规

E. 食欲

 本章小结

常用抗恶性肿瘤药物
- 细胞周期
  - ①非特异性药物：杀灭增殖周期各阶段的肿瘤细胞以及 G_0 期肿瘤细胞
  - ②特异性药物：杀灭肿瘤细胞增殖周期中特定的 S 期和 M 期
- 不良反应
  - ①共有毒性：骨髓造血抑制、消化道反应、口腔溃疡、脱发等
  - ②特有毒性：心脏毒性、呼吸系统毒性、肝肾损害、神经毒性、局部刺激等
- 常用药物
  - ①干扰核酸合成的药：甲氨蝶呤、氟尿嘧啶、巯嘌呤、阿糖胞苷、羟基脲等
  - ②破坏 DNA 结构与功能的药：环磷酰胺、白消安、塞替派、博莱霉素等
  - ③干扰蛋白质合成的药：长春碱、长春新碱、门冬酰胺酶等
  - ④调节体内激素平衡的药：糖皮质激素、雌激素、雄激素
- 用药护理
  - ①静脉注射尽量选择较粗大的血管，确保无药液渗漏血管外再给药。注意观察患者静脉给药部位颜色
  - ②顺铂、柔红霉素静脉滴注过程中应注意避光
  - ③用甲氨蝶呤、环磷酰胺等期间，注意观察患者尿液变化，并嘱咐患者每天饮水量不少于 2000ml，且每 2～3 小时排尿 1 次
  - ④大剂量亚叶酸钙可解救甲氨蝶呤中毒

思 考 题

1. 根据细胞增殖周期，抗恶性肿瘤药可分为几类？各类代表药有哪些？

2. 抗恶性肿瘤药常见的不良反应有哪些？

第四十二章　解毒药

📖 知识要点

1. 熟悉金属与类金属及氰化物中毒解毒药的药理作用、临床应用、主要不良反应及用药护理。
2. 了解灭鼠药和蛇毒中毒解毒药的药理作用和临床用途。

第一节　金属、类金属中毒及其解毒药

金属（如铅、汞、铜、铬、银等）和类金属（如砷、锑、铋、磷等）中的离子与细胞活性基团（如 –SH、–NH$_2$、–COOH 等）相结合，导致某些酶等生物活性物质功能障碍，从而引起人体严重中毒。常用的解毒药主要有含巯基解毒药和金属螯合剂，与金属离子结合成为可溶的、无毒的或低毒的化合物而从尿排出，从而产生解毒作用。

二巯基丁二钠

二巯基丁二钠（sodium dimercapto succinate，DMS）是由我国创制的。其分子结构中含有 2 个活泼的巯基，与金属或类金属有较强的亲和力，能夺取已与组织酶系统结合的金属或类金属，形成不易解离的无毒络合物而由尿排出，使巯基酶复活，从而解除中毒症状。

临床用于锑、汞、砷、铅中毒的解救，对锑中毒的效果较二巯丙醇强 10 倍；对铜、钴、镍等中毒也有疗效；对肝豆状核变性病也有明显的排铜和改善症状作用。

毒性较小，注射后可有口臭、头晕、头痛、恶心、全身乏力及四肢酸痛等反应。

二 巯 丙 醇

二巯丙醇（dimercaprol）作用似 DMS，用于急性砷、汞中毒和慢性无机或有机砷、金、铋、锑等重金属中毒的解救。

大剂量用药时不良反应较严重，损伤毛细血管，使血压下降，甚至导致休克、惊厥、昏迷。偶见过敏反应。

依地酸钙钠

依地酸钙钠（calcium disodium edetate，解铅乐）为依地酸二钠与钙的络合物，能与多种重金属结合成无毒的络合物而由尿排出。临床可用于急、慢性铅中毒的解救，也用于铜、锰、铬、镉和放射性镭、钚、钍中毒的解救。对无机铅中毒效果好（但对四乙基铅中毒无效），对锶无效。

不良反应可见短暂头晕、恶心、关节痛、乏力等，大剂量有肾损害。

青 霉 胺

青霉胺（pellicillamine）为青霉素水解后形成的含巯基氨基酸。常用的是盐酸 D - 青霉胺，性质稳定，口服吸收良好，在体内不易被破坏。

本品可与铜、汞、铅等重金属离子生成可溶性螯合物，由尿液迅速排出而解毒。排铜作用比二巯丙醇强，是治疗肝豆状核变性病的首选药。对铅、汞中毒也有效，但疗效不及依地酸钙钠。

不良反应较多，可引起头痛、乏力、视力模糊、恶心、腹痛、腹泻，也可引起发热、皮疹、关节痛、白细胞及血小板减少，甚至惊厥等。

去 铁 胺

去铁胺（deferoxamine）可与组织中的铁络合成无毒物质从尿中排出，并能进入肝细胞和肾小管细胞，除去铁蛋白及含铁血黄素中过量的铁离子，对正常机体内铁离子无明显影响。临床上主要用于铁中毒。

本品注射过快，可引起面部潮红、低血压等，注射局部可出现疼痛。

第二节　氰化物中毒及其解毒药

氰化物包括氢氰酸、氰化钾及氰化钠等，是作用迅速的剧毒物质。氰化物进入机体后，可迅速释放出氰根（CN^-），与细胞色素氧化酶中的 Fe^{3+} 结合，形成氰化高铁细胞色素氧化酶，使该酶失去传递电子的作用，造成"细胞内窒息"。其严重后果是迅速导致呼吸中枢麻痹，救治不及时可很快死亡。

氰化物中毒的解毒药可分为高铁血红蛋白形成剂和供硫剂 2 类。

一、高铁血红蛋白形成剂

亚 硝 酸 钠

亚硝酸钠（sodium nitrite）为氧化剂，能迅速将体内含 Fe^{2+} 的血红蛋白氧化为高铁（Fe^{3+}）血红蛋白，后者可夺取已经与氧化型细胞色素氧化酶中高铁离子结合的氰离子，形成氰化高铁血红蛋白，从而保护或恢复细胞色素氧化酶的活性。主要用于治疗氰化物中毒，作用慢而持久，疗效较亚甲蓝好。

因氰化高铁血红蛋白本身还能逐渐解离出 CN^- 而使症状重现，常同时使用硫代硫酸钠，使氰化物变为基本无毒性的硫氰酸盐，从尿中排出。

本品静脉注射速度过快，因扩张血管而引起恶心、呕吐、眩晕、头痛、低血压等。大剂量可引起高铁血红蛋白血症。

亚 甲 蓝

亚甲蓝（methylthioniniumehloeide，美蓝）为氧化还原剂，对血红蛋白有双重作用：①小剂量（1~2mg/kg）时为还原剂，可将高铁血红蛋白还原为正常血红蛋白，可治疗各种原因（如伯氨喹、亚硝酸盐、苯胺及肠源性青紫症等）引起的高铁血红蛋白血症；②大剂量（5~10mg/kg）时为氧化剂，可将血红蛋白直接氧化成高铁血红蛋白，产生类似亚硝酸钠的解毒作用，可治疗氰化物中毒，但作用不如亚硝酸钠强。

大剂量静脉注射可致尿道口刺痛、恶心、腹痛、出汗、眩晕、头痛等。

二、供硫剂

硫代硫酸钠

硫代硫酸钠（sodium thiosulfate，大苏打）结构中具有活泼的硫原子，在转硫酶的作用下，可与体内的氰离子结合，形成无毒、稳定的硫氰酸盐由尿排出而解毒。临床用于氰化物中毒，因起效慢，常与亚硝酸钠合用以提高疗效。也可用于解救钡、砷、汞、铋和碘中毒。

不良反应偶见头晕、乏力、恶心、呕吐等。

第三节　灭鼠药中毒及其解毒药

灭鼠药种类较多，如二苯茚酮（敌鼠钠）、毒鼠磷、毒鼠强等，其中毒机制不尽相同，特异性解毒药也各异（表42-1）。

表 42 -1　灭鼠药中毒及其解毒药

灭鼠药	中毒机理及表现	解毒药
二苯茚酮	化学结构似香豆素类，竞争性拮抗维生素 K，妨碍凝血因子Ⅱ、Ⅶ、Ⅸ、Ⅹ 在肝脏的合成，并可导致毛细血管通透性增加，引起出血	大剂量维生素 K、维生素 C、糖皮质激素
毒鼠磷	属有机磷化合物，中毒机理及表现与有机磷酸酯类农药中毒相同	阿托品及胆碱酯酶复活药
毒鼠强	阻断脑内 γ-氨基丁酸受体，拮抗中枢抑制性递质 γ-氨基丁酸的作用，兴奋中枢神经系统，尤其兴奋脑干，引起头痛、头晕、乏力、恶心、呕吐、口唇麻木、酒醉感、癫痫样大发作	二巯丙磺钠

第四节　蛇毒中毒及其解毒药

蛇毒是毒蛇所分泌的有毒物质，根据其主要毒性分为神经毒、血液毒。神经毒可引起肌肉瘫痪、呼吸麻痹等；血液毒可引起出血，甚至因大量失血而发生休克。

对于毒蛇咬伤必须早期治疗、积极抢救，除进行一般处理外（清创扩创，上部结扎及伤肢肿胀上缘套式封闭等），主要应用抗蛇毒血清解救。

精制抗蛇毒血清（purifiedantivenin）是以蛇毒为抗原制备的抗蛇毒血清。由于毒蛇种类较多，其抗原性各异，抗蛇毒血清有单克隆抗体和多克隆抗体之分。国内已生产出治疗蝮蛇、五步蛇、眼镜蛇、金环蛇、银环蛇、蝰蛇咬伤的 6 种精制抗蛇毒血清。能特效、速效地中和蛇毒，治疗相应的毒蛇咬伤。

常见不良反应是过敏反应，可见皮疹、喉头水肿、血管神经性水肿、血清病等。

第五节　解毒药的用药护理

一、金属、类金属中毒解毒药的用药护理

（一）用药前进行护理评估及用药护理宣教

1. 用药前对患者进行护理评估，再次确认其中毒物质的种类、肝肾功能、是否对青霉素过敏等。若为铁、镉、硒、铀中毒，禁用二巯丙醇解救；对青霉素过敏者禁用青霉胺。

2. 因青霉胺与青霉素有交叉过敏反应，用青霉胺前须做青霉素皮肤过敏试验。

（二）正确的用量和用法

1. 严格控制依地酸钙钠的剂量与给药速度，以每日 2g 以下为宜，一般不超过 50mg/（kg·d）。

2. 用依地酸钙钠的同时应配合大量静脉输液，以促进络合物的排泄。但对铅脑病及颅内压增高的患者则避免给予过量补液。

3. 依地酸钙钠治疗铅中毒宜采用短程间歇疗法。

4. 二巯基丁二钠水溶液不稳定，应临用时配制，稀释后立即应用。

5. 二巯基丁二钠为竞争性解毒剂，二巯丙醇与金属的结合可发生部分解离，游离的金属仍能引起中毒，故在治疗中须及早、足量和反复给药。

（三）密切观察疗效和不良反应并及时报告和处理

1. 用依地酸钙钠期间定期检查尿常规，记录尿液出入量，如有肾小管损害或肾功能不全时应及时报告医生，立即停药并对症处理。

2. 注射二巯基丁二钠过程中如出现中毒反应，应立即报告医生，停药并肌注地塞

米松和地西泮以减轻症状。

3. 用二巯丙醇过程中如发生惊厥、过敏、休克、昏迷等严重中毒时，应准备好：①10% 葡萄糖液或糖盐水静滴；②地西泮、苯巴比妥、水合氯醛等抗惊厥；③抗组胺药物抗过敏反应；④血管活性药物及糖皮质激素抗休克；⑤维持呼吸、循环功能，对症支持。

4. 用青霉胺期间，注意观察患者视力变化、是否有出血现象等，定期眼科检查、血常规检查，出现视神经炎可用维生素 B_6，有出血现象可用维生素 C，必要时可输入新鲜血液。

二、氰化物中毒解毒药的用药护理

（一）用药前进行护理评估及用药护理宣教

宣告知患者及其家属，亚甲蓝用药后尿液呈蓝色，停药后可恢复正常，不必过度担心。

（二）正确的用量和用法

1. 亚甲蓝不宜皮下和肌内注射，以免引起组织坏死。
2. 解救氰化物中毒时，首先静脉注射亚硝酸盐，然后静注硫代硫酸钠。

（三）密切观察疗效和不良反应并及时报告和处理

亚硝酸钠静脉注射时密切观察生命体征，出现血压下降时，应使用间羟胺升压，禁用肾上腺素。

（四）注意药物的相互作用

硫代硫酸钠与亚硝酸钠不宜混合注射，以免血压过度下降。

 本章小结

金属及类金属中毒解毒药
- 二巯基丁二钠
  - ①能竞争性夺取组织酶系统结合的金属或类金属，使巯基复活，解救锑、汞、铜、铅、砷等中毒，对锑中毒解救效果明显
  - ②需早期、足量、反复用药
- 二巯丙醇：作用似二巯基丁二钠，用于于汞、铜、铬、砷、铋等中毒，对砷中毒解救效果好
- 依地酸钙钠：能与多种重金属结合成无毒而稳定的络合物，由尿排出。用于铅、铜、镉、铬等金属中毒及放射性元素中毒的解毒
- 青霉胺：为青霉素的水解产物，对铜、汞、铅等重金属离子有较强的络合作用。与青霉素有交叉过敏反应，用药前必须做青霉素皮试

氰化物中毒解毒药 {
亚硝酸钠：氧化剂，使含 Fe^{2+} 的血红蛋白氧化成高铁（Fe^{3+}）血红蛋白而解救氰化物中毒。作用慢而持久

亚甲蓝：为氧化 – 还原剂，低浓度时还原，高浓度时氧化形成高铁血红蛋白，解救氰化物中毒

硫代硫酸钠：供硫，与体内游离的 CN^- 结合，生成无毒的硫氰酸盐（SCN^-）。配合亚硝酸钠用于治疗氰化物中毒
}

思 考 题

1. 金属及类金属中毒的解毒药有哪些，其作用机理及临床用途是什么？
2. 氰化物中毒的解毒药有哪些，其作用机理及临床用途是什么？